わたしは、あなたとわたしの区別がつかない

藤田壮眞
Soma Fujita

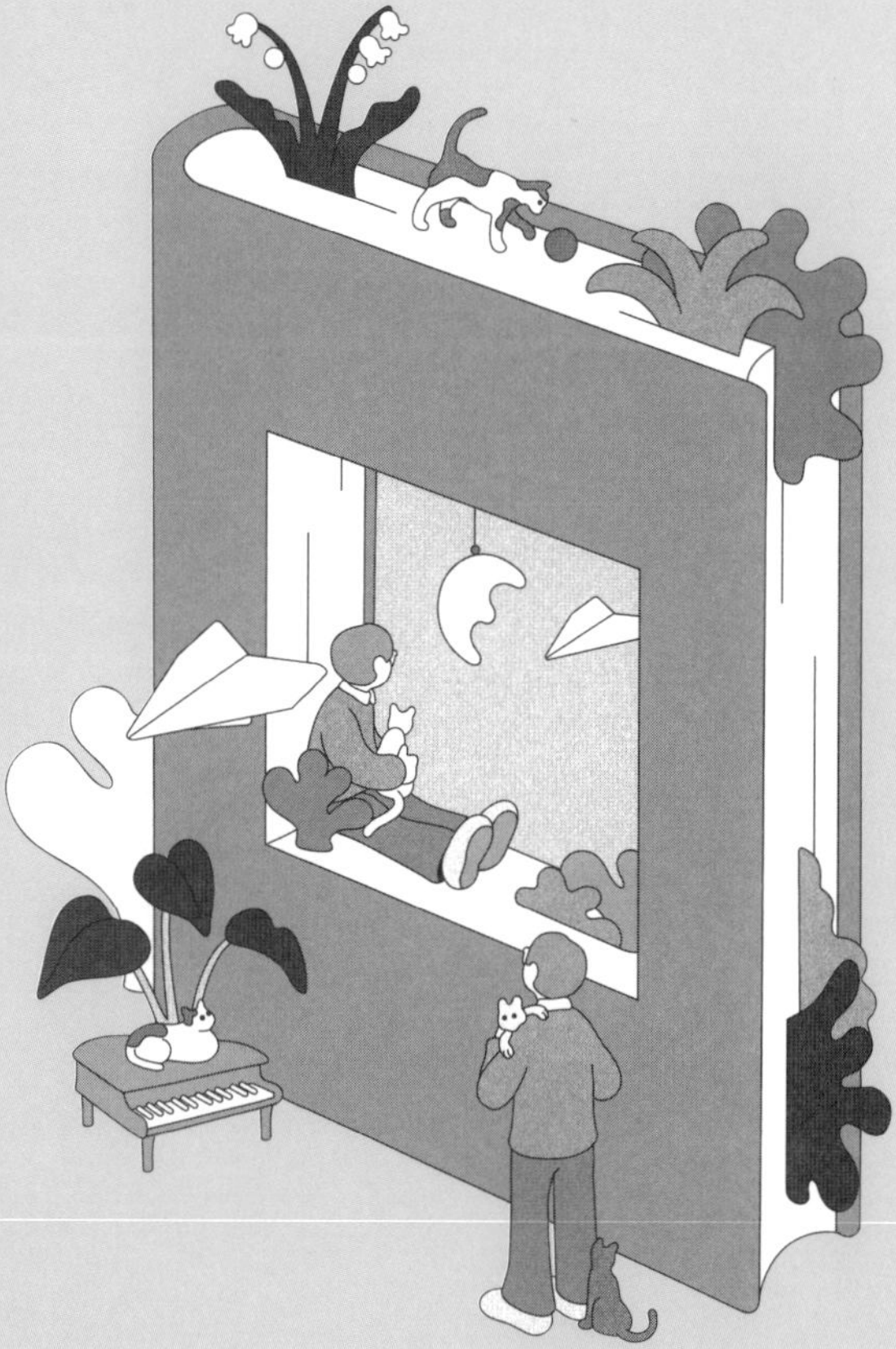

目次

ご挨拶　6
文章の作り方　12

1章　幼稚園編
幼稚園はきらい　20
母が当時困っていた食事について　27
母が当時楽だったこと　32

2章　小学校編
小学生に変身　38
爺ちゃんのお葬式　41

6章　中学オーストラリア研修編
出発前の不安　122
ホストファミリーとの日々　125
現地校での授業に参加　133
オーストラリアで得たこと　138

7章　高校受験編
しんどい夏　146
逃げるゴール　152
出てくるミニチュア　157

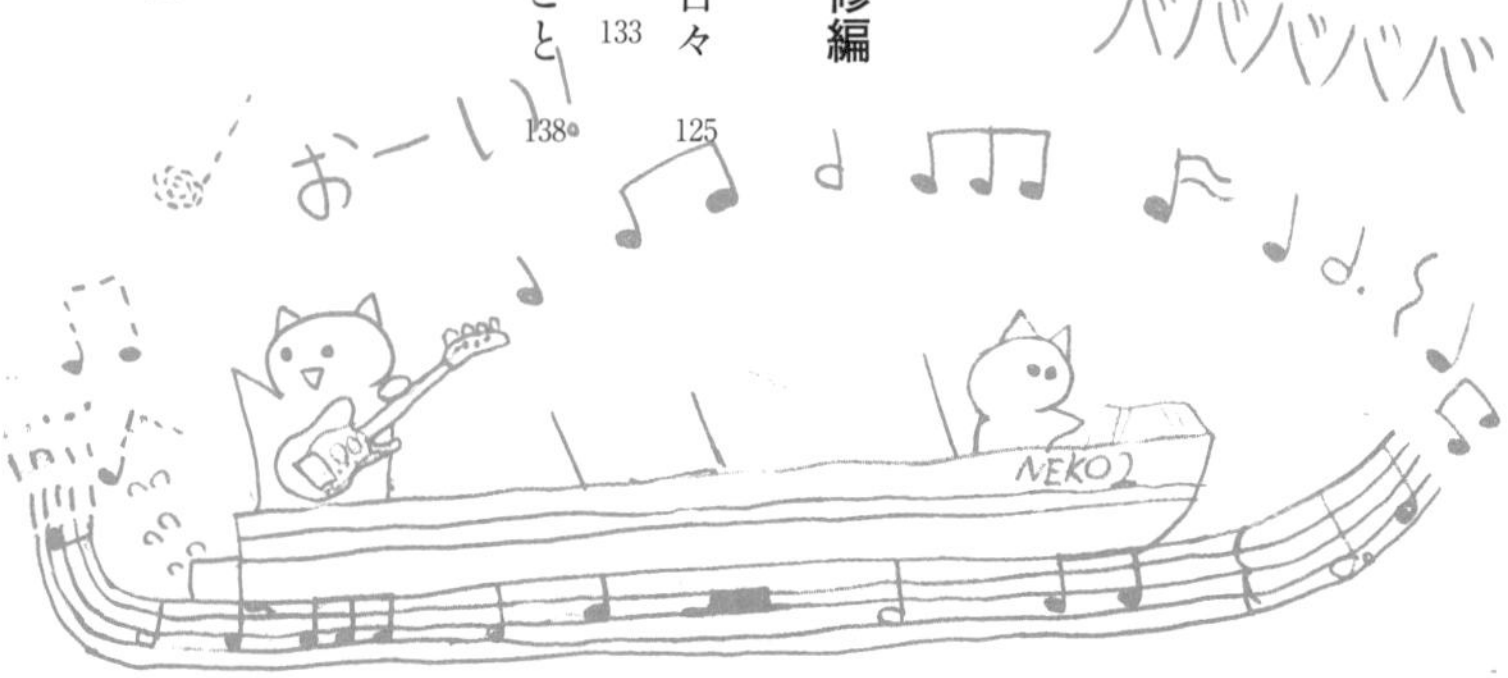

3章　成長障害編
男の子と女の子、どっちでもないのがいい　46
身長が伸びていません　50
治療を受けるよ　54

4章　中学受験編
発達障害だから中学受験　62
勉強はどうしていたか　70

5章　中学校編
中学生活は波乱の幕開け　78
波乱のその後　84
特待生の維持　88
初めての投薬　96
鏡の向こう　102
あなたとわたしの区別がつかない　105
思い出すためのヒント　113

8章　高校編　現在の日々
呼んでも聞こえない　166
こだわりは変えられない　171
困っている人たち　177
普通とはこうである　182
表情が読めない　186
わたしの好きなもの　192
原始的なものは怖い　196
ないものが見える　199
異変はこの世の終わり　205

9章　これからのことについて
逃げていいから、生きなさい　210

あとがき　218

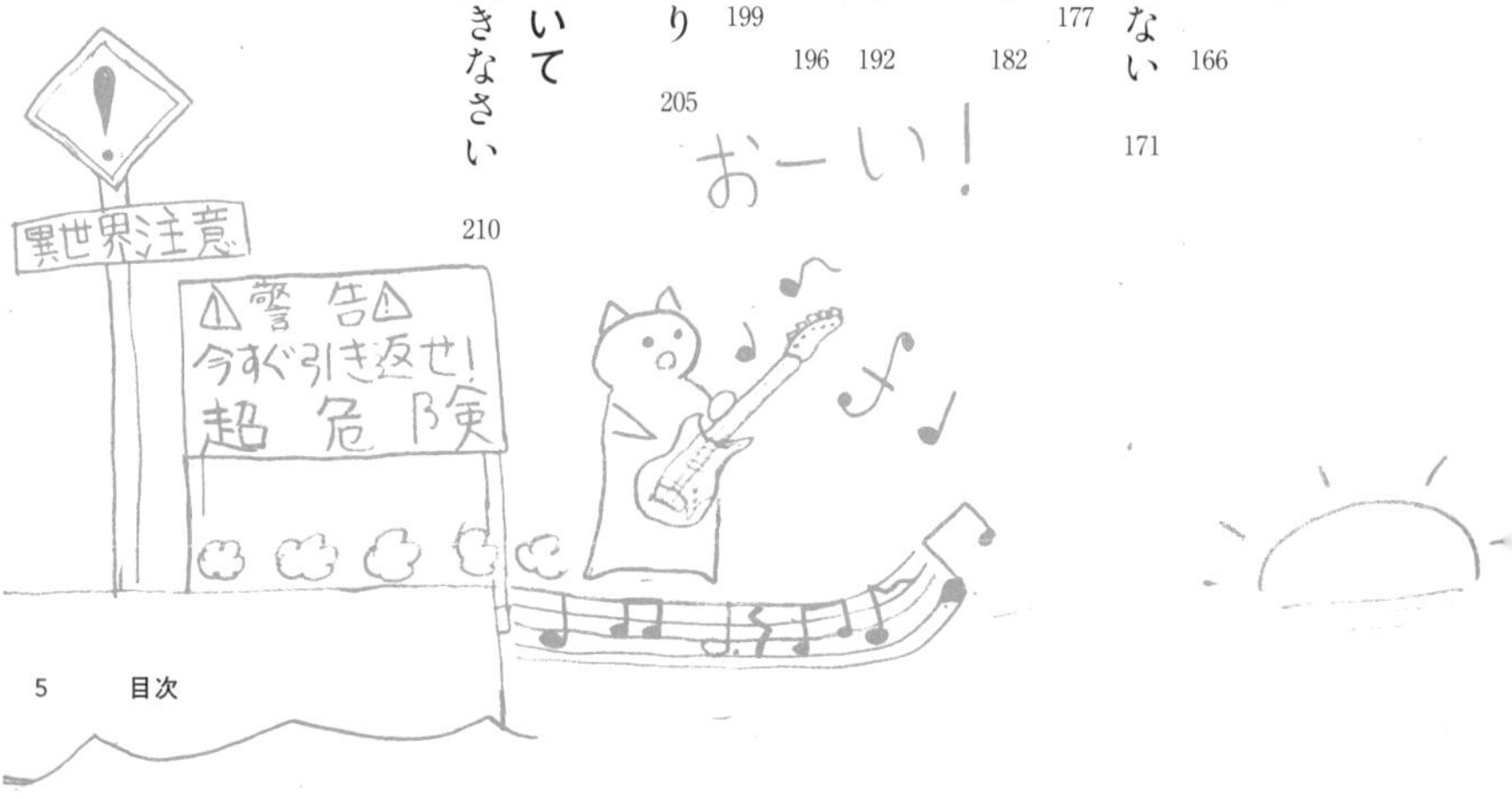

ご挨拶

中学三年生の夏休みに書いた作文が賞を貰った。
そのことがきっかけで普通の中学生だったわたしが、この本を書いている。

普通と書いてみたけど、普通ではない。自閉症である。社会で生きていく中で、自閉症がどのようなものか知られていないと感じることが多かった。だから、自閉症から見える世界を書いた。自閉症の人はあまり多くを語らないらしい。確かに、わたしも元から外に向けて語っていたわけではない。ある時から、わたしは通常の世界とアクセスするようになった。とは言っても、まだ通常の世界の初心者だ。初めて旅する外国のように、知らない文化や言葉の壁にとまどっている。

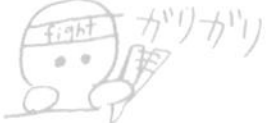

賞の知らせを聞いた頃のわたしは、高校受験もあったし、期末考査も近くて、それどころじゃなかった。一報を聞いた父が、昼ごはんを食べながら泣いていたと母が言っていたので、もしかしたら大事件なのかなと少しだけ思った。なぜ泣くのかはさっぱりわからない。そこから先は

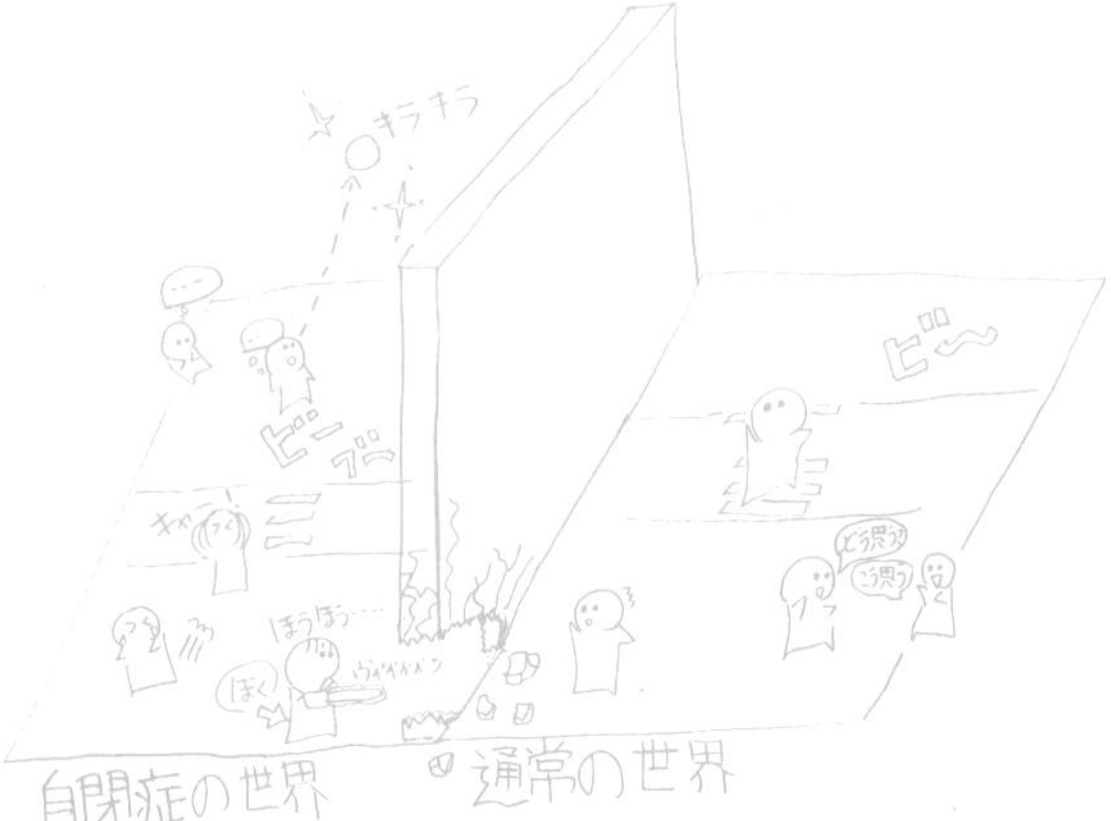

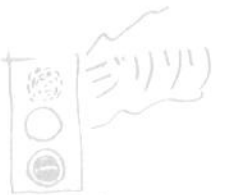

しばらく大変だった。まず新聞の取材を受けた。実感もないまま、国語の先生と一緒に話をした。次の日は疲れてしまって、うまく行動ができなかった。頭がエラーを起こしたのだ。そこで母とスクールカウンセラーが、対策を考えた。これ以降いくつかある作文関係の動きには、母が付き添うことになった。

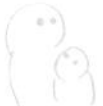

わたしはいつもと違う生活パターンがとても苦手だ。8番出口というゲームがある。あれによく似た感覚だ。ひんやり暗い何が起こるかわからない街に、異変が起きる。その異変をテーマにしたゲームだ。わたしはゲームではない日常で、きっと来る異変に、いつも構えている。身体を硬くして、異変のベルがなる瞬間に耳をそばだてている。長い耳を立てて、異変を察知したら直ぐに逃げるうさぎみたいな感じだ。

いつもと同じように行動をしていれば、異変は起こりにくい。異常に気がつきやすい。でも知らない人に会ったり、はじめての場所に行ったり、違うタイムテーブルで動くと、わたしの頭はクラッシュしやすくなる。緊張するという言葉にも近い。

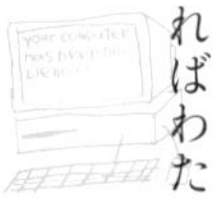

異変に対処しなければと思うときに、母がいればわたしの世界は崩れ

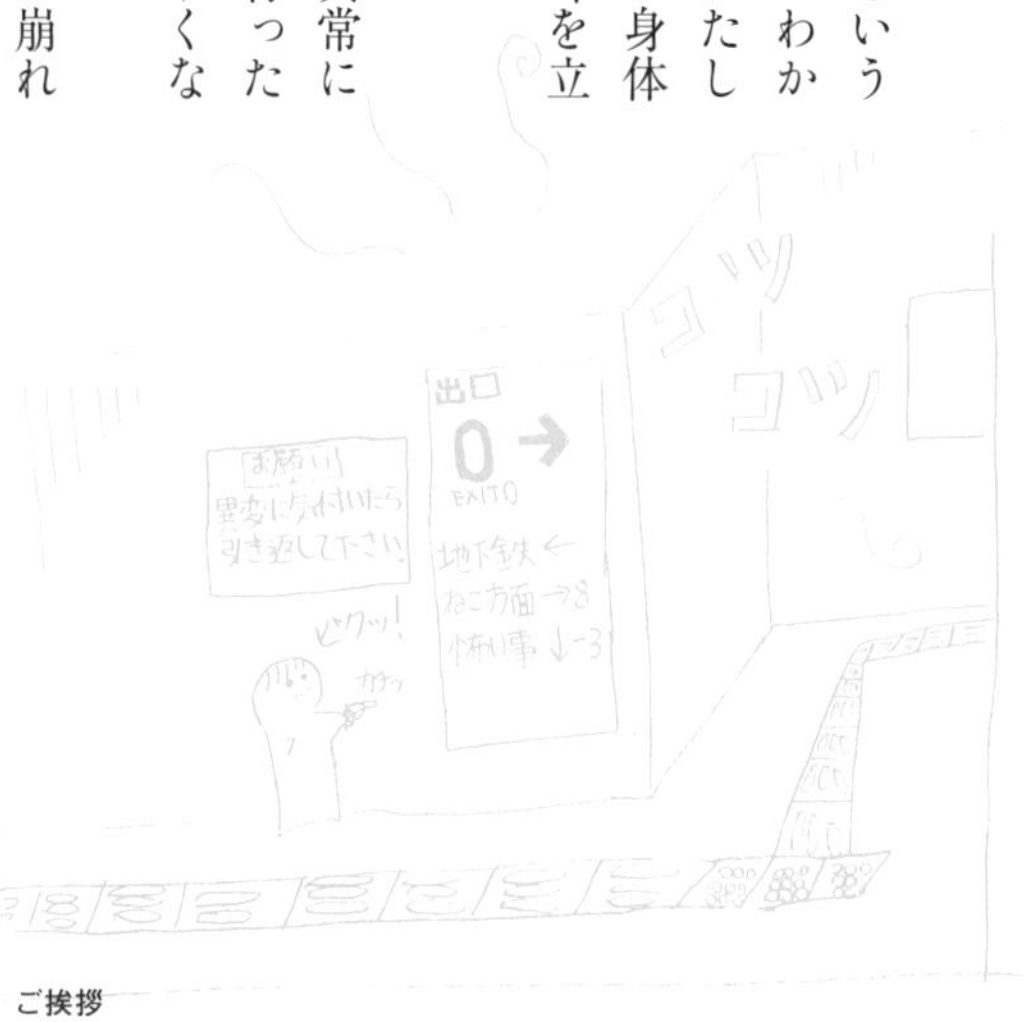

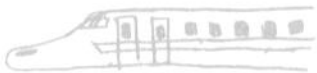

ない。ほんの少しの異変でわたしの世界はよく終わる。もちろん実際の世界は終わらない。だけどわたしの中でそれくらいの衝撃があると表現したい。わたしの毎日は世界の終わりと隣り合わせだ。それでもいつか、母がいなくなり、わたしはわたしを自分ひとりで支えなければならないと知っている。その日が来るのはとても怖い。でもどの人にも来ることだと知っている。

学校でいつもの授業を受けたり、理科で実験をしたり、芋掘りをして、さつまいもご飯を作ったり、中学生の卒業アルバムを作ったり、そういう日常生活の間に、するする非日常が紛れ込んできた。バランスを取るのが難しい。

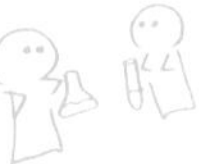

でも表彰式で東京に行ったのは楽しかった。ホテルに泊まるのが、わたしは大好きだ。新幹線では、期末テストの勉強をしていたので、あまり記憶がない。ホテルの高層階で、ごはんを食べた。東京のビルが固まって見えて、遠くには富士山も見えた。きれいだった。

帰りに東京駅で、みんなにお土産を買うことを楽しみにしていた。だ

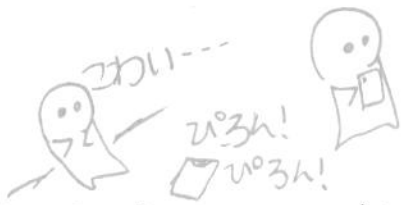

けど、東京駅はとてもたくさんの人がいて、いままでの体験で一番の情報のうずだった。空気の隅々まで、みっしりと人間のざわめきが詰まっていた。わたしはヘトヘトで何も考えられなくなり、何も選べずにいた。すると、母がピカチュウの東京ばな奈を買ってくれた。ピカチュウがとても可愛いかった。

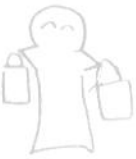

表彰式と同じ頃に、全国紙に作文の要約が載った。たくさんの人が読んでくれたようで、ＳＮＳに感想を書いてくれる人が出始めた。母がそれを見つけては、わたしに読んでくれていたけど、あるときから全部は無理になった。とてもたくさんの量になったのだ。

これは炎上なのかな。不安になった。違うと思うと、母が言った。目を背けると不安が倍増する。読んでみたら。母がモニターを差し出すので、読んでみた。みんながすごく優しかった。わたしと同じ自閉症のお子さんを持つ人たちが、自分の子供もこんなふうに感じているのかもしれないと言ってくれていた。わたしの世界に共感する人もいた。

たくさんフォロワーのいる方が、さらにわたしを紹介してくれて、ど

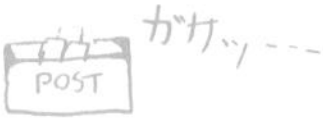

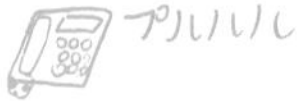

んどん広まって行った。ねずみ算みたいだった。ひとつひとつ、返事を書きたかったけど、いまはそっとしておいた方がいいかもと言われた。わたしもそう感じた。正直に言って、ちょっと怖さもあった。わたしが書いた作文が、力を持ってわたしに襲いかかってくる感じだ。インターネットは電源を切ってしまえば大丈夫だ。そう思っていたら、学校に問い合わせが入るようになった。学校のポストにも手紙が入るようになった。

わたしの日常はなかなか返ってこなかった。母が言った。とりあえず、作文の話をするのを全部やめます。あなたは高校受験のことを考えて、勉強してください。そう言われて、スッと楽な気持ちになったので、作文のことは忘れることにして、毎日を過ごした。はじまりから三ヶ月くらい経った。わたしは高校受験を終えて、これを書いている。

改めて、皆さんに、お礼を伝えたいと思います。
読んでくれた皆さん。感想をくれた皆さん。選んでくれた皆さん。
作文に関わって、なんらかの力の作用をわたしにくれた皆さん。
全てを想像するのは難しくて、何かこぼれてしまいそうです。
ありがとうございます。

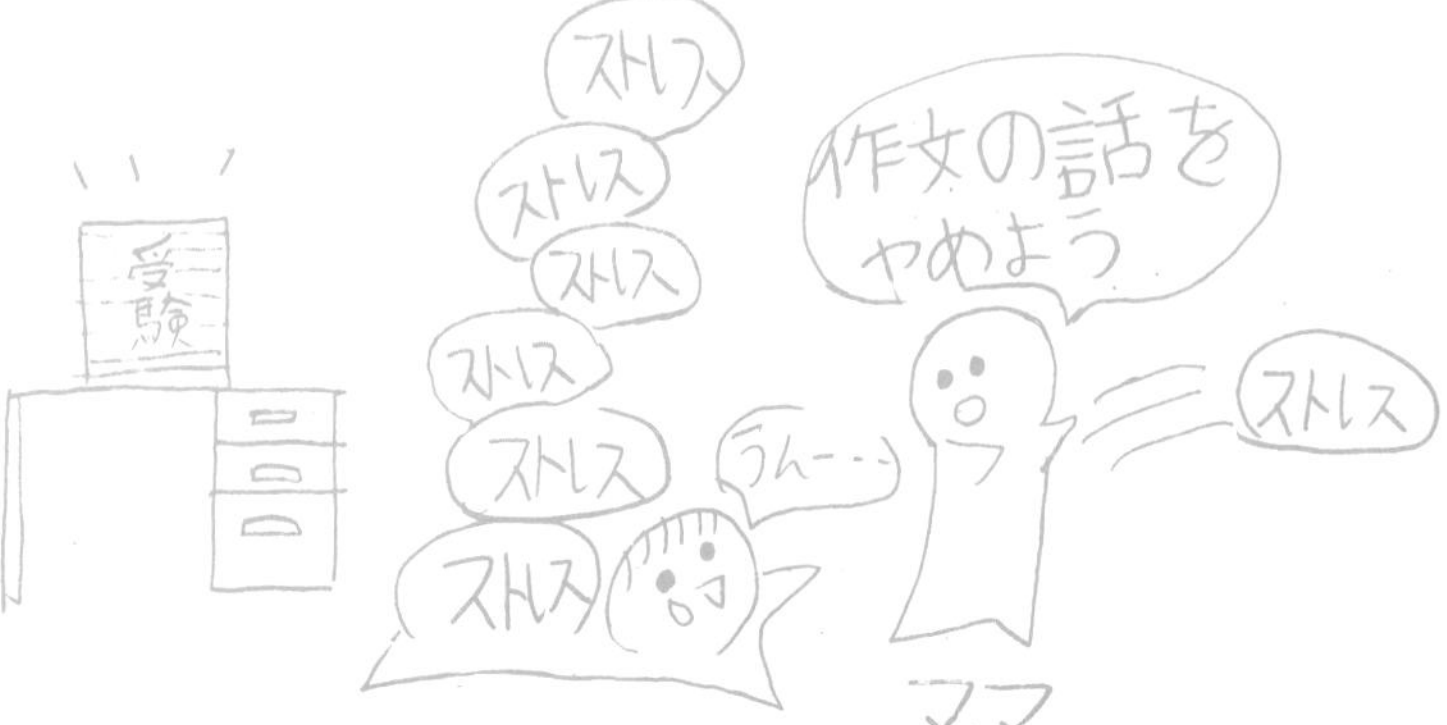

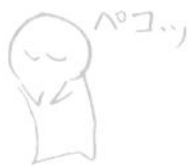

　夏休みの宿題に書いた作文が、こんなにいろんなことを連れてくるとは思いませんでした。ここにまだ書きたいけど、書いてないことがたくさんある。この文章は挨拶だから、そんなに長く書かないでおきます。

　どこにいてもぴったりと合う場所が、なかなか見つからなかった。だけど、あのときに作文がたくさんの人に読まれたことで、目に見えないわたしの場所ができたのだと思いました。

　この本は、安心できる家の中にある目に見える椅子に座って、会ったことがないどこかの誰かに宛てて書いてみます。うまく書けて、本になって書店に並んだら、わたしの気持ちがそこに置かれたと感じると思います。

　どうか、本棚にわたしの場所が開かれますように。

二〇二四年四月に高校一年生になった　藤田壮眞より

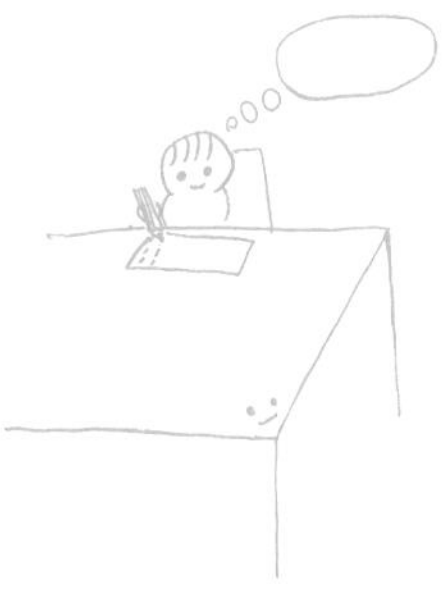

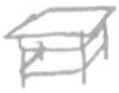

文章の作り方

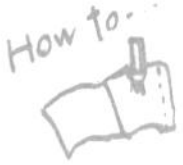

わたしは作文を書く。

最初から上手にはできない。かなりの時間をかけて書き、何度もなおして、調整して、最後の形になる。

わたしが文章をどうやって書くか、もう少し具体的に紹介する。

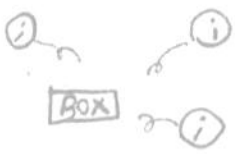

わたしは頭の中で考えをまとめるのが難しい。病院で検査をしたら、ワーキングメモリが極端に少ないと診断された。ワーキングメモリとは頭の中の机の広さだ。わたしの頭の中の机はたぶん極小で、載せたものからどんどん落ちる。落としたのを拾ってるうちに、違うのが落ちる。雪崩になる。そんな状態だから、見えないものを頭の中で組み立てると混乱する。

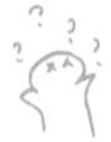

中学受験のときに、どうしても作文を書かなければいけなかった。対策をしなかったら、わたしの頭は真っ白になってしまうだろう。母とふ

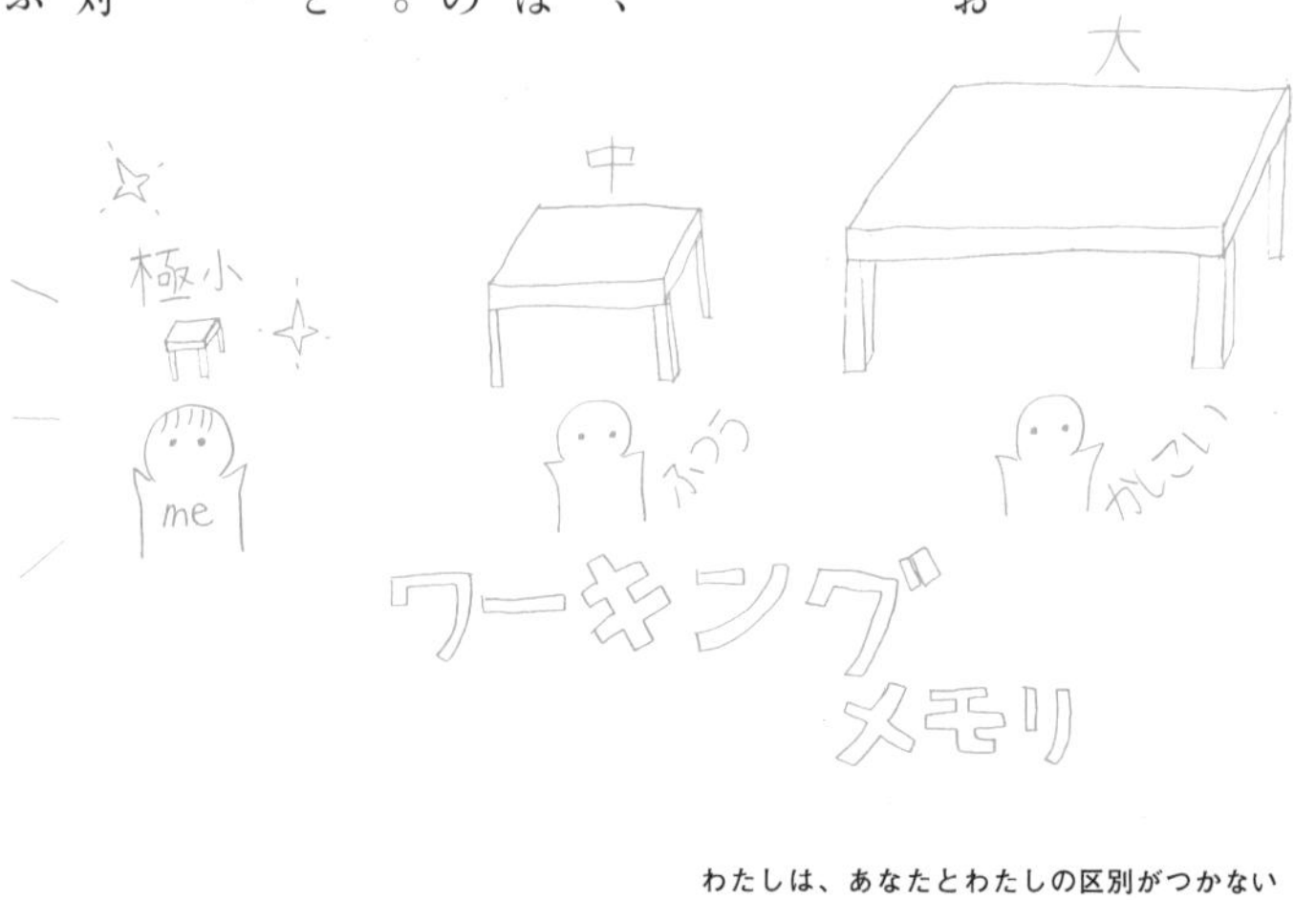

たりで、どうやったら作文が書けるようになるかとたくさん考えて練習をした。母は机に考えを置かない方法を、わたしに教えた。まず、紙をだして思いつくことをなんでも書いていく。集中して頭の中の思いつきの欠片を、紙の上にぶちまけていく。いろんなレイヤー、いろんな角度から考えると面白くなる。

受験ではテーマがその場で与えられるので、毎日テーマをひとつ考えて、たとえば三分で二十個の単語を書く練習をした。テーマが光だった場合を書いてみる。太陽、星、影、まぶしい、灯り、集まる虫、フィラメント、希望、焼ける、見える、明滅、ステージ、アイドル、プリズム、水の反射、カメラ、木漏れ日、カーテンの隙間、エネルギー……。書けたらそれを眺めて、使えそうな物を選んでつなぐ。必要なら増やす。考えは紙の上にあるので、落ち着いて考えられる。

わたしは頭の中で物語を映像化するのが得意だ。誰かが物語を話したら、それは絵になってわたしの頭の中で動き出す。幼い頃は、よく頭の中に街を作って、それを広げて都市を作って遊んだ。街に電車を走らせたり、信号をつけたりする。猫もいる。そんなふうに、思いつきを書き

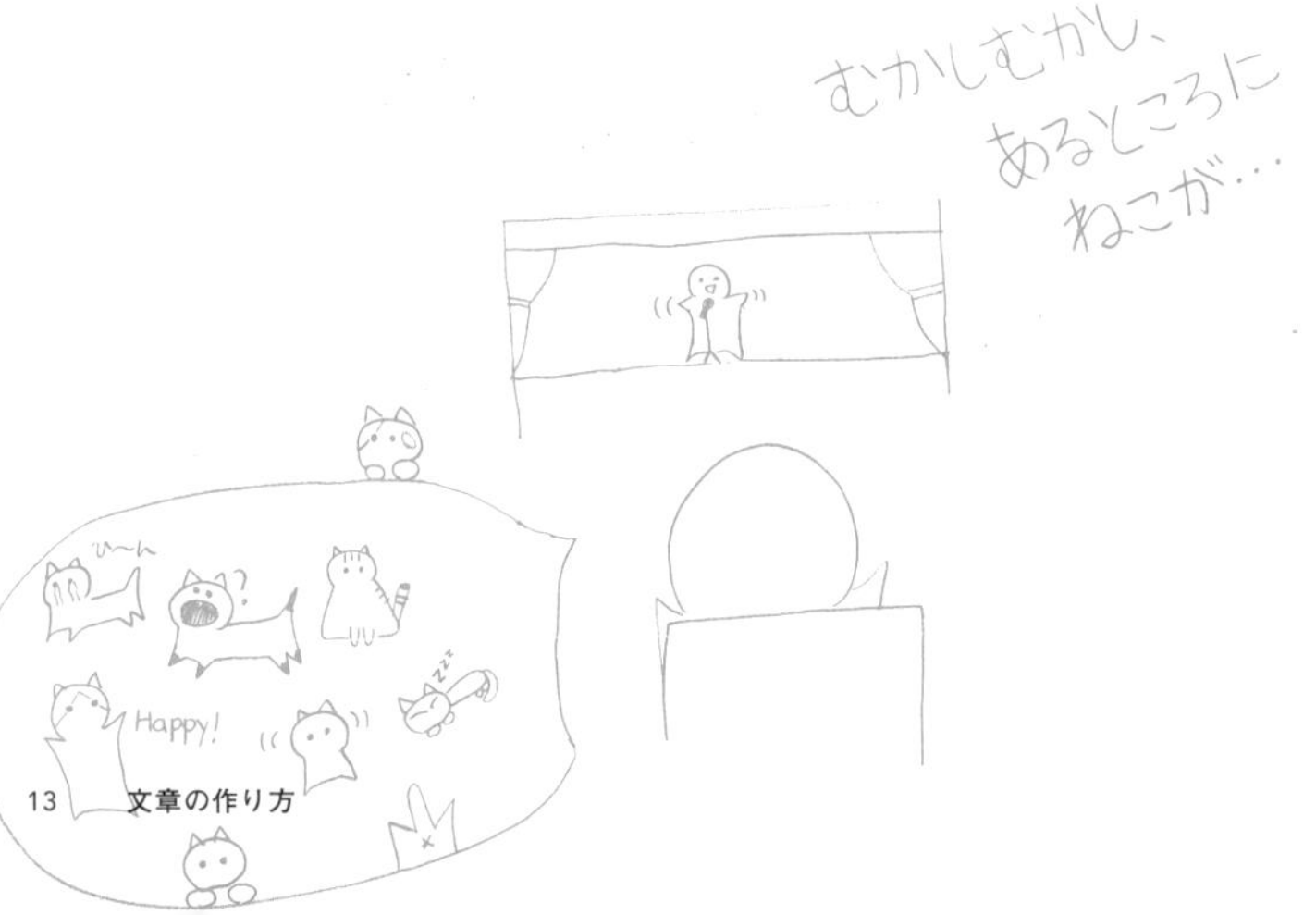
むかしむかし、
あるところに
ねこが…
ひ〜ん
Happy!

出した紙の上の材料を、物語に繋げていく。それはやってみたらできた。でもいつもできるわけではない。興味のないテーマだと難しい。頭の中で広げていくのがつらいテーマでもできない。

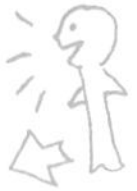

夏休みの作文は自閉症をテーマに書き出しをした。受験のように短文ではないし、時間制限もない。ゼロから組み立てるわけでもない。すでに起こったことを書けばいい。だから単語の羅列ではなく、過去にあったことを思い出して書き出していった。思い出して書く方が簡単だと思う。日常の思い出は頭の中で映像を再生することができる。ワーキングメモリは使わない。映像を見ながらあふれるように書いていける。

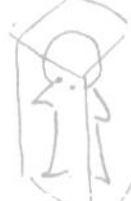

作文はわたしにとって、一方的なおしゃべりだ。

会話は相手の表情や声や動作を読み取って、変化させながら即興でやらなければいけない。かなり高度で困難だ。頭のメモリーがいっぱいになって、まったく関係ない単語を使ってしまい通じなくなる。あなたは外国人なのか、宇宙人なのかと言われる。言われることには特にショックを感じないが、不便である。猫と言いたいのに、山羊と言ってしまう

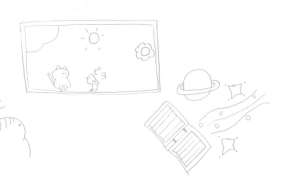

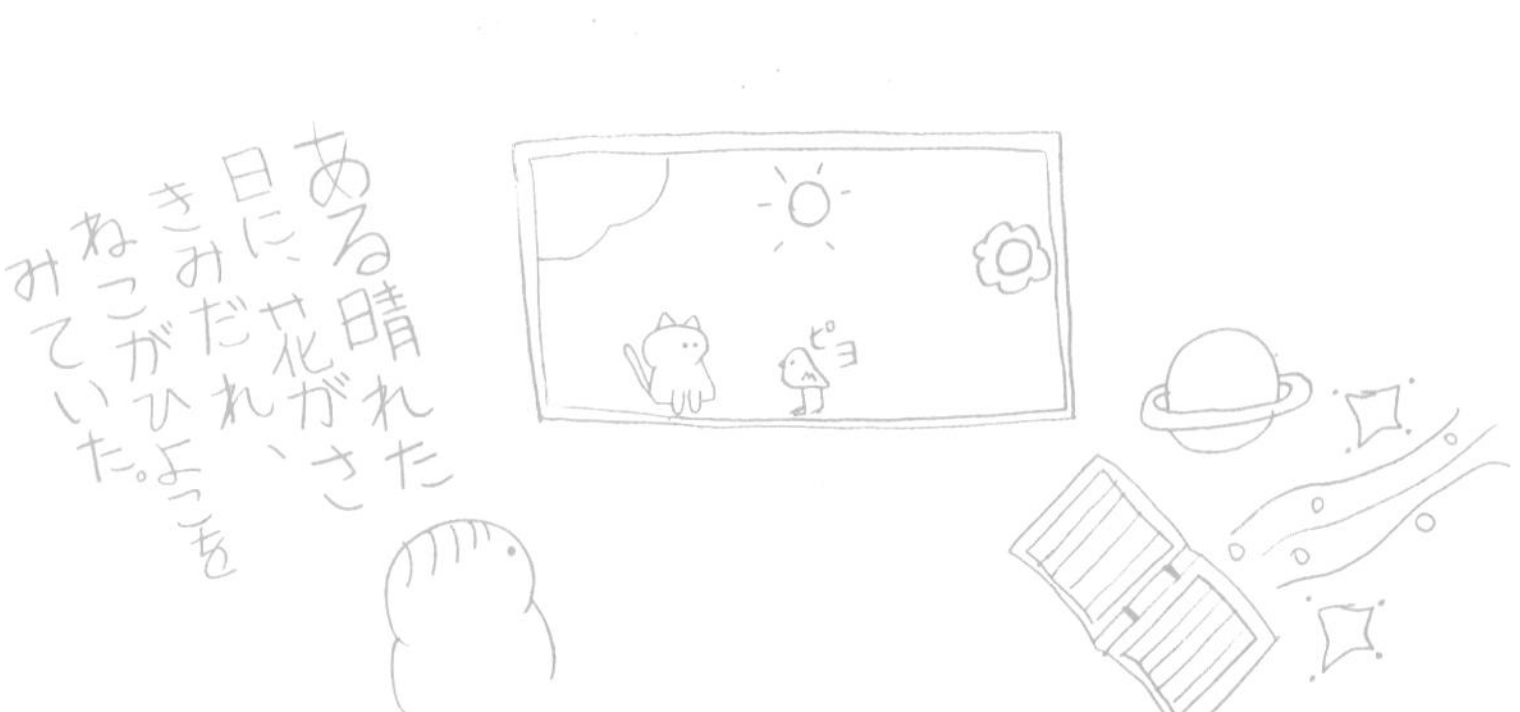

ようなことが実際によくある。

言っていることが的確なのか、そうでないのかも、判断が難しい。相手の表情からの読み取りを失敗しているのか、間違いに気がつかないことも多い。そのせいで言葉の意味の覚え違いも多い。何年も使い続けていた言葉が、まったく勘違いの意味であったことは日常的にある。

家族との会話ならば、それは間違っているから、いますぐ辞書でしらべてくださいと教えてくれる。社会はなかなか厳しい。でも間違いをいちいち友達が指摘するのも、優しさがない気がする。わたしの間違いを指摘しないのは優しさで、厳しさの混ざったものだ。

自分のことをわたしと書くことは、中学二年の国語の先生に習った。先生はわたしのことをとても褒めてくれて、自信をくれた。でも一年であっという間にいなくなってしまった。悲しかった。

あったことを説明するときは、ゆっくり順を追って書いていく。これは理科で実験レポートの書き方で学んだ。実験レポートは読んだ人が、

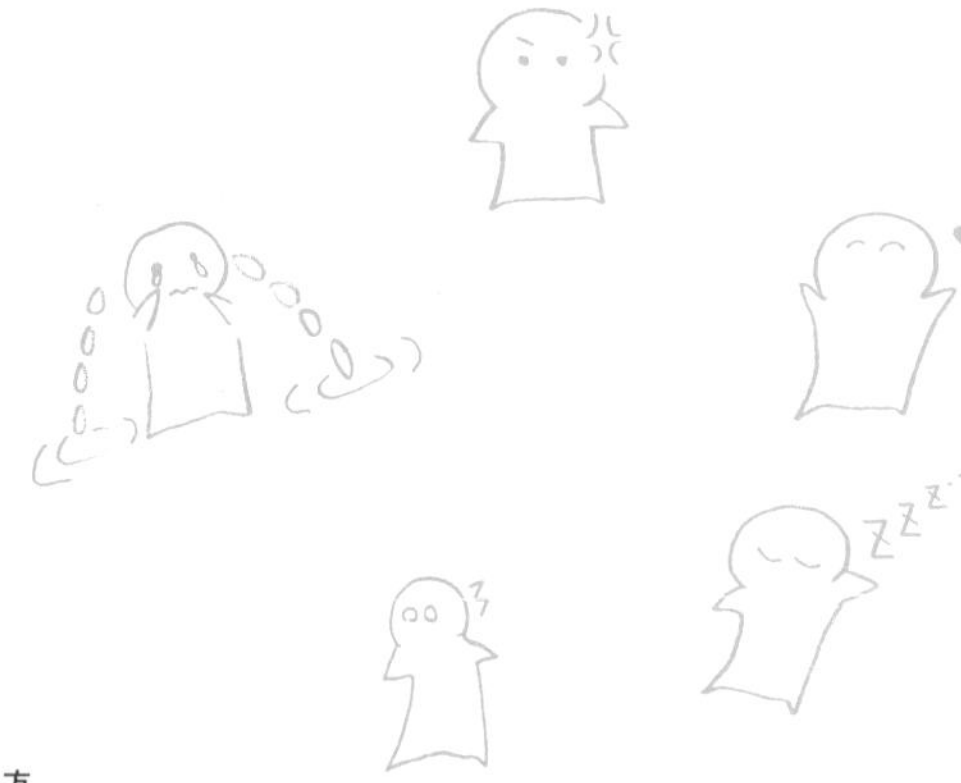

そのまま同じ実験を実行できるように必要な道具と手順を書くと教わった。これを知ったときに、誰かに何か出来事を伝えるときは、理科でなくても理科のレポートのやり方を使えば良いと考えた。

わたしは、主語がよく抜けるので、伝わらない。「なにが？」と聞き返される。英語でＳＶＯを習ったので、日本語を書くときにも、Ｓがあるか確認する。なぜだか、日本語の文法よりも、英語の方が理解しやすい。まだ英語は単純なことしか習っていないからかもしれない。

他には「動物園に行って楽しかった」と書くとあまり良くないらしい。動物園に行って「何が」「どんなふうに」楽しかったのか。そこを書くとわたしが見えていた風景や、そのときの気持ちが相手に伝わると習った。頭の中で様子を再生して、できるだけ細部まで拡大して、具体的に手触りや空気を思い出す。「何が」「どんなふうに」をたくさん詰め込む。

また、「不快な音」とだけ言うと、それぞれの記憶の中から不快な音が引っ張り出される。それでも間違いではないけど、わたしが感じたことを、よりそのまま伝えるには、想像させるものをできるだけ指定した

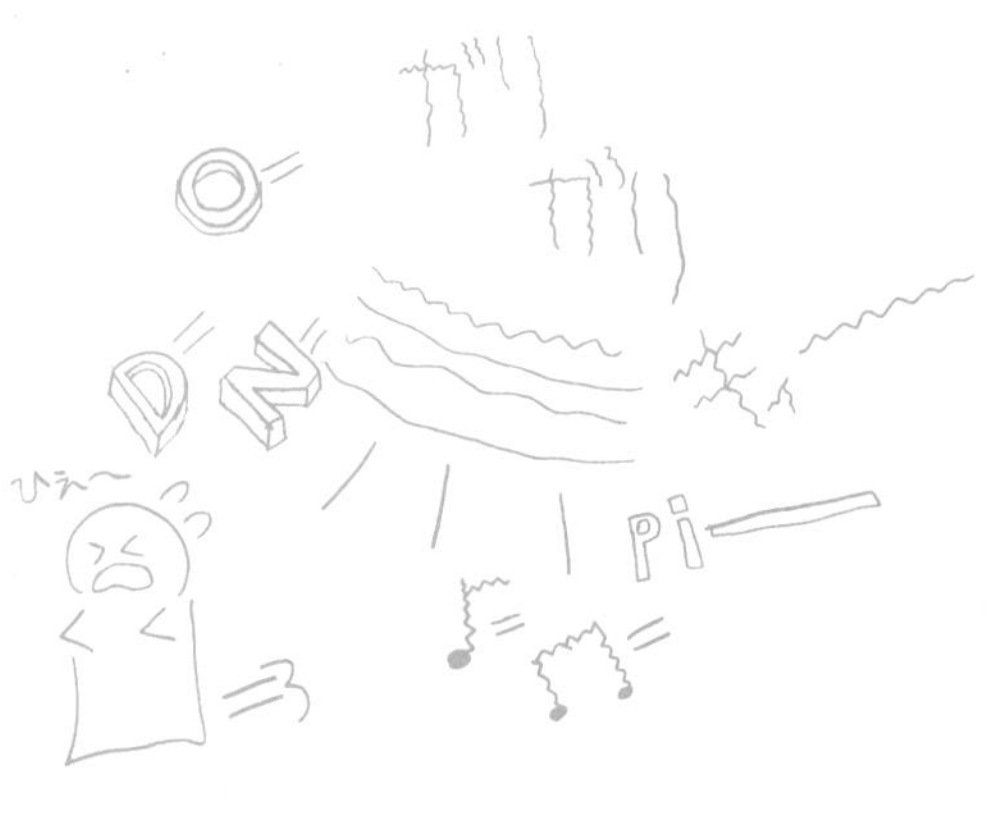

ほうが、わたしが聞こえた音が相手に伝わる。

この話をしていたのに、いつのまにか違う話になってしまうこともある。何を書くか、一番はじめに宣言するとうまくいく。話が迷子になってしまったら、あたらしく書くことが生まれてきたから、むしろ良かったと考える。それを切り取ってとっておけば良い。そしてまた書く。

まとまらないときは、絵を描く。文章が書けない小さな頃も、ずっと絵を描いていた。上手く描く絵ではない。伝えるための絵だ。

もう一つ難しかったのは、わたしではない人が読むということだ。わたし以外にこの世界に人がいて、その人たちが読む。これはいまも、頭の中ではっきりしない。わたしはわたし以外に、この世に誰かいることがわかりにくいのだ。この話については、改めて別の章で書きたい。とにかく気をつけていることは、わかりやすく書くことである。

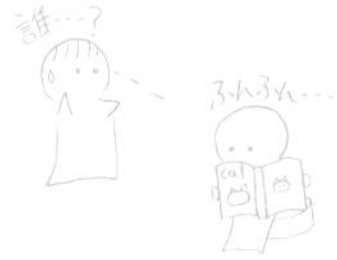

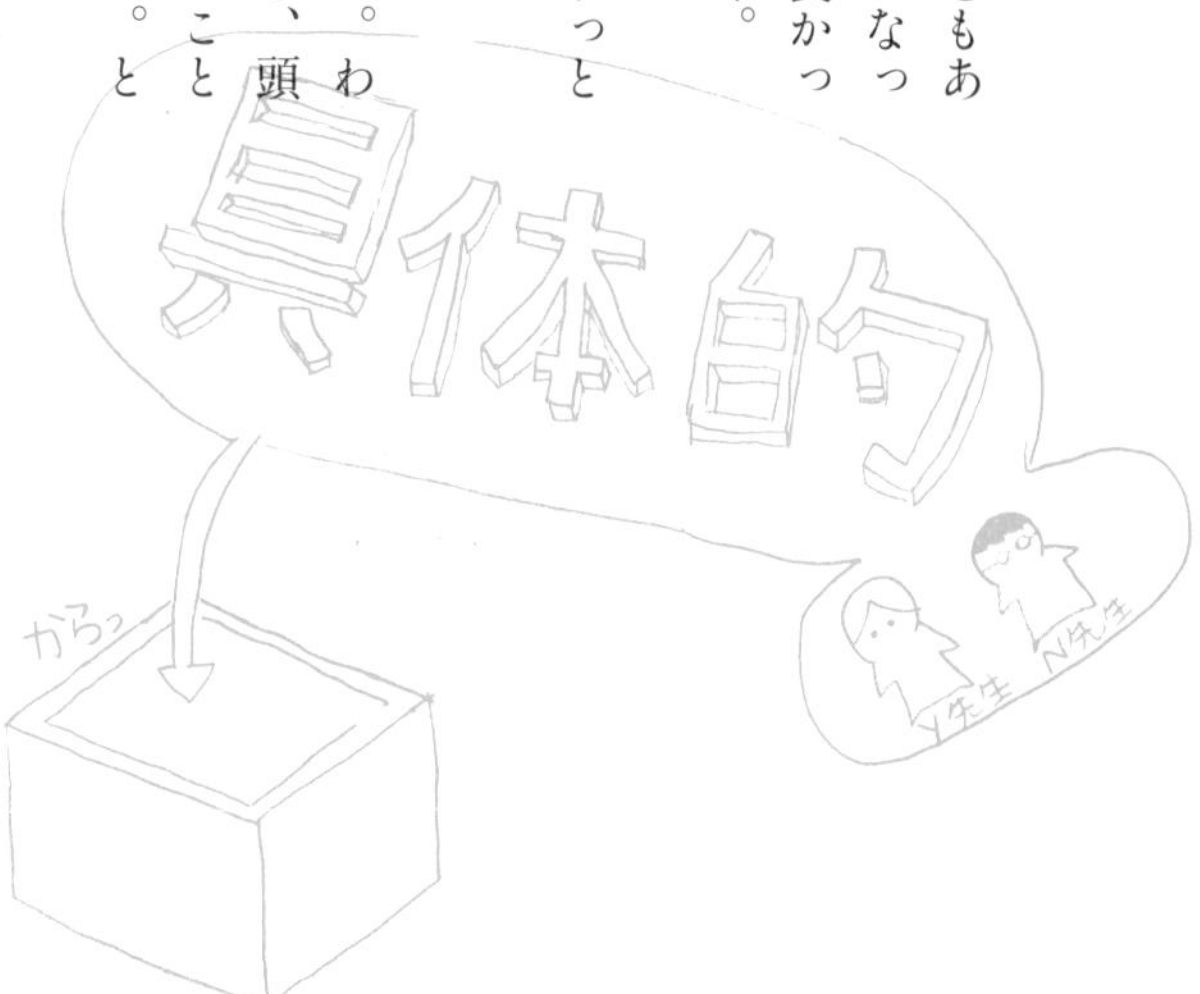

人間は分からない・・・

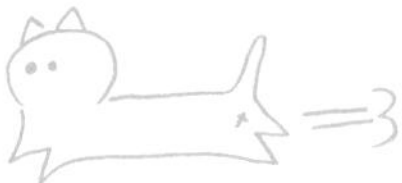

ねこなら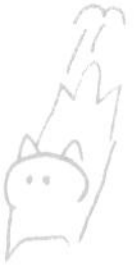いる。

いっぱい。

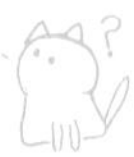

人間は、あんまり
いない。

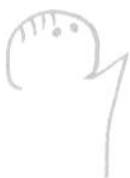

1章

幼稚園編

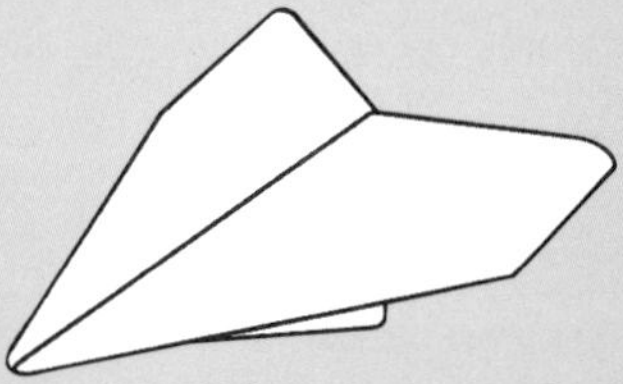

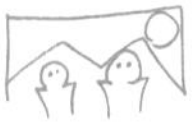

幼稚園はきらい

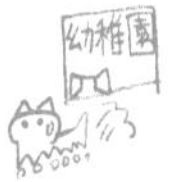
幼稚園

幼稚園の頃の話をする。記憶はおぼろげだ。

霞のかかった周囲に、興味をひかれる一点が虫眼鏡で見たようにはっきりと見える。それらの点は、あちこちに散らばり、灯りにひかれる虫のようにこっち、またあっちと興味をひかれて飛び回っていた。

お友達も先生も風景の一部分だった。当時はいまよりももっと、人の顔を見なかった。見たくないのではなくて、見る理由がない。手や首やお腹を特に見つめないのと同じだ。

それよりも、向こうから飛び込んでくる情報に振り回されていそがしい。静かな公園を散歩しているときでも、公園の樹が向こうから飛び込んでくる。木漏れ日が、葉音が、無数の葉が、とまっている虫、空飛ぶ鳥、切れ間のない無限の情報がわたしを殴る。

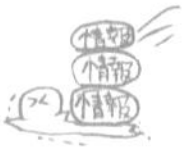

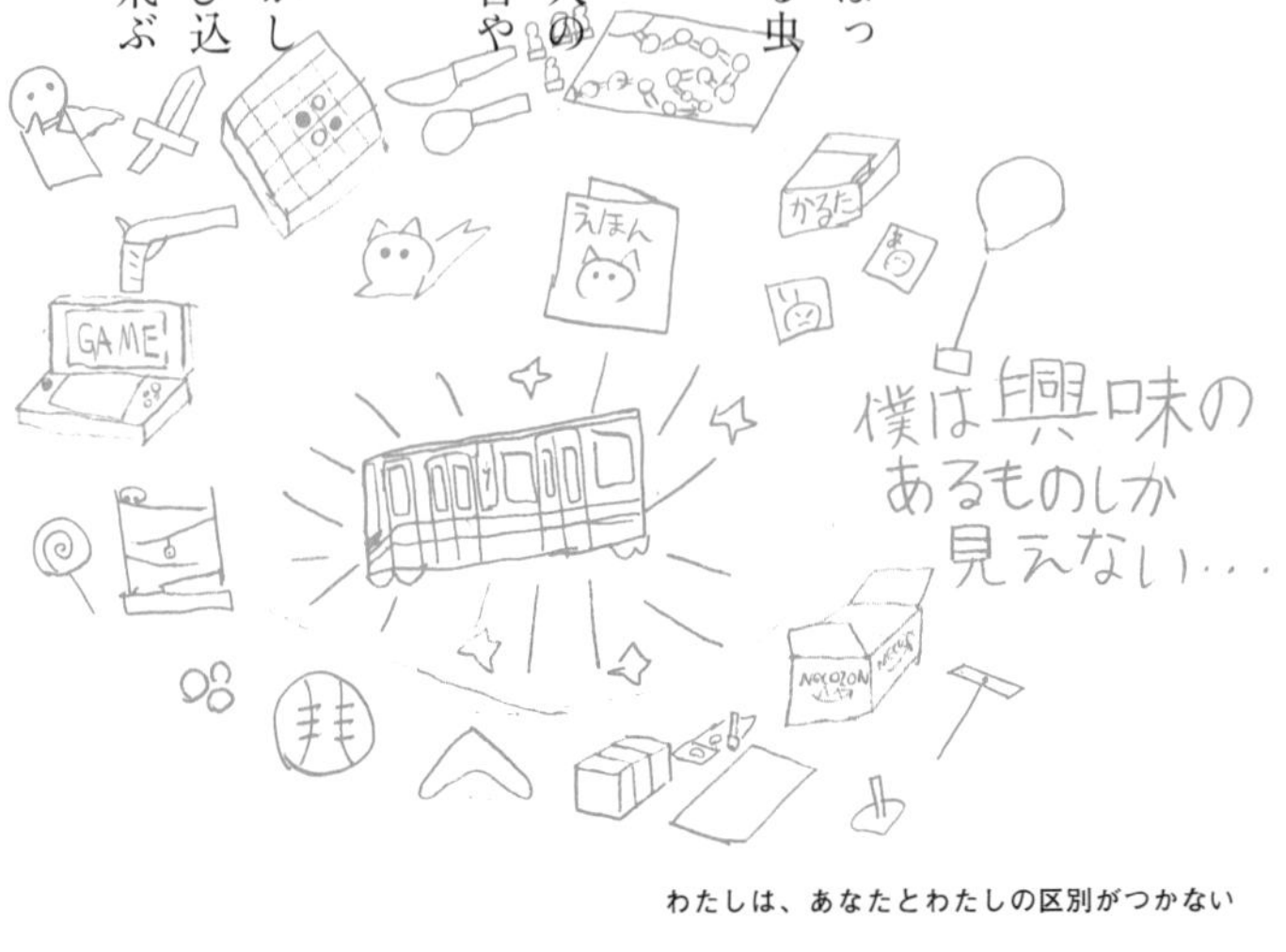
GAME
えほん
かるた
僕は興味のあるものしか見えない…

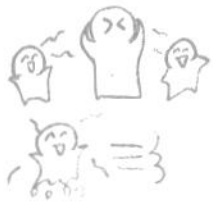

　その中で一心不乱にどんぐりを拾った。毎日、毎日、きりもなく拾った。同じものを拾い続けることには、安心感がある。どんぐりは永遠にどんぐりである。どこまで拾っても終わりが見えないから、延々と拾ってしまう。母はわたしが望むので、毎日どんぐり拾いにつきあうが、あれが楽しかったのかは、わからない。

　公園ですら、その状態である。幼稚園の喧騒は耐えがたかった。

　でも当時は、自分がつらいということも、わからなかった。幼稚園に入るまでは、集団に属したことがなかった。ある日突然、幼稚園に連れて行かれて、そこにしばらくいなければいけない。行きたくないという選択肢も、思い浮かばない。わたしは嫌だと主張するやり方も、わかっていなかった。

　家がいちばん落ち着く場所であった。母のそばにいたかった。それはいまならわかる。しかしわたしはいつも、一目散に、母の側からどこかへと駆け出した。母はそれを必死に追いかけていた。その母の姿を覚えている。わたしの腕を両手で掴んでいた。

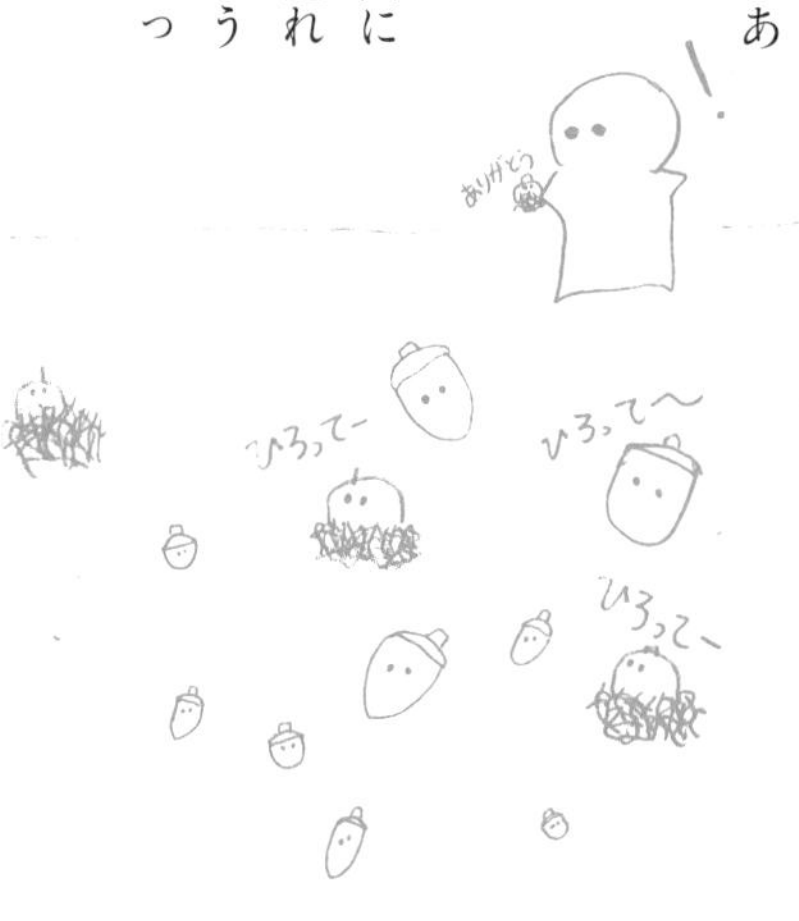

しんどいのに、しんどいと伝えるすべがないとどうなるか。
限界が来ると爆発する。
あらぬ方向に全力で走っていく。
あたりのものを全部ひっくり返す。

走っていくパターンは、室内や園内ではまだいいが、外だと大変だ。わたしはわざわざ走っている車に突っ込んで行ったらしい。よく生きていると思う。どちらのパターンも、先生はわたしが暴れ出す前に、ひょいとわたしを持ち上げて、誰もいない部屋に連れて行っていた。そういう打ち合わせになっていたと、後から知った。

わたしには誰の指示も通らなかったという。そうなんだろう。なぜなら、わたしはまわりの声が全く聞こえていなかった。入園当初は、先生とも、お友達とも話をした覚えはない。常に走り回り、やっていることをすぐに放り出してどこかに行ってしまう。それがわたしだった。わざとやっていたわけではない。わたしはただ、無数の刺激に翻弄されて流されていただけだ。かろうじてたとえるなら、幼稚園のお友達は機械仕掛けのおもちゃだ。先生は自動車だと思っていた。たぶん大きいからだ

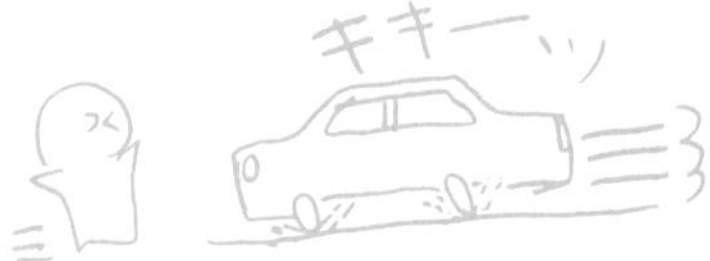

ろう。ここでも、生きた人間はわたしひとりだ。

当時の見えていたものを思い出してみる。
壁に剥がれかかったものが見える。必ず剥がす。
コンセントの隙間が気になった。虚無の空間があるのが嫌だった。埋めなければと、接着剤を流し込んだ。

天井を囲む細い木枠に電車が走っていた。ガタンゴトンとずっと走る。それを眺めていれば飽きなかった。電車が来ないときは、木枠にビー玉を転がした。それらはいまになって思えば、想像上のものだ。あの頃は、それらの区別はなかった。園庭にはうさぎ小屋があった。彼らにたんぽぽの葉っぱをあげることを知っていた。むしゃむしゃ食べた。なんてうさぎによく似た幼稚園児なのだろうと思っていた。

少し幼稚園に慣れてきた頃。
このあたりの話は、自分自身で覚えているのかはあやしい。家族や先生が語る当時の思い出話と、実際の記憶があいまいだ。でも思い出などそんなものかとも思うので、そのまま書く。

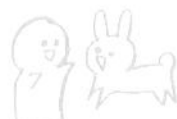

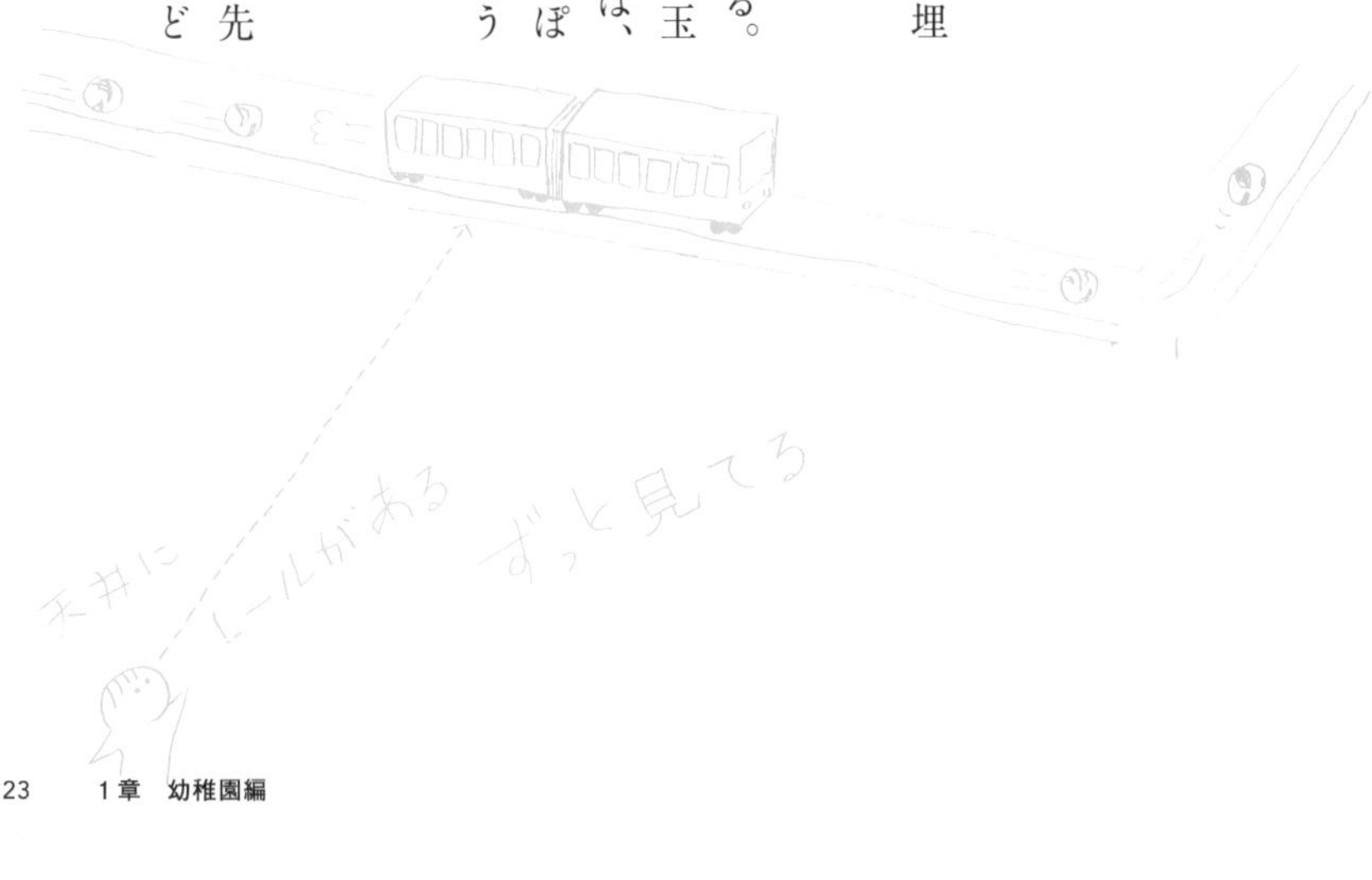

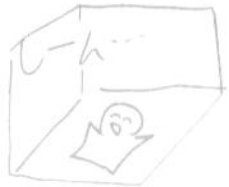

お友達の声も、彼らが出す音もひどい雑音だったが、お歌の時間のピアノだけは耳に入ってきた。ピアノを鳴らすとわたしが近づいてゆく。それに気がついた先生が、わたしをピアノの真ん前に座らせた。ピアノが鳴っていると、わたしは落ち着いて部屋にいることもできた。

次に先生は、わたしにピアノを弾かせてくれた。

弾いたと言っても、鍵盤を触って音を出していただけだ。

遊んでいるうちに、簡単な曲を先生が教えてくれて、弾くようになった。わたしが落ち着いて何かを教わった記憶は、これがはじまりだと思う。ピアノの音はわたしを落ち着かせた。いまもとても好きだ。

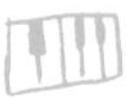

母は、ピアノを弾くわたしを見て、すぐに近所のピアノ教室の体験に連れて行った。物音の全くしない静かな部屋に、黒くてピカピカのピアノがあった。グランドピアノだ。大きな蓋があって、中にはキラキラとしたものがあった。きれいだった。先生がピアノを弾くと、それらが動き出して音がする。一対一のレッスンだったので、わたしは幼稚園での走り回るわたしではなくて、家にいるわたしのように静かにしていることができた。

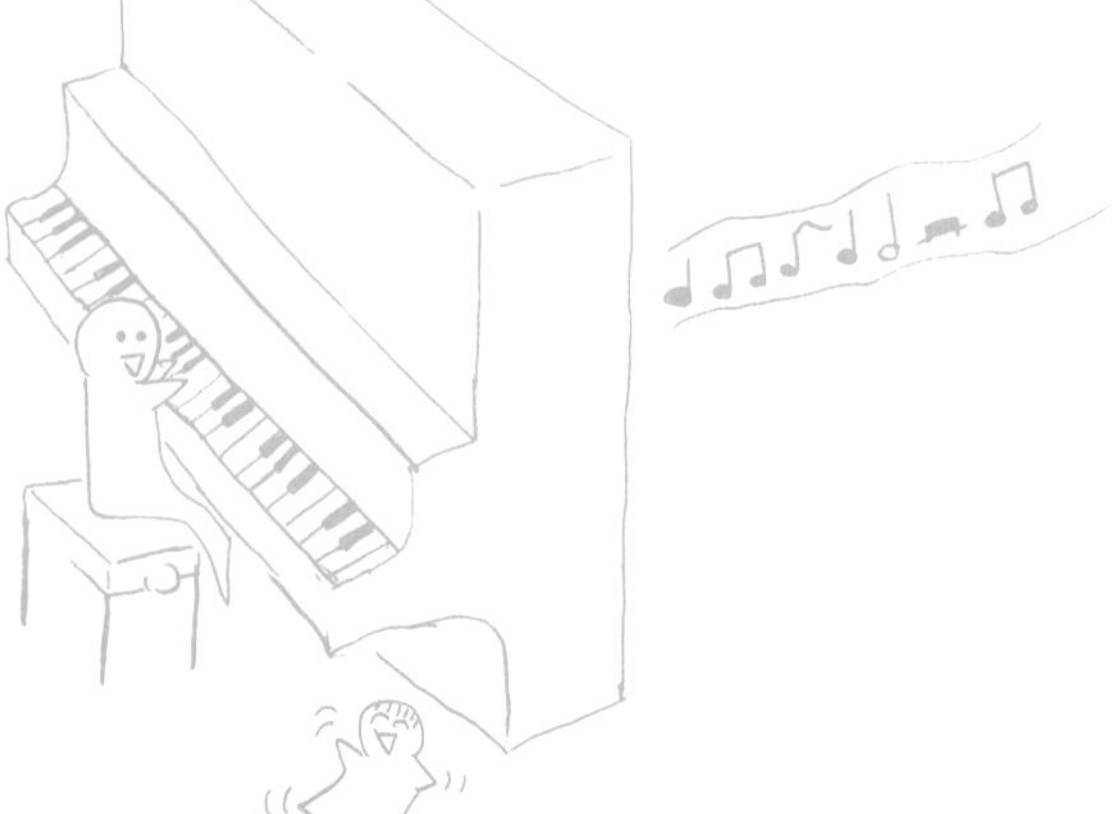

わたしは四歳のこの日から、十五歳のいままでの十一年間ずっとこのピアノ教室に通っている。特に天才的にピアノが上手いとか、そんな話ではない。ごく普通に習ったものが弾ける。ピアノの先生は、いつもわたしを否定せずにいた。わたしのできることを見ていてくれた。繰り返し褒めてくれた。ピアノだけは、習ったら習っただけのことができた。当時のわたしはコントロール不能であった。そのわたしが何かを習い、できるようになる。これはその時のわたしにはすごいことだったようだ。

もう一つ、同じ頃に、近くの健康センターがやっている教室に行った。くるくる回ることが好きなわたしに、もっとくるくる回ることをしに行こうと母は言った。テレビで見た体操の大車輪と、バレエのピルエットがやりたかった。ちょうどその健康センターには、体操もバレエもあったので、母は両方にわたしを入れた。

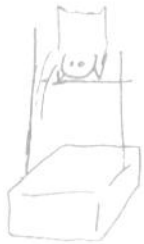

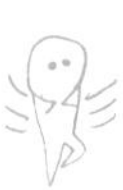

まずは体操。最初は静かにやっていたけど、はしゃぎまわる子供たちにわたしはつられた。誰よりもはしゃいで駆け回り、体操の先生は怒った。わたしは体操に行くと怒られて、正座をさせられるようになった。

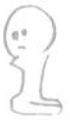

正座をしに行っているのか、体操をしに行っているのかわからなくなった。母はその先生と話をすることもせず、わたしをやめさせた。わたしは特にがっかりもしなかった。

バレエの教室は静かだった。静かな中に、クラシックのピアノ曲がかかっている。先生は落ち着いた声で、優しく指示を出す。一度も集団行動ができたことのないわたしが、みんなとバーレッスンをすることができた。ただし、いつもちゃんとできたわけではなかった。他の子よりも集中できなくて、怒られたことも多々あった。

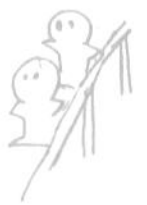

幼稚園では、ケモノのように駆け回っていたわたしだけど、家では静かだった。落ち着いて本を読んだり、お絵かきをしたりしていた。だから習い事でのわたしの姿は、母が知っているわたし本来の姿だった。幼稚園は、とにかくうるさかったのだ。うるささに耐えきれず内心では常に泣いていた。しかし表のわたしは笑顔で暴れていた。それにより社会的に見たわたしの姿はケモノの方だと認識される。

いつも走り回り、誰の指示も聞かず、会話もできない。時には大爆発

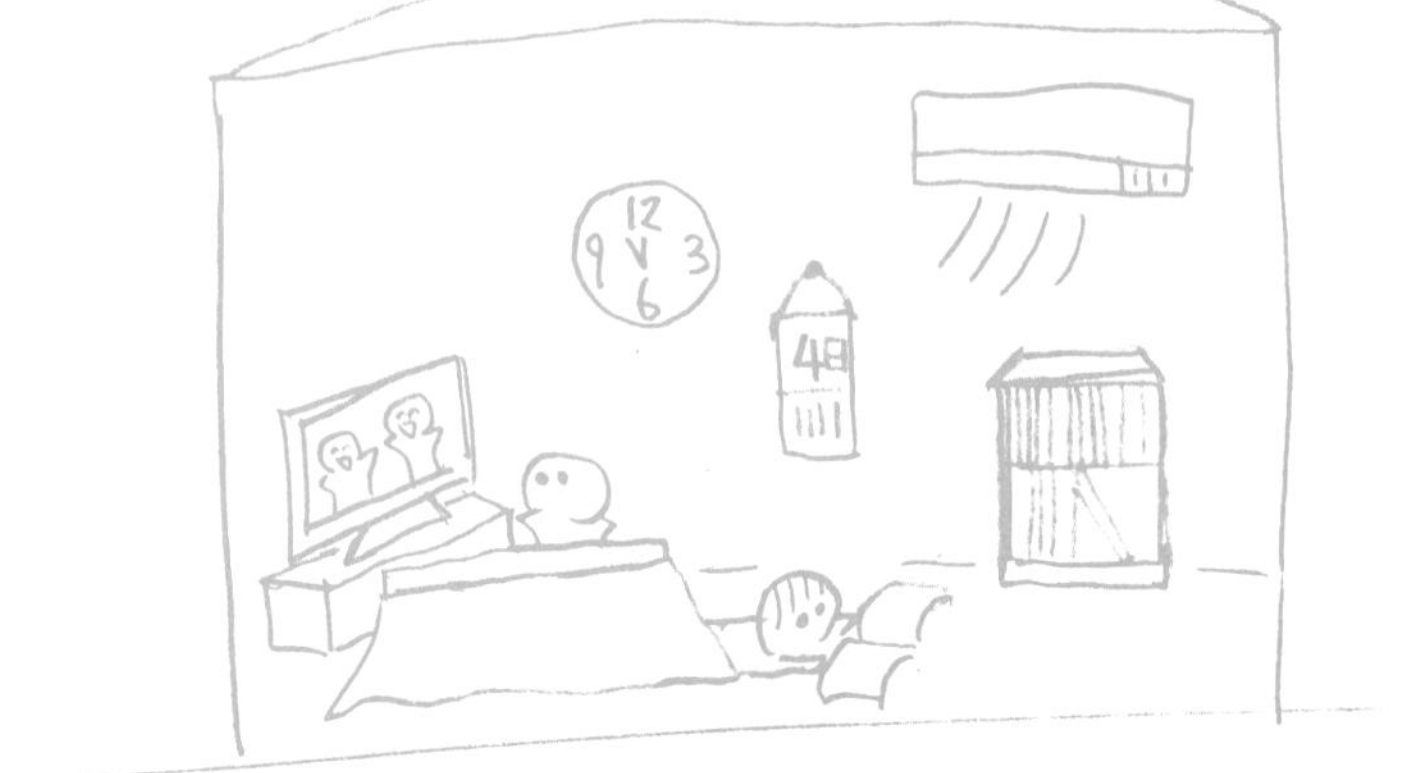

し、そんなときは先生が抱えて他の教室に連れ去る。わたしの社会参加はケモノからのスタートだった。

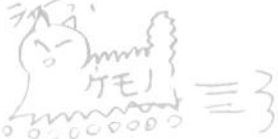

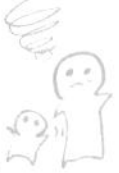

母が当時困っていた食事について

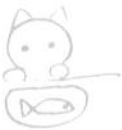

幼稚園の頃のわたしは困っていなかった。代わりに母が困っていた。これらは後々に聞いたことと、かすかな記憶だ。

母はわたしに何を食べさせたらよいか悩んでいた。わたしがこれは食べますと認定したもの以外は、絶対に食べなかった。食べるのはほんの数種類のメニューだった。子育て一年生の母は、真面目に子育てをしたらしい。食事は栄養バランスを考えて支度する。これぐらいの年齢には、こんなものを食べますと本に書いてあれば作ってみる。しかしわたしは自分が認定したものしか食べない。

どんなものを食べていたか。アンパンマンのスティックパン、バナナ、

パンケーキ、白ごはん、うどん、オレンジゼリー、オレンジジュース、豚汁、ミネストローネ、である。

これらに余計なものを入れたら食べない。食材の切り方が違っていたら食べない。例えば豚汁でも、大根の切り方が厚かったら食べないのだ。いつもなら食べる豚汁を、ある日のわたしが食べなくて困ったらしい。数少ない食べるメニューを減らしたくなくて、母は悩んだ。当時の母は、わたしに対して経験が浅かった。しかもわたしが発達障害だとわかっていなかった。わかってからも、発達障害とはどんなものか、すぐにはわからない。

いまとなってみれば、悩む必要はなかったとわかる。食べられるものが数少ないのは、発達障害あるあるだ。味が嫌いなのではない。口の中の感覚で選んでいた。美味しいかどうか以前に、食感である。だから食材の切り方が違えば食べない。そこに強いこだわりもついてくるので、ガンとして食べない。これはもう特性なので諦める。戦ってもエネルギーの無駄である。わたしが言うのも変かもしれないが、諦めた方が楽だ。わたしの特性に関しては、わたし自身も困っているのだ。しかし受け流す。

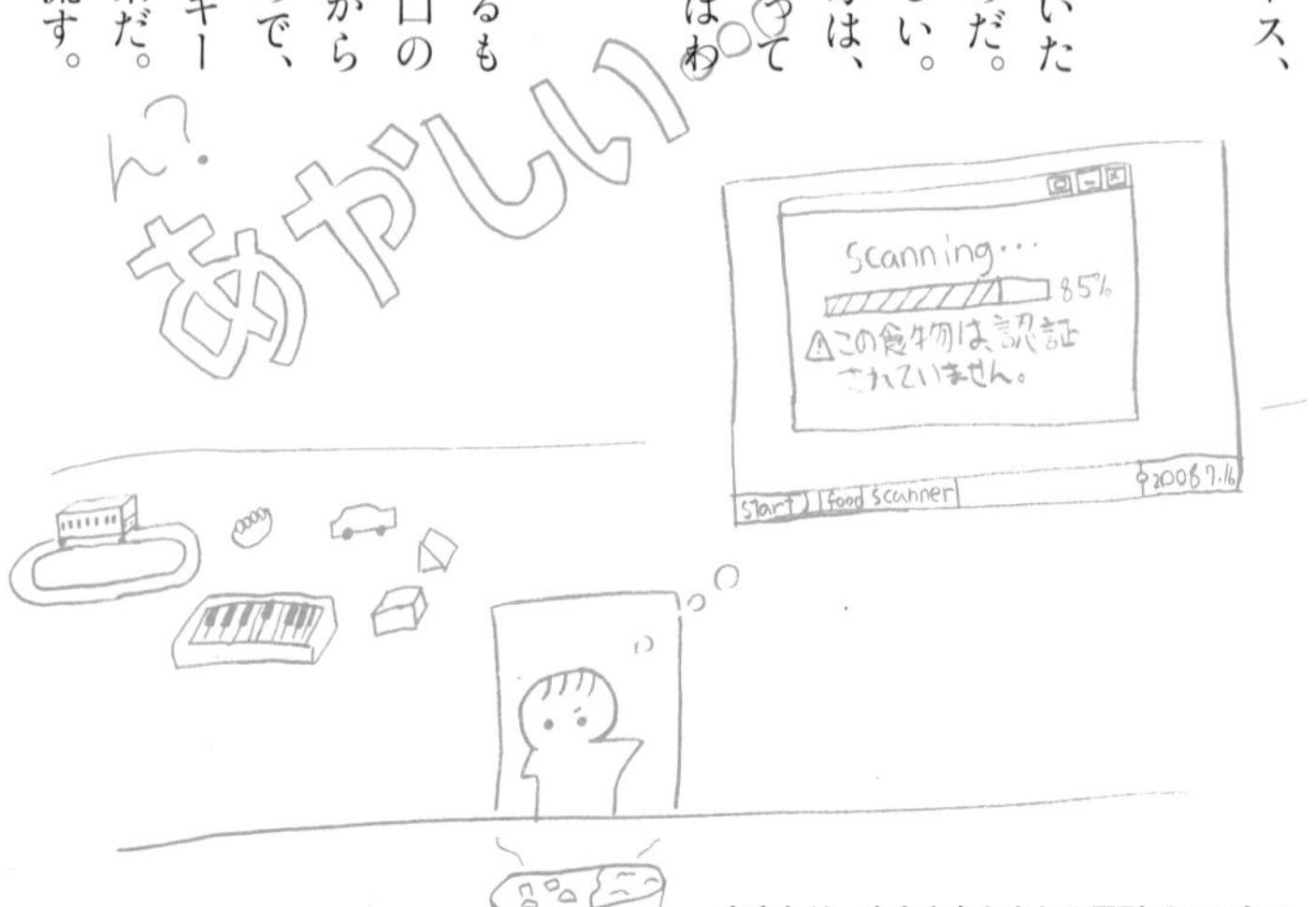
ん？
おかしい。。？
scanning...
85%
この食物は認証されていません。
start
food scanner

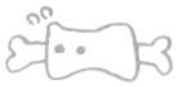

現在のわたしは、出されたものはほぼ何でも食べる。得意ではないのは、ゴーヤと生姜くらいだろうか。口の中の感覚過敏は、いまもある。しかしあるとき、わたしは開眼したのだ。食べ物はおいしい。あれもこれもおいしい。

そうか。とりあえず無理にでも食べさせればいいのか。違う。ダメです。発達障害の人が、アウト認定した食べ物は、無理に口に入れてはいけない。例えば、口に砂を入れてみるのを想像してほしい。ビニール紐でもいい。食べないものは、わたしにとってそんな様子なのだ。食事は一日の中で嬉しい時間であると思いたい。拷問になってしまう。

炊き込みご飯は好きだったが、必ず食材を分けて食べた。こういうパターンもある。交ざっていると、危険だと思っていた。分けるのは時間がかかるので、母は台所で分けてから出した。例えば鶏肉と油揚げとにんじんの炊き込みだったら、ご飯、鶏肉、油揚げ、にんじんを拾って別々に分ける。これは鶏肉以外は食べた。肉の塊が苦手だった。

豚汁とミネストローネは分けずに食べた。このあたりのルールはかな

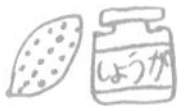

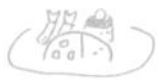
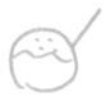

り曖昧だ。なぜだか豚汁とミネストローネは安全でおいしかった。いま現在もこの二つは大好きだ。

当時、ユニバーサル・スタジオ・ジャパンに行ってホテルに泊まった。ビュッフェで白ごはんとオレンジゼリーだけを食べる写真が残っている。二日目は、うどんとオレンジゼリーだった。いまのわたしは突っ込みたい。横に置かれているだけの、おいしそうな食事も食べろ。ああ、もったいない。このビュッフェには「たこ焼きにそっくりの小さなケーキ」があったそうだ。多分、大阪に観光で来る人向けのものだ。母はかわいいと思い、テーブルに持ってきた。もちろんわたしは見向きもしない。いま思えば、これは食べなくてよかった。もし食べたらわたしは怒り出したと思う。見た目がたこ焼き、食べたらケーキ。これは危険だ。予測がつかない。

かわいいお子様ランチを目の前に置かれて、オレンジジュースだけを不機嫌に飲んでいる写真も残っている。エビフライにスコッチエッグ、ご飯にはカレーらしきものがかけられている。プリンには生クリームが絞られていた。食べるものがない。食べ物が汚されていると感じていた

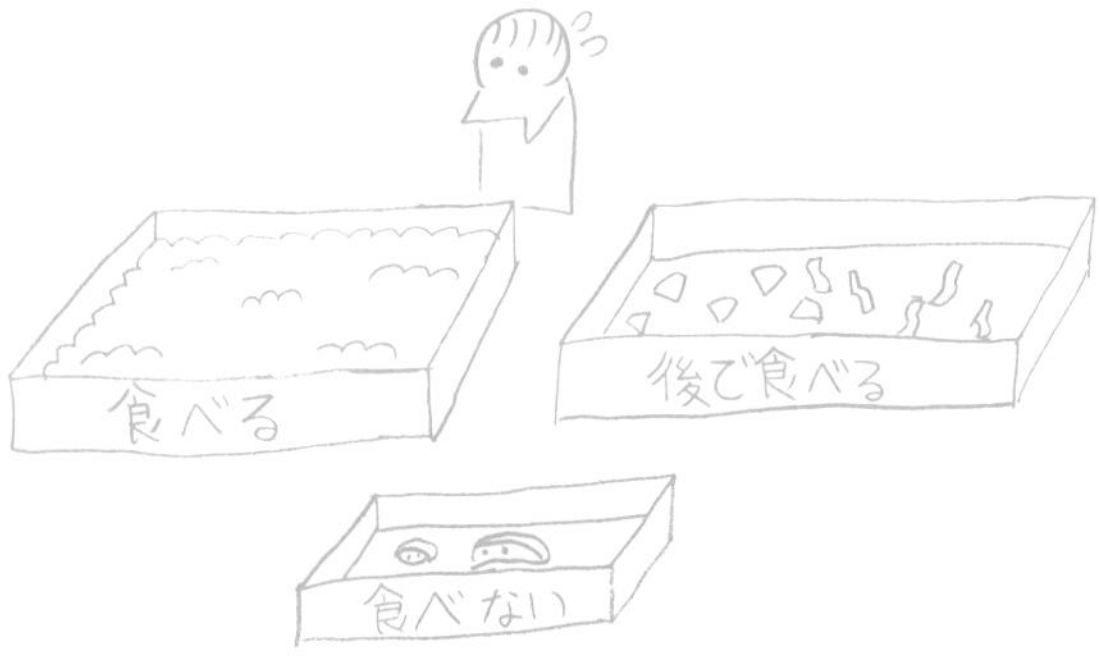

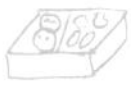

のだと思う。プリンはクリームで汚され、白ごはんはカレーで汚されている。これは確かに不機嫌になる。

幼稚園のお弁当を作る頃は、食べられるものに唐揚げとウインナーが加わっていた。この頃になると、母はかなり諦めていた。毎日、全く同じメニューのお弁当の写真が残っている。ただ、おにぎりは毎日違った。顔がついていて、その表情や形状が違った。おにぎりがパンダや猫になっていた。

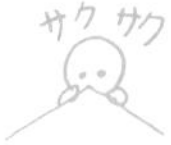

逆に、食べてはいけないものを食べていた。家のわたしの部屋にあったテーブルがサクサクとして、感触がすごくよかった。いまも歯形がついて部屋にある。これは母は知らないことだが、幼稚園のトイレットペーパーもすごくよかった。口に入れると先生が飛んでくるので、隙を狙っては食べた。いまは、食べろと言われても無理だ。

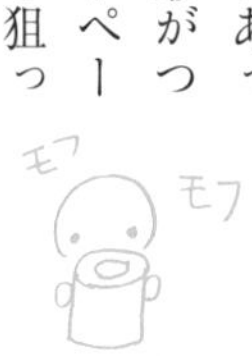

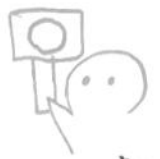

母が当時楽だったこと

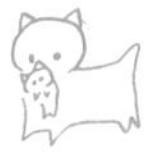

幼いわたしは、店先でおもちゃが欲しいと泣いたことがない。

たまに店先で寝転がってジタバタしている子供に出会う。横たわる場所ではないのに、横たわるとは、わたしの仲間かと思った。後になって聞いてみると、違った。欲しいものがあって、それを買ってもらえず、抗議行動をしているそうだ。このような場所で、自分の欲しいものを判断し、しっかり自己主張ができることを賢いと思った。しかも大人がかなり劣勢である。

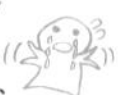

わたしは店で、壁中に並んでいるおもちゃに圧倒される。

おもちゃおもちゃおもちゃおもちゃおもちゃ。

トミカトミカトミカトミカトミカトミカ。

店内は必ず大きな音が流れている。音楽も流れているし、放送も入る。

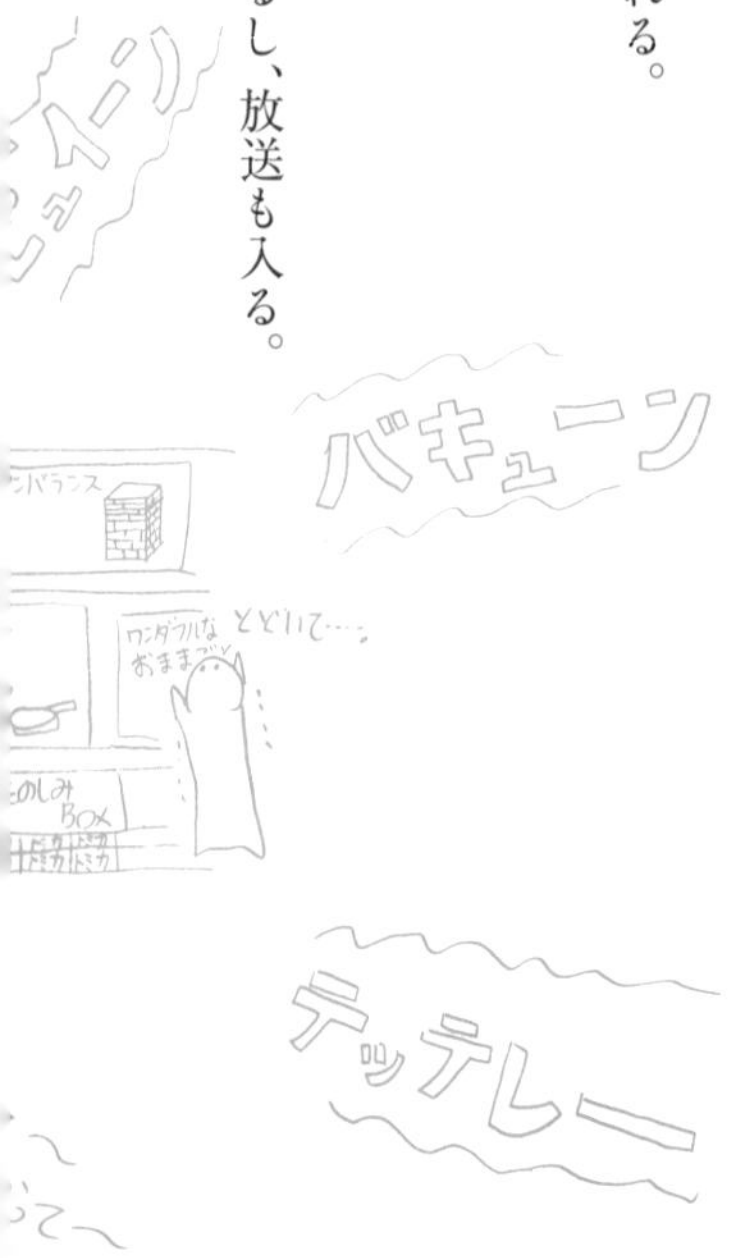

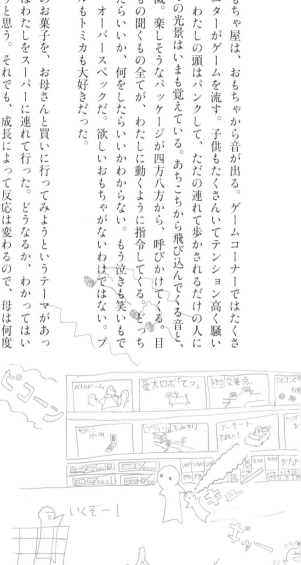

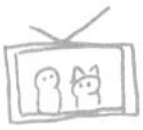

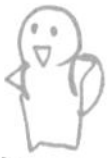

特におもちゃ屋は、おもちゃから音が出る。ゲームコーナーではたくさんのモニターがゲームを流す。子供もたくさんいてテンション高く騒いでいる。わたしの頭はパンクして、ただの連れて歩かされるだけの人になる。その光景はいまも覚えている。あちこちから飛び込んでくる音と、光の明滅。楽しそうなパッケージが四方八方から、呼びかけてくる。目に映るもの聞くもの全てが、わたしに動くように指令してくる。どっちに行ったらいいか、何をしたらいいかわからない。もう泣きも笑いもできない。オーバースペックだ。欲しいおもちゃがないわけではない。プラレールもトミカも大好きだった。

遠足のお菓子を、お母さんと買いに行ってみようというテーマがあった。母はわたしをスーパーに連れて行った。どうなるか、わかってはいただろうと思う。それでも、成長によって反応は変わるので、母は何度もチャレンジしていた。

お菓子お菓子お菓子お菓子お菓子。
食べ物食べ物食べ物食べ物食べ物。

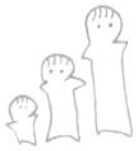

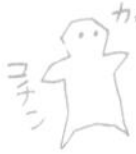

固まるわたし。おもちゃ屋ほどはうるさくないが、やはり無理だった。こちらは、さらに様々な臭いもする。わたしはまた連れて歩かされるだけの人になった。母はわたしが好きそうなお菓子を多めに買った。そして家に並べて選ばせた。わたしは張り切って選び、リュックに詰めた。とても嬉しい気持ちを覚えている。

この欲しいものを選ぶという場面は、いまも難題だ。いまのわたしは文房具が好きで、ロフトなどに行く。自分で行きたいと率先して行くのだ。しかし、買うものを決定するのにかなり時間がかかる。時間がかかっても選べるようになったのは、中学三年になってからだ。

買い物は大好きだ。

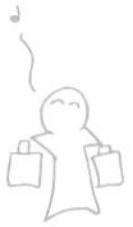

例えば海遊館や京都水族館に連れて行ってもらったら、最後にイルカやペンギンのぬいぐるみを買う。アドベンチャーワールドに行ったら、パンダのぬいぐるみ。ＵＳＪに行ったら、ハリー・ポッターに出てくる動物のぬいぐるみ。買ってもらったら、その夜は抱いて寝る。ぬいぐるみは出かけるたびに増えた。出かけたら、ぬいぐるみを買うと思ってい

る。選べないわたしに、母が選んだお土産はわたしの好みに合い、きれいにパターン化したのだ。

十五歳のいまもぬいぐるみを買わずにはいられない。母もぬいぐるみが好きだ。だから、母とわたしがそれぞれ同じものを、一つずつ買っているものもある。先日、中学校の英語でスピーチコンテストがあった。わたしはそのスピーチでぬいぐるみの素晴らしさをプレゼンして、賞状をもらった。ぬいぐるみのおかげである。わたしの寝室はぬいぐるみであふれている。それぞれに名前がついている。彼らはわたしに話しかけてくる。それぞれに性格がある。彼らに囲まれていると、一日の疲れが癒やされる。

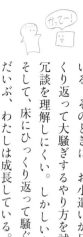

最近は、店先で欲しいものが見つけられる。わたしを買ってと言っている。そのときに、お小遣いが足りなくて母に言った。母は、床にひっくり返って大騒ぎするやり方を試してみたらと返してきた。発達障害は冗談を理解しにくい。しかしいまのわたしは、それが冗談だとわかる。そして、床にひっくり返って騒ぐなど、恥ずかしく思って実行できない。だいぶ、わたしは成長している。

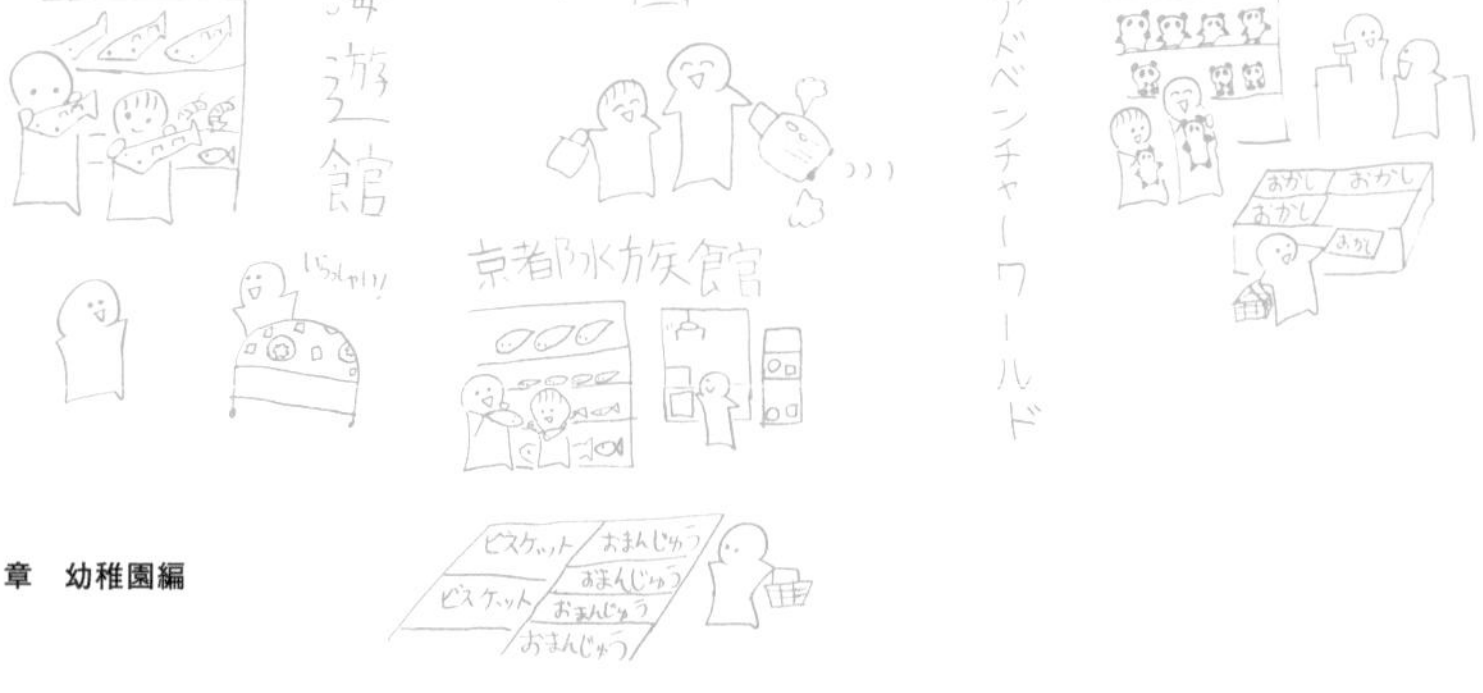

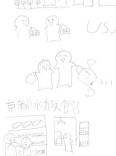

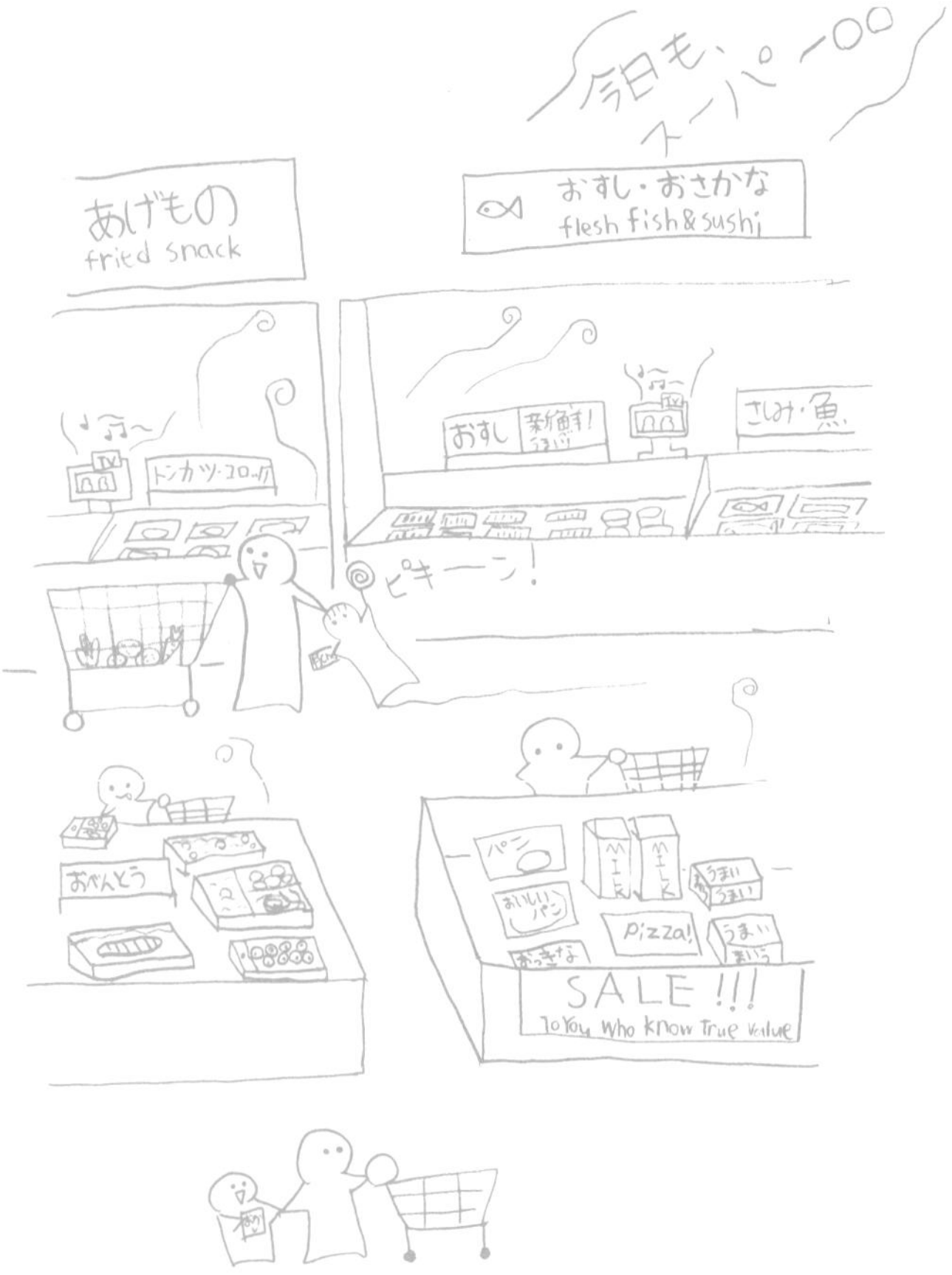
今日もスーパー〇〇
あげもの
fried snack
おすし・おさかな
flesh fish&sushi
トンカツ・コロッケ
おすし
さしみ・魚
ピキーーン!
おべんとう
パン
MILK
MILK
うまい
おいしいパン
Pizza!
うまい
SALE!!!
To You Who Know True Value

2章 小学校編

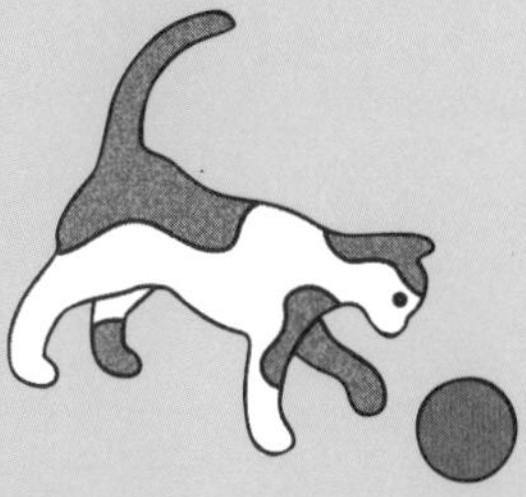

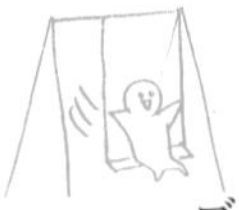

小学生に変身

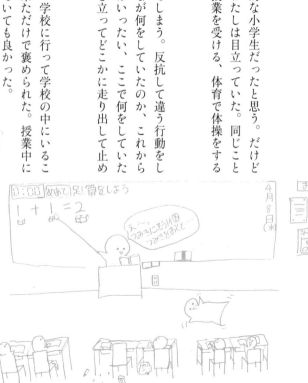

当時の写真から、見た目はごく一般的な小学生だったと思う。だけど実際は、みんなが同じことをすると、わたしは目立っていた。同じことというのは、入学式では座っている、授業を受ける、体育で体操をするなどの、一般的なことだ。

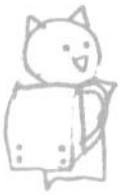

何かと、わたしだけ違う行動をとってしまう。反抗して違う行動をしようとしていたわけではなくて、みんなが何をしていたのか、これから何をするのか、知らないのだ。わたしはいったい、ここで何をしていたらいいのだろう。入学式では、早速席を立ってどこかに走り出して止められた。動画に残っている。

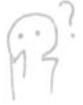

小学校に入学してはじめのルールは、学校に行って学校の中にいることだった。ただ、いればいい。学校に来ただけで褒められた。授業中にブランコをしていても、床で寝転がっていても良かった。

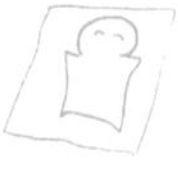

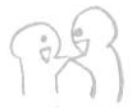

そんな環境でもわたしはいつも疲れていた。自由にさせてもらっても、学校のざわめきはわたしを疲弊させた。慣れない場所は、落ち着かず直ぐにも逃げ出したかった。なのに泣き叫んで家に帰りたいといっても帰れない。

学校はわたしに休憩所を用意してくれた。支援級の教室の隅に、わたし専用の場所を作ってもらった。そこにはわたしの毛布とぬいぐるみがあった。わたしがみんなと違う場所に行ったら、支援の先生が横にいてくれた。いま思えば、感謝をすべき贅沢な状態であると感じる。とても手厚いと思う。だけど、もう一方のわたしが、なぜわたしを叱ってくれなかったのだと怒りを覚えて、震えている。みんなは叱ってもらえたのに。

母に聞けば、とにかく学校が嫌いにならないようにしてもらったらしい。当時のあなたを叱っても、まったくわからなかった。先生は最善を尽くしていたのだと、知るべきだと言われた。

それにしても普通の子供というのはすごい。幼稚園で毎日遊んでいたはずだ。それがある日、小学生に変身する。その日からちゃんと椅子に

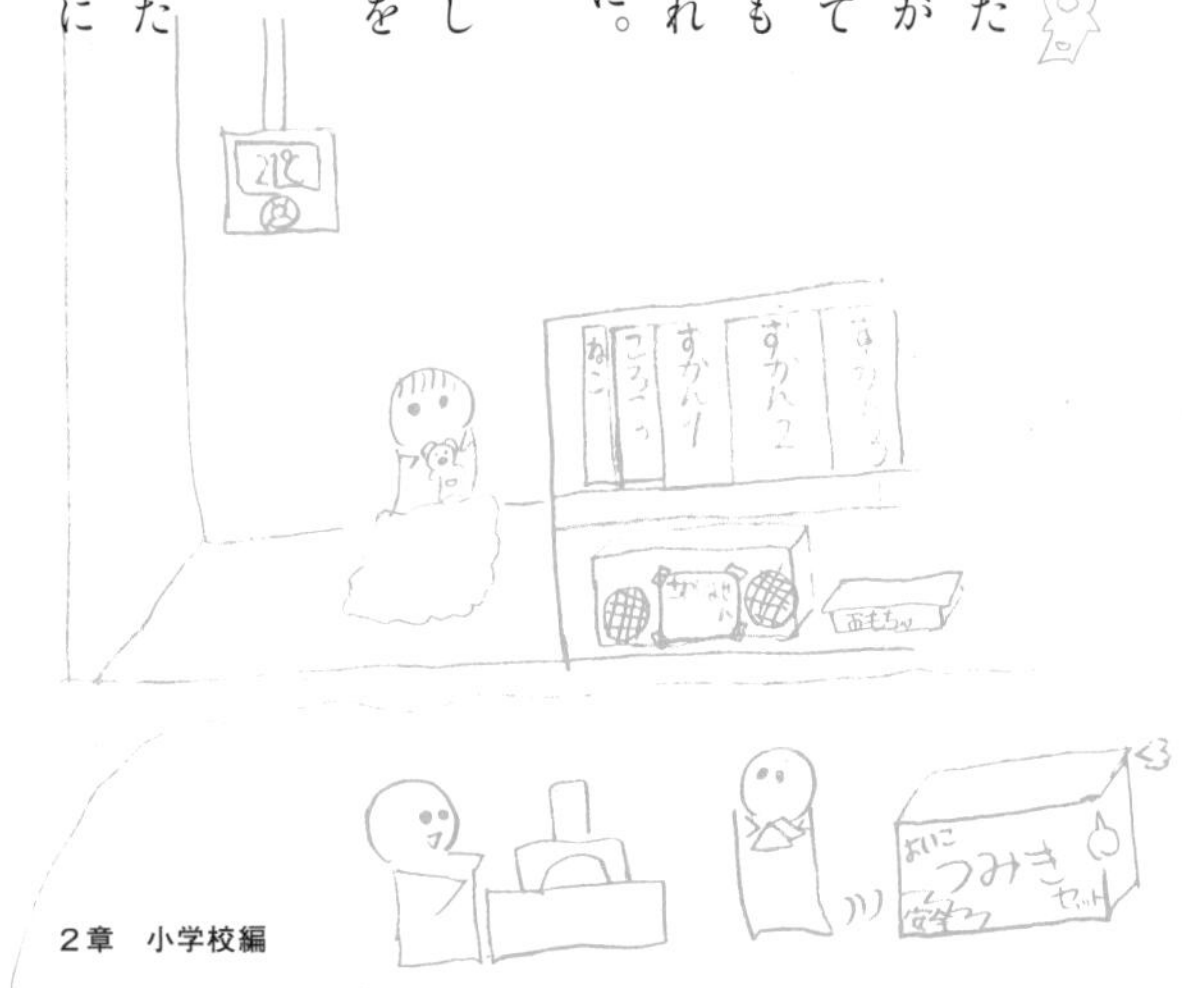

座って、勉強をはじめる。

わたしは一瞬で変身できず、いわゆるスモールステップで指導してもらった。学校にいることができたら、次は教室にいる。少し場所が狭まった。教室にいたら、授業中に関係ない本を読んでいても、静かにしていればセーフだった。授業は、わたしには関係のないものだった。先生の声はテレビやラジオとなんら変わらず、右から左に流すものだった。だから勉強はしていなかった。

たくさんの人がいる中で、ひとりぼっちでひとり遊びをしている学校は、特に楽しくはなかった。なぜここにいなければいけないのか、全然わからなくて嫌だった。そんな中、学校に母が来ると嬉しかった。わたしは母を見つけると、大きく手を振り、おかあさーんと大きな声で呼び、駆け寄った。授業参観であろうが、運動会であろうが、おかまいなしだ。周りを見ていないのだから、当然だ。この行動には間違いがある。いまはわかる。

さらにここで普通の子は「授業参観で親に手を振るなんて恥ずかしい」

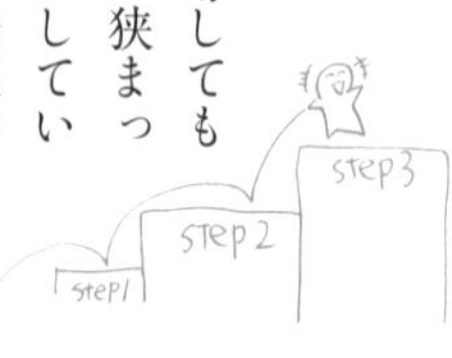

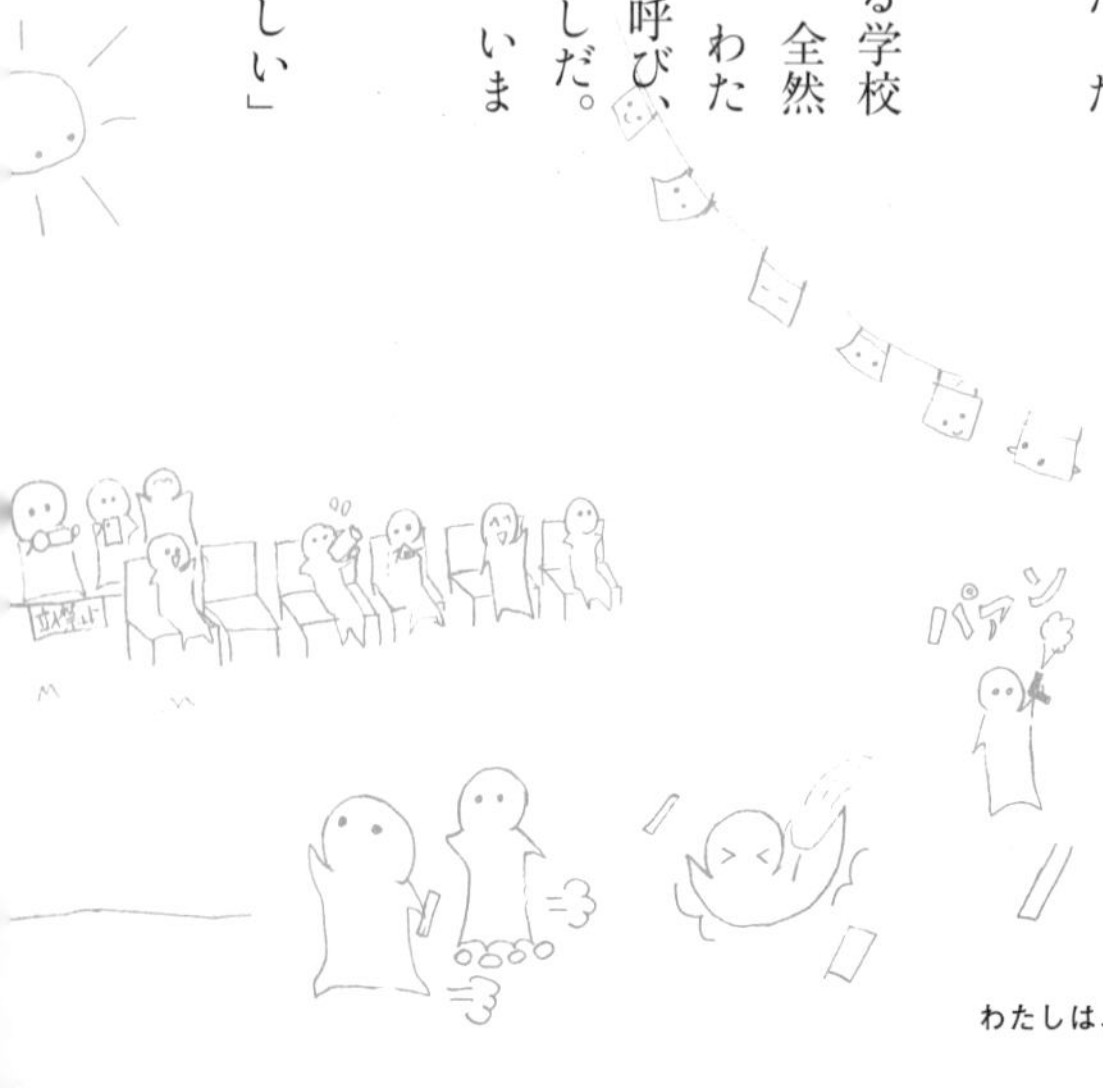

という感覚があるらしい。すごい。

羞恥心。これはかなり高度だと考える。理解するには、わたし以外にも心を持った人間がいると気がつかなければいけない。他の人からの視線を意識できて、見られていると感じなければわからない。小学生のわたしはそんな世界に住んでいなかった。十五歳のいまは、いくらかわかる。

幼稚園の頃と比較すれば、より人間の存在を感じていた。しかし人は部屋にある物体と同じ存在だった。では何で人と物を見分けているのか。人間は二足歩行をしていると人間だと思っていた。声で誰かを見分けられた。遠目から見たイメージのように、縦横比でも見分けていた。

小学生のわたしの世界は、母とわたし、その他でしかなかった。

爺ちゃんのお葬式

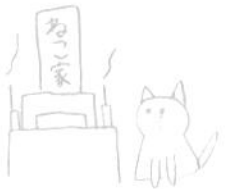

小学校四年のときに、父方の爺ちゃんが亡くなった。なんで死んだん。

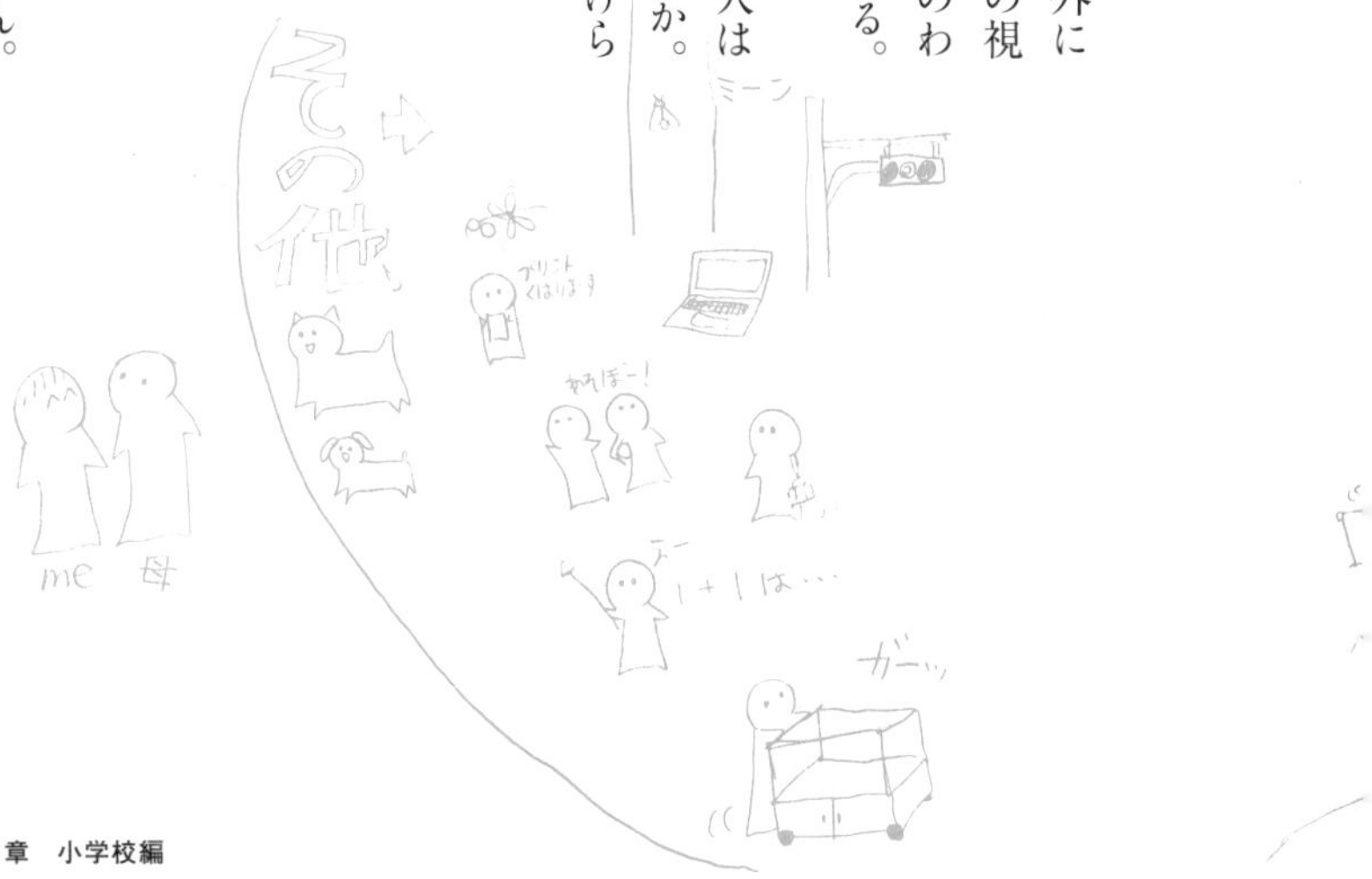

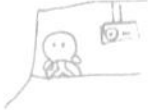

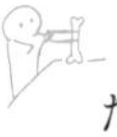

人間は誰かが操作して動いているのだと思っていた。だから、中を開けて、修理したらいいのにと思った。だけど爺ちゃんは燃やされてしまった。骨をみんなで拾った。なおらない故障だから、処分したのだと考えた。

しかし、お葬式の途中に気がついた。爺ちゃんを操っていた人はどうなったのか。疑問を感じて、気持ちがぐちゃぐちゃになった。焼いて出てきたのは、骨だ。機械ではなかった。そこで考えなおした。誰かが操っていたのではなくて、生まれてくるときにプログラミング済みだ。他人に動いて欲しいならばコマンドを入れれば良い。爺ちゃんは、多分長い再起動の最中だ。人間というものは、ロボットだと思っていた頃に亡くなった爺ちゃん。この事件は、長いことわたしの謎だった。

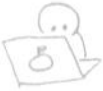

わたし自身の世界の視点は、一人称だ。ドライブレコーダーの画面を想像して貰えばいい。わたしがこの世界を覗き込んでいる。

「あつまれ　どうぶつの森」というゲームがある。あの世界は三人称視点のカメラだ。主人公を見つめる誰かが見ている。自分がいなくても、

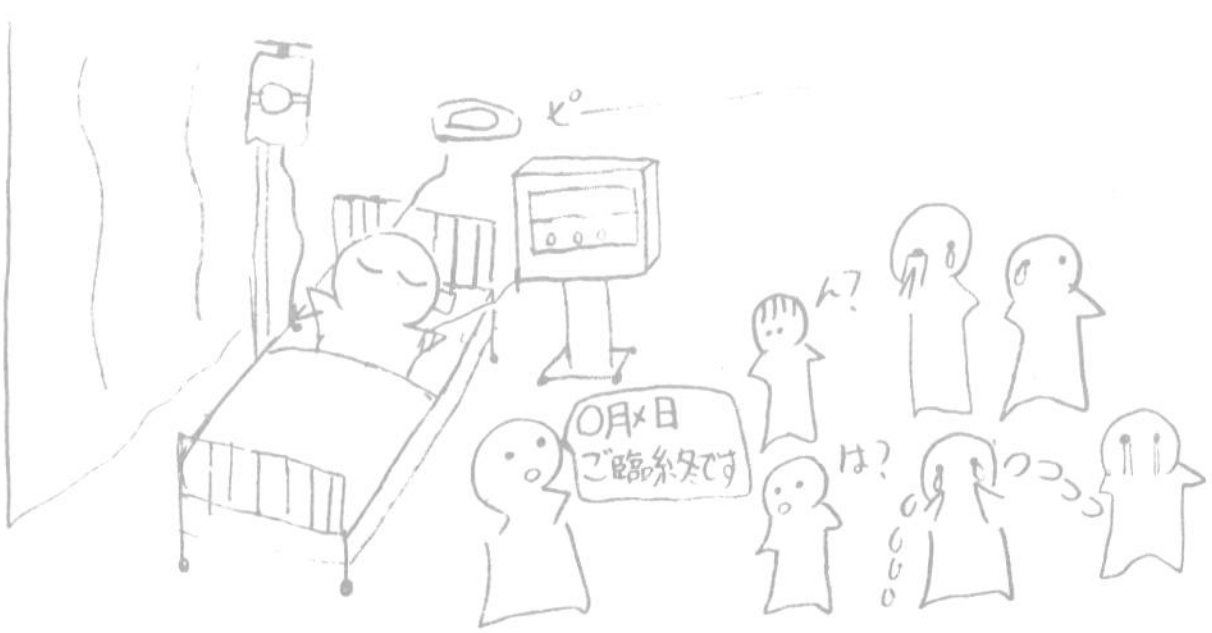

他の誰かは、ずっと動いている。初めてそのゲームをしたときに、これが人間の仕組みだと思った。それ以来、ずっとそう考えている。どこかにぶつかってしまうのは操作ミス。大型商業施設で監視カメラルームがあるように、どこかの誰かがわたしを見ている。

　みんなが操作されている何かだとする。しかし、そう言っているわたし自身にも、どこかにコントローラーがあると感じている。誰かに操られている感覚があるのだ。こうやってタイピングしているのも、どこかの誰かがわたしを動かしていると考える。

　お葬式の最中に、雀が部屋に入ってきてぶつかった。ぶつかって床に落ちた。誰かが操作ミスをした。あれは鳥肉なのか、ロボットなのか考えていた。

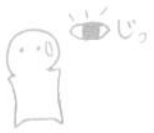

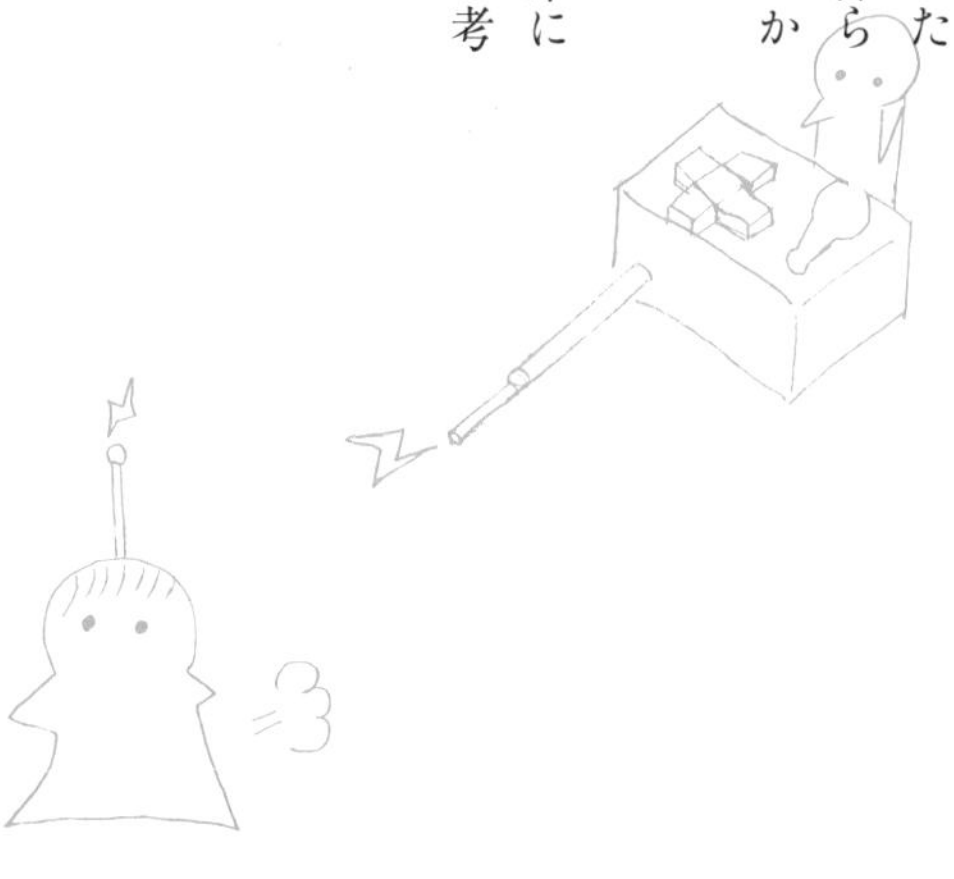

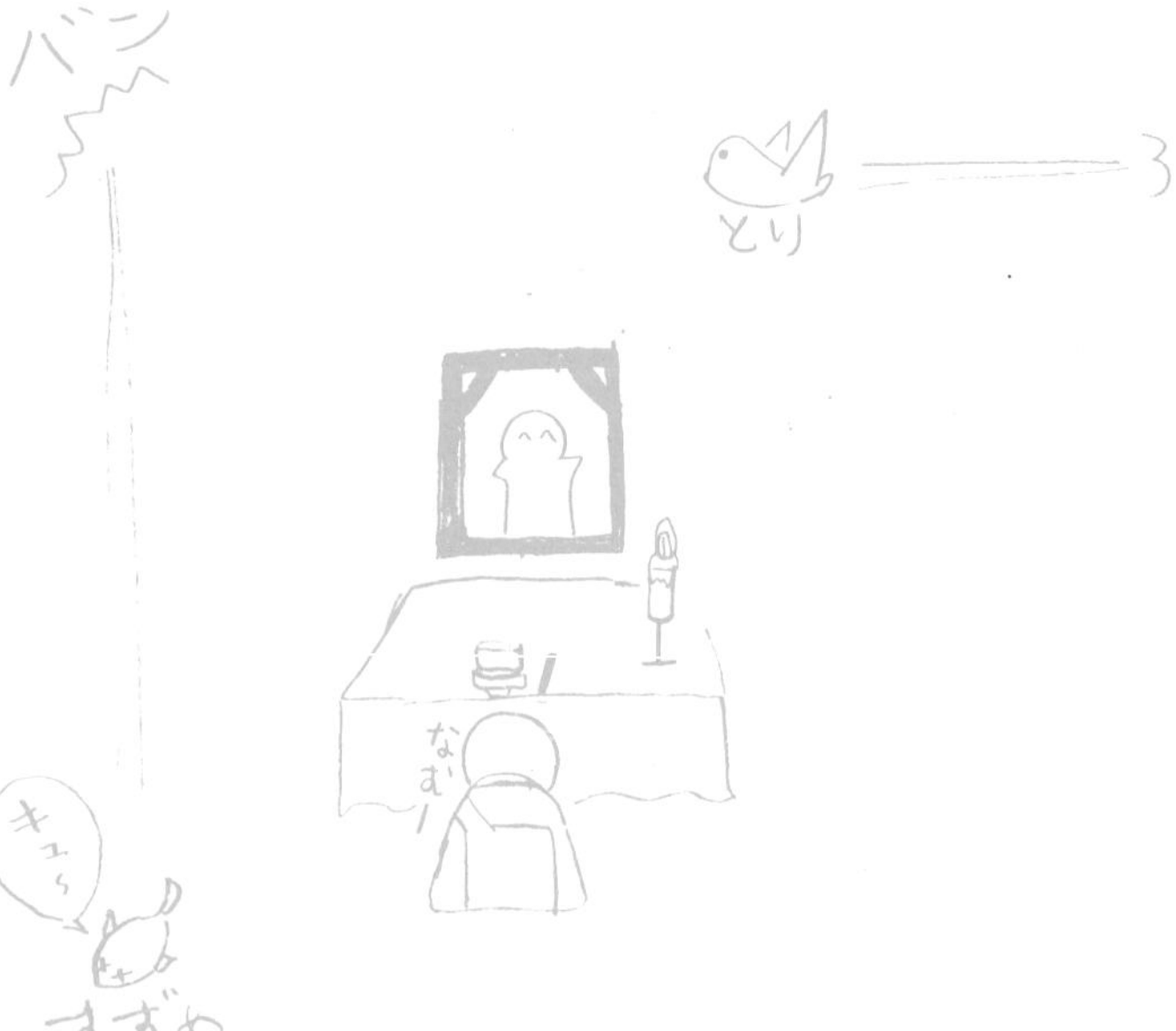

バン
とり
なむ
キュ〜
すずめ

3章 成長障害編

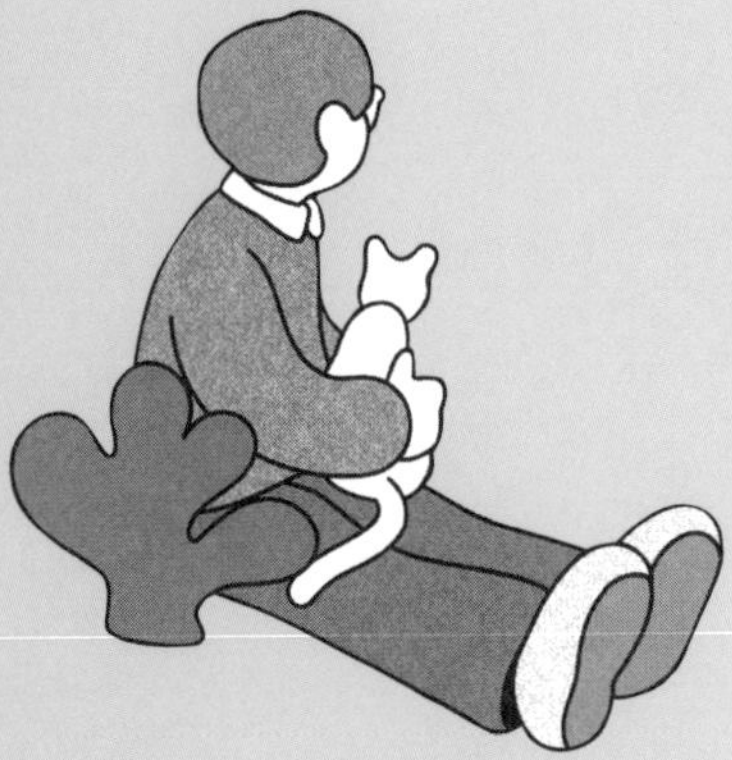

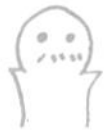

男の子と女の子、どっちでもないのがいい

わたしは自閉症の他に、成長ホルモン分泌不全性低身長症でもある。なぜだ。これらふたつに関連はない。ふたつもいらない。返品できるならしたいが、これもわたしの一部だ。成長ホルモンがあまり出ていなくて、小学六年生で身長が横ばいになった。

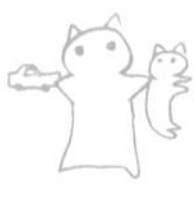

成長障害によって、二次性徴がきていない。女の子になりたいわけではないが、男の子になりたくもない。周りが男性っぽさを出していくなかで、いつまでも子供のままのわたしである。いつになったら大人になるのだろう。焦る気持ちもある。しかし髭がはえるのは嫌だ。おじさんになりたくない。好きなものは文房具と可愛いもの。ぬいぐるみをたくさんコレクションしている。お友達の大半は女の子だ。それはわざとやっているわけではなくて、自然にそうなった。

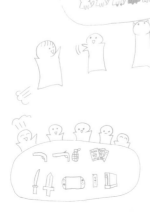

成長が極端に遅いだけで、止まっているわけではない。止まっていないのは、投薬のおかげである。それでもとてもゆっくり成長している。

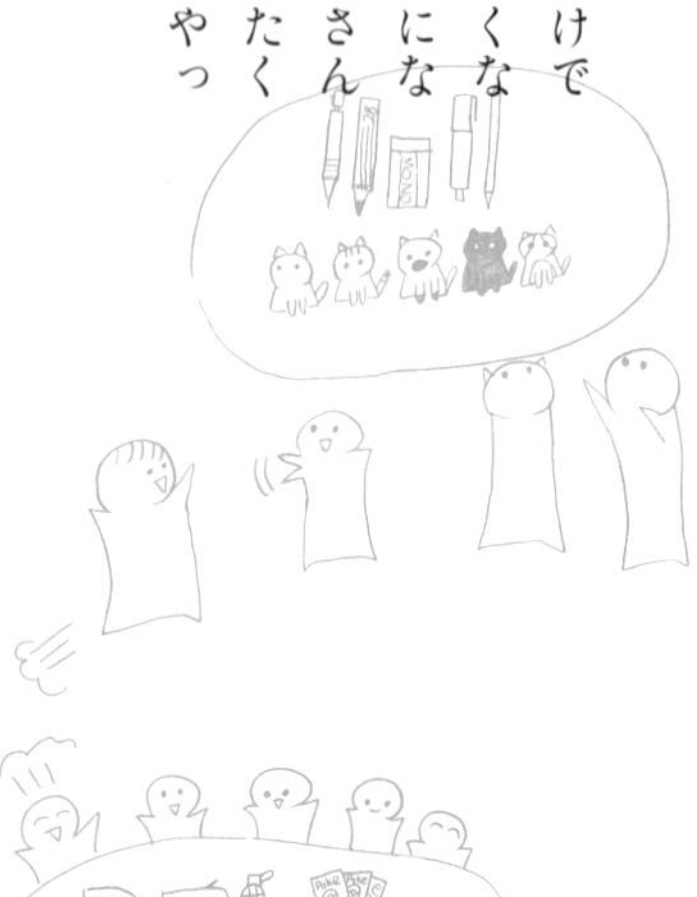

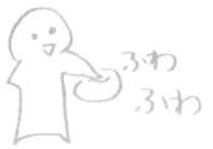

もうすぐ十六歳になるが、いまの骨年齢は十一歳だ。性別は間違いなく男子のはずだ。元々、身長は低かった。戦いの場面が苦手なので、それらが出てくる物語や漫画は見ない。自閉症のわたしは不安が強いので、怖いものはしんどい。目で癒やされる可愛いものや、触って柔らかなものが好きだ。好きなものを集めていたら、女子と話が合うようになった。

いくつかの障害パターンがある。身体は成長しているけど、精神は成長していない、もしくは遅い。精神は成長しているけれど、身体が成長していない、もしくは遅い。この二パターンがあるとする。アンバランスなパターンだ。

わたしは三パターン目。二つの障害があるので、両方が遅い。身体の成長も極端に遅く、心の成長も極端に遅い。身体は成長障害の影響で、心は発達障害の影響だ。身体と心の成長が揃って遅いと、見た目はアンバランスではなくなる。たんなる幼い子供として、社会的に扱われることとなる。例えば、十一歳だ。これは一見して、障害があるように見えないことにもなる。

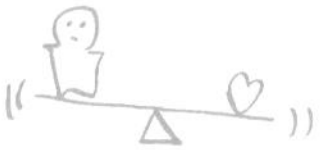

だが、わたしのＩＱは平均的である。生活年齢、いわゆる実年齢の学年でやっていくことができる。あと少しで十六歳である。

先日、高校制定品の採寸があった。

まず上着を着せられた。一番小さいサイズであったが、ブカブカのブカブカだった。お父さんの背広を着ている小学生を想像してくれたら良い。わたしが中学校で着ていたサイズはないのかと聞いた。高校にはないという。高校のサイズは男性の大人サイズであった。中学生の制服はジュニアサイズがあったのだ。わたしは中学生でも一番小さいサイズなので、高校の服は合わなかった。上着の高校制服と中学制服の違いは、内側の色の違いだけだった。中学部の制服を着ることになった。

次はスラックス。もちろん長すぎだった。これからまだ大きくなりますから！と業者が言うけど、母は「裾を切ってください」と言った。折って縫うには幅が大きすぎた。

その次は靴。中学部は運動靴だったが、高校からはローファーである。

もう予想できたが、サイズがない。女子の靴にはサイズがあったので、試してみた。わたしの足は元々横幅が広い。女子の靴は横がきつくてだめだった。業者が、今日はこれより小さなサイズは持ってきていないが、倉庫にあるかもしれないとのこと。保留となる。次は上履き。上履きは女子と男子が共通のサンダル形状だったので、唯一サイズがあった。嬉しい。

人と違うということは、いろんな場面で摩擦が起きるということだ。こんなことで、いちいち凹んではいられない。母はショックな顔をしていた。そういえば中学部の採寸でもサイズがなかったのだから、先に問い合わせるべきだったと言った。わたしはこれに関しては、気にしていない。

背が小さいだけでは、年齢を間違われる可能性は低い。わたしは大きくなっても、ファミリーレストランでキッズメニューが出てくると作文に書いた。そんなことはあり得ないとの声をもらった。あるのです。ここまで読んでいただけたら、わかっていただける人も増えるかと思う。身長だけではなく、印象も子供だからそのような現象が起きると考える。

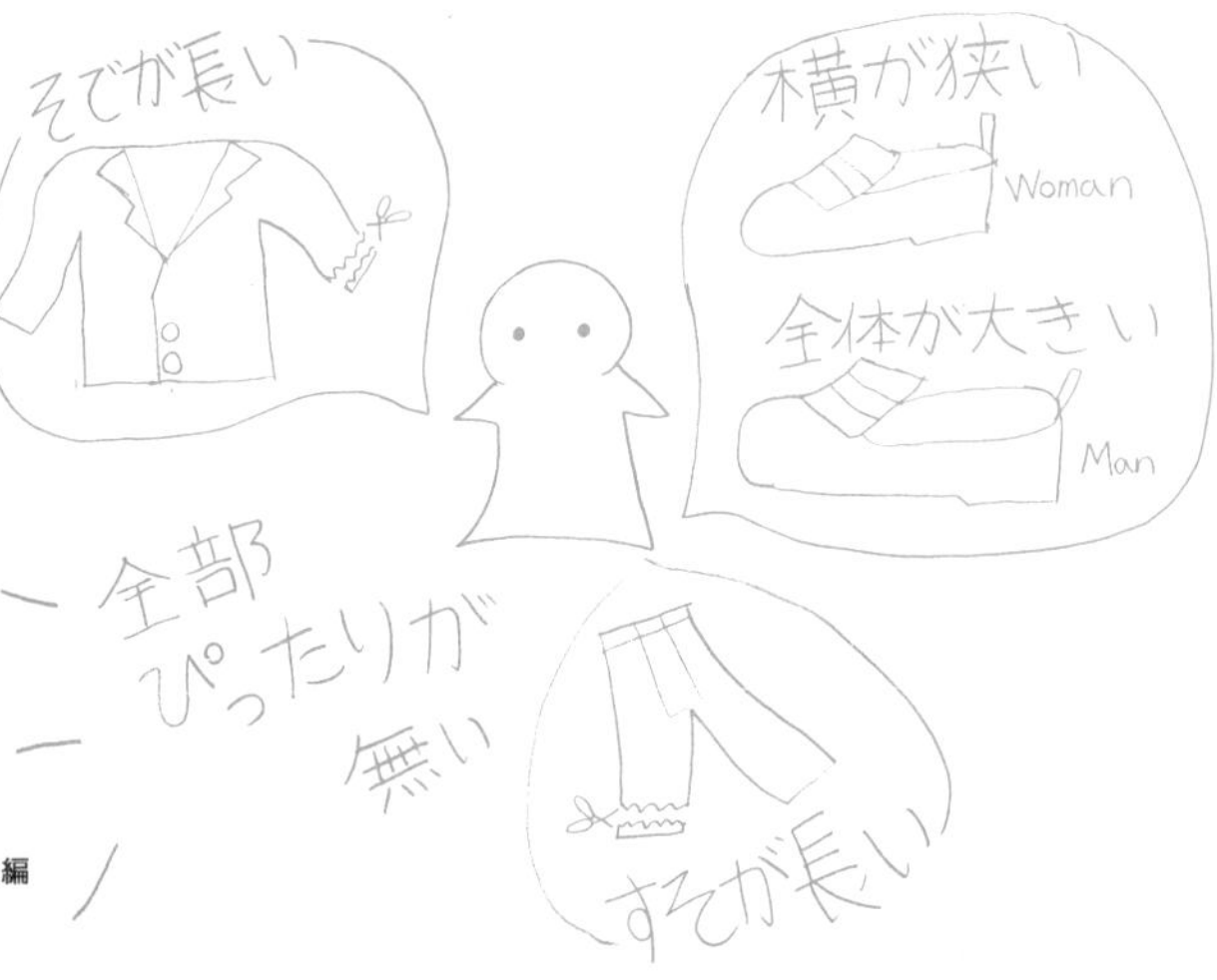
そでが長い
横が狭い
Woman
全体が大きい
Man
全部ぴったりが無い
すそが長い

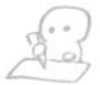

わたしの中身が子供なのだ。逆に背が大人並みであっても、顔を見たら子供だとわかる場合もあると思う。

こうして落ち着いて文章を書いているわたしは、高校一年生だと思う。精神の全てが幼いわけではない。心の中にもアンバランスな部分がある。わたしの障害は見えにくい。わかりにくい。わかりにくいものを人間は恐れると考えている。怖がられるだけなら良い。拒絶する。排除する。それは困る。しかしたぶん、わかってしまえば単純だ。わたしを強制的に受け入れて欲しいと考えていない。なんの障害もない人だって、誰とでも仲良しなわけではない。とりあえず知ってほしい。正体不明の味がする食べ物だって、内容がわかれば食べやすくなるのである。

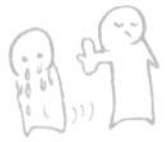

身長が伸びていません

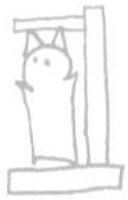

成長ホルモン分泌不全性低身長症が判明したのは、小学校六年生のとき。母が保健室の先生に呼び出された。話を聞くと、わたしの身長の成

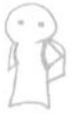

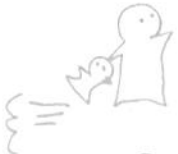
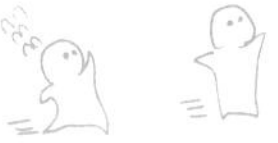

長グラフが横ばいになっていると言われた。小学生は成長期だ。その頃に身長の伸びが止まってしまったのだ。

基準値を下回っていても、伸び続けているならそのうち追いつくとも考えられた。実際、わたしは発達障害であるので、全体の発達が遅かった。精神年齢は、実年齢からマイナス四歳。身体もいつも人より小さくて、それでも遅れながら成長してきた。

身長の伸びが止まっている。

このとき、母は頭が真っ白になったそうだ。どうしたら良いのか。

保健室の先生が病院での検査を勧めてきた。必ずやらねばならないということではない。知らせても、検査をしない家庭もある。ただ、治療をする場合、治療可能な年齢に制限があるので、検査を受ける場合は早めが良い。

早め。じゃあ今日だ。母は、その場でかかりつけ医に電話をした。その足で家にいたわたしを連れ、小児科に行った。わたしも多動だが、母

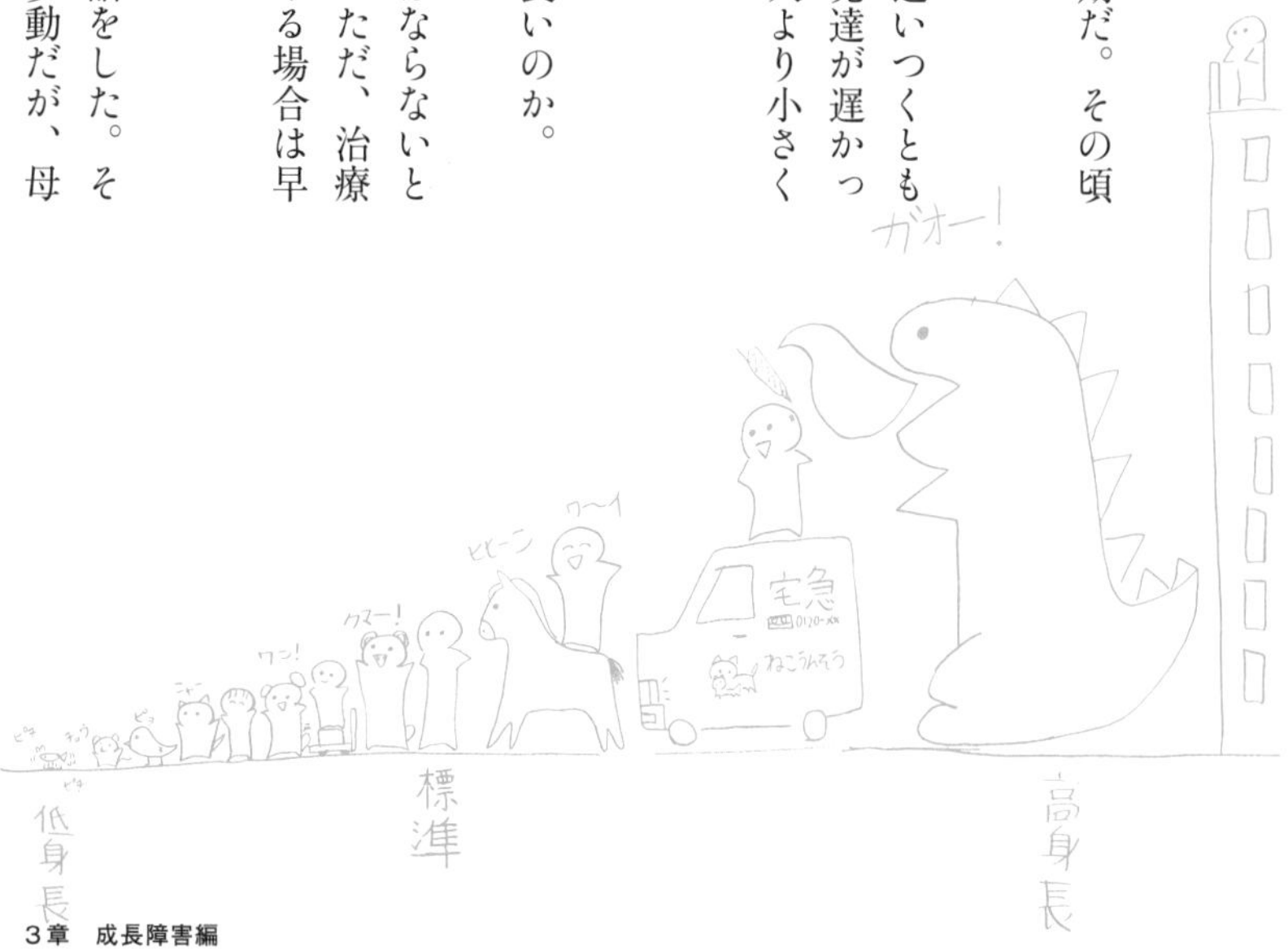

も待てない人だ。思いついたらすぐだ。わたしは歩きながら説明をされた。

幼い頃から通いなれた小児科だったので、わたしは緊張しなかった。身長の伸びが止まっていると言われても、特に感想はなかった。先生は改めてわたしの身長を測り、データを打ち込んでしばらく考えて言った。

うん、検査した方がいいね。成長ホルモンが出ているかどうかを調べる検査だよ。一つは病院に泊まって、寝ている間にやる方法。もう一つは、日帰りで薬を投与しながらやる方法。どっちがいいかな？　泊まるのは絶対いや？　そうか、わかった。紹介状を書くよ。どこがいいかな。好きなところでいいよ。一番近いところ？　うん、わかった。いつにしようか？　え？　今日？　いまから？

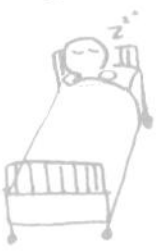

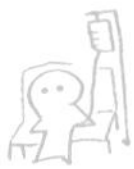

先生は苦笑いしながら、先方に電話をかけてくれた。もう外は薄暗かった。先方は受け入れてくれて、わたしたちはそのまま二軒目の病院に向かった。沈む夕日を眺めながら、自転車を漕いだことを覚えている。この日は、二〇二二年二月十七日だ。ここからは、二軒目の先生の話になる。

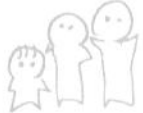

低身長の原因はいろいろなものが考えられるので、まず血液検査をして成長ホルモンがどのくらい出ているかの負荷検査をする。もし治療となると、成長ホルモンを補うことになる。その薬は一本六万円。一年に百万円近くのお金がかかる。高すぎるので公費で治療する方法がある。それを使うには検査で一定の数値が二回出れば可能。負荷試験は全部で三種類。二つの負荷試験で基準値を超えたら治療ができる。治療は細くて痛くない針で毎日成長ホルモンを自宅で打つ。

ちょっと待て。
毎日、注射。自分で注射。
嫌だ。絶対嫌だ。

当時のわたしは、いまのわたしよりも不安が強かった。注射を毎日するなど考えられなかった。それでもすでに十一歳だったので、その場ではパニックを起こさず血液検査を受けた。子供はみんな注射が嫌いだろうと思う。でもわたしはさらに原始的な恐怖が強い。火、水、痛みなどに対して、憎しみに近い感情を持っている。わたしはあてどのない怒りに震えた。

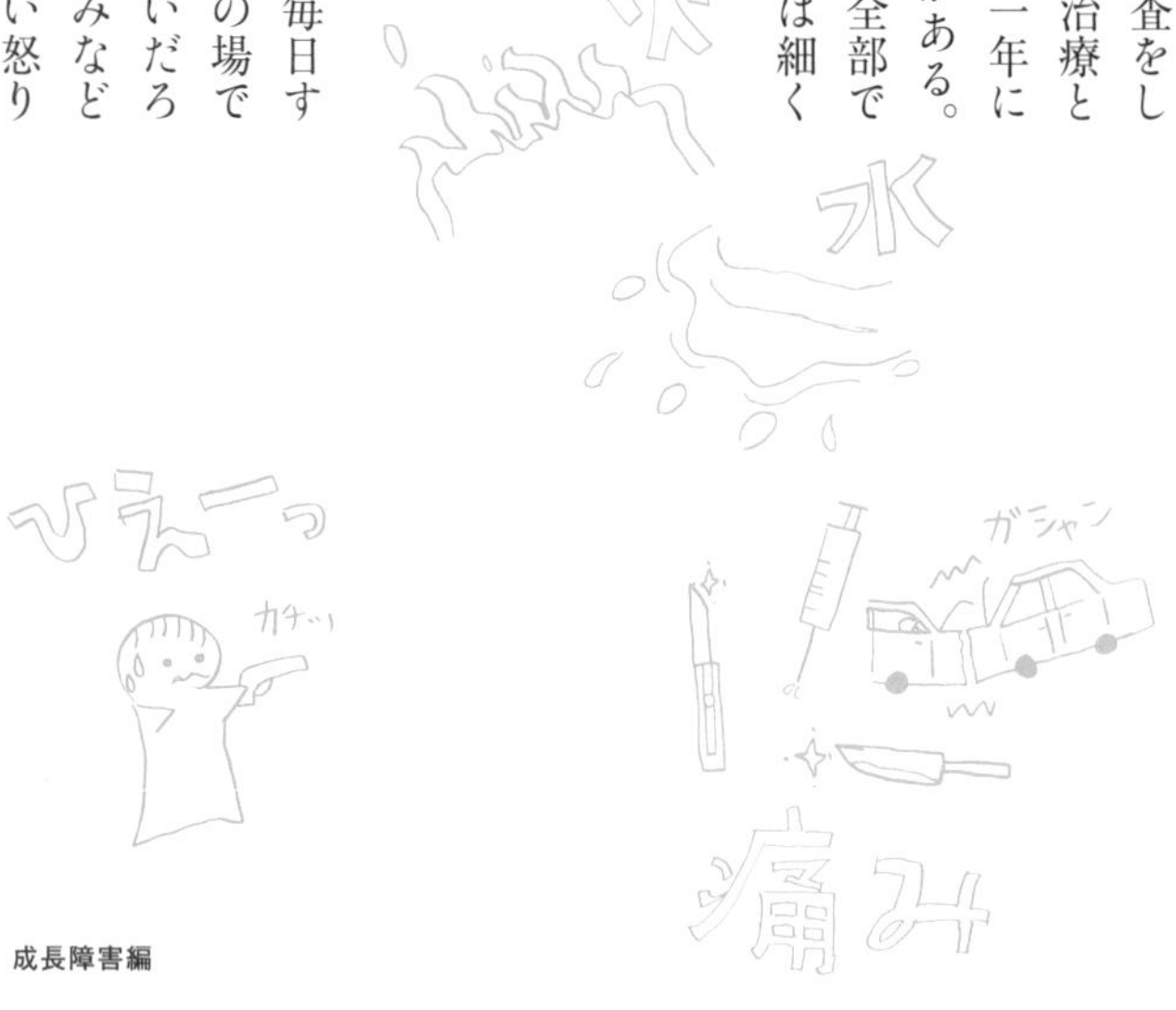

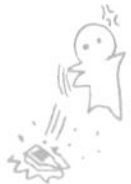

わたしは家に帰りつくと、母に訴えた。

背なんか伸びなくていい。わたしはチビな自分を気に入っているし、何も困っていない。注射を毎日するなんて耐えられない。そんな注射器もらってきたら、叩き壊してやる。血相を変えて訴えるわたしに、母は、とりあえず保留にしようと言った。あなたの気持ちは伝わったよと言ったので、大人しくした。なにより、もう疲れて眠りたかった。

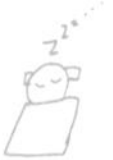

治療を受けるよ

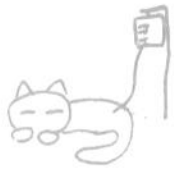

絶対に治療は受けないと思っていた。十一歳である当時のわたしはまだ幼くて、未来など見えていなかった。だから身長が伸びなくても、問題はなかった。それよりも、毎日毎日、自分の身体に針を刺すのが嫌だった。高校生になったいまなら、これはかなり重要問題だと分かる。

学校に行って、友達にこの悲劇を話した。幼稚園からずっと一緒の、

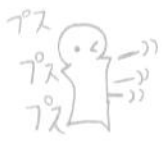

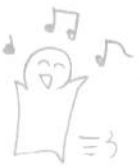

近所の友達だ。そんなの嫌に決まってるやんな。

背が伸びる薬なんてあるん⁉　いいやん‼

俺だったら、喜んで打つ‼　痛くても我慢する！　俺が打ちたい‼

どんなことをしてても欲しいくらいだ。羨ましい。

意外な返答が返ってきた。他の子も集まってきて、みんなが似たようなことを言った。そうなのか。これは良いことなのか。羨ましがられて、わたしの考えは急速に変化した。

機嫌よく帰宅したわたしは、母に負荷試験を受けると宣言した。母は、どうしたの?と言った。みんなは背が高くなりたいんだって。羨ましい、羨ましいってみんな集まってきた。だから、嬉しくなったんだと説明した。母は、良かったねぇと喜んで、病院に連絡をして負荷試験の予定を入れてもらっていた。わたしはこのときは、わくわくしていた記憶がある。

この試験が思ったよりも手強かった。そもそもなぜ試験があるか。指定難病であれば公費で治療ができる。公費をもらうには決まった数値が

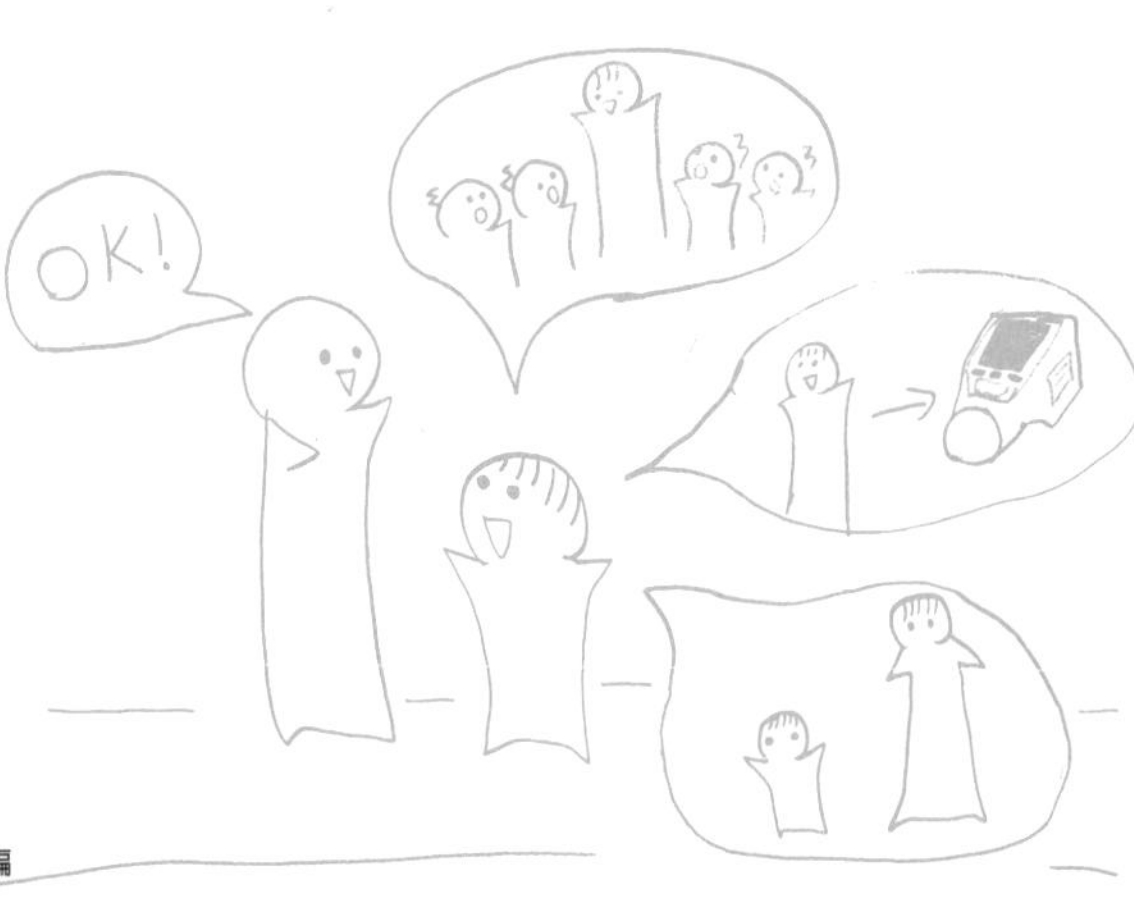

あって、それをクリアせねばならない。要するに、結果が規定よりも悪かったら受かる。幸運なんだか、不運なんだかわからない。

全部で三回のチャンスがあった。そのうち二回受かれば、それで終わり。そして治療が始まると聞いていた。なぜ三回あるかというと、負荷をかける薬がそれぞれ違う。わたしは、結局落ちた。一回に一種類しかできず、点滴をしながら長いことかかる。三日も試験を受けた。わたしの大嫌いな針を刺したままでだ。

あと少しでクリアの数値だった。それは、公費は受けられないが、数値はかなり悪い方であるということだ。これはやはり不運だ。治療をしない選択をするにしては数値が悪いので、通常の子供が使うものと同じ小児医療助成を使って、治療することになった。だったら、負荷試験をせずに初めから、こっちで良いじゃないかとわたしは思った。

グロウジェクターという、電動式注入機が渡された。機械好きのわたしであるが、これは嬉しくはなかった。敵のように感じた。これにグロウジェクトという名前の液体を入れて、針をつける。周りの羨望に嬉し

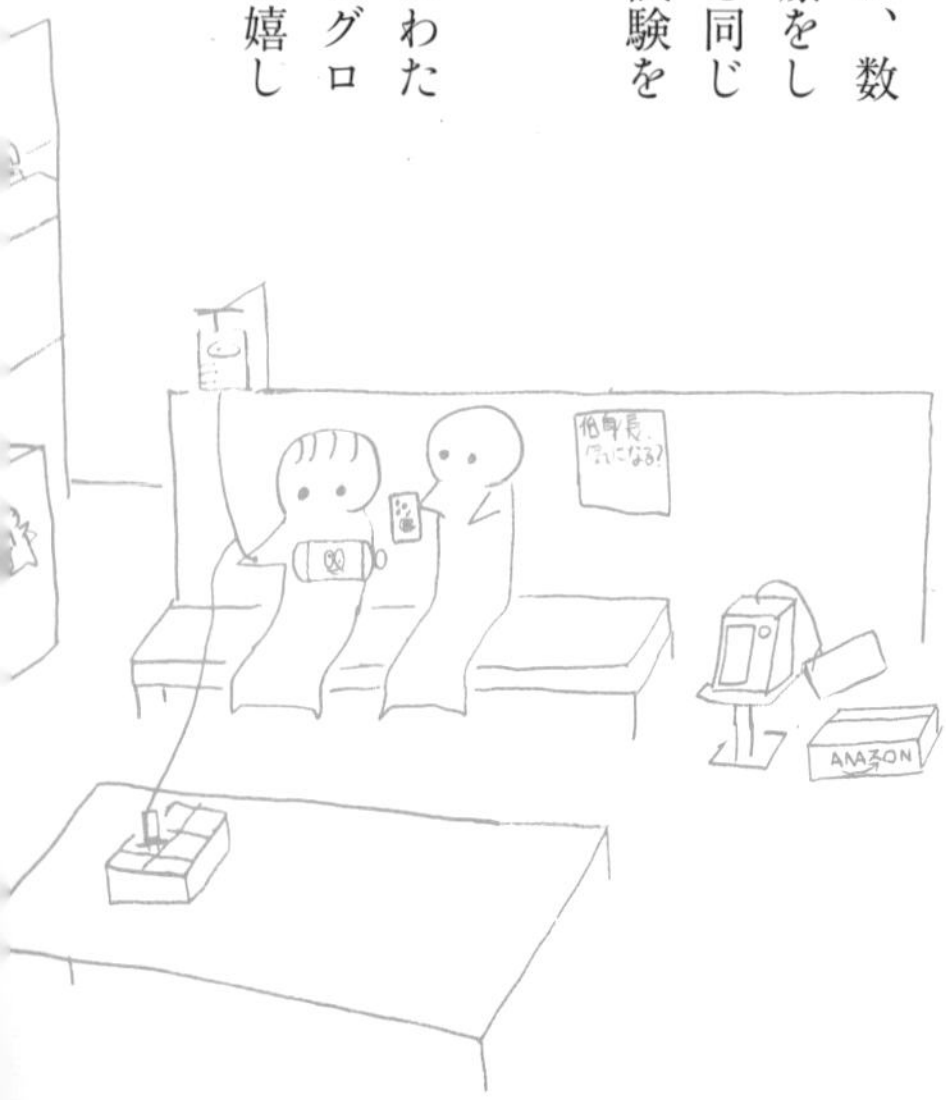

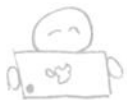

くなって、こんなことしなければ良かったと思った。負荷試験からずっと、何度後悔したかわからない。楽しいことは一つもなかった。

はじめのうちは、母がわたしに打った。わたしは過集中なので、大好きな動画を見ている間に、いつの間にか打たれてしまえば大丈夫だった。痛くない針だよと医者が言っていた。確かに通常の手で打つ注射に比べたらなんてことはなかった。

母は自分で打つ練習をしようと言った。あんまり痛くなかったので、やってみたらできた。それからしばらくは、打つことができた。注射を打つと、機械の中に住んでいる魚が成長していく仕組みで、それは馬鹿馬鹿しいけど、面白かった。

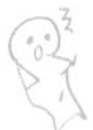

ある日、父が「針が折れたりすることもあるから、気をつけて」と言った。わたしはその日から、打てなくなった。注入器を叩きつけたり、二度と使えなくするためにハサミで切ったりした。切れなかったけれど。

痛いかなぁ、痛いかなぁと考えているとどんどん怖くなってしまう。

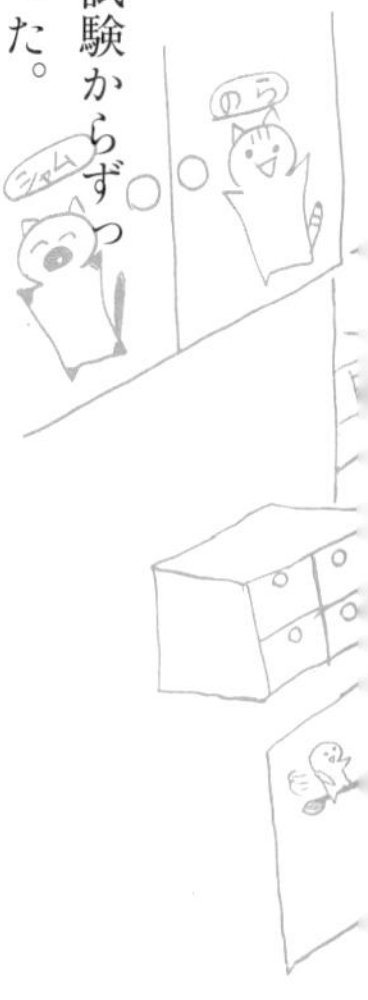

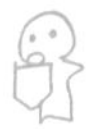

針が折れたらどうしよう。想像していると、どんどん怖さが広がっていく。わたしは特にイメージが強いので、考え込んでしまうとそのイメージに取り込まれて、どんどん怖さが膨れ上がってしまう。

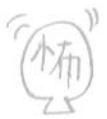

このときから、しばらく再び母が打った。母は一瞬の迷いもなく、アルコールで拭いたら直後に打つ。なんの跡も残らないし、血もでない。

発達障害の子は怖がりが多い。それは自分を守る力が強いからだと思う。火も怖い、水も怖い。それはみんな同じ！って思うかもしれないけど、怖さを思い込む力が違うのだ。全くの隙がなく、全身の力で怖いと思う。火事場の馬鹿力的な勢いで、怖いと思う。通常は出ないパワーだ。いちいち細かいことでもフルパワーだ。それは恐怖に覆われて、世界が終わると感じる強さだ。

それから、打てたり打てなかったりを繰り返しながら、五年の月日が経とうとしている。いまは何ともなく打てる。残念ながら、予定よりも身長は伸びていない。十五歳で百四十六センチだ。

時々、これを打つのをやめたら、わたしは子供のままでいられるのかなと考えることがある。通常ならば、髭が生えるなどの順を追って大人になる。おじさんになるのを、避けることができるとしたら。それをわたしの意思で決めることができる。それは、通常の成長を遂げている他のみんなは持っていない選択肢だ。

内緒で打たなかったことがある。打っているふりをしていた。それは痛いからだけではない。大人になるということは怖い。常に誰かに支えてもらってきたわたしである。それでも十五歳にもなればだいぶ独り立ちしている。支える手がいつの間にか減り、それを不安に思うわたしもいる。誇らしいわたしもいる。

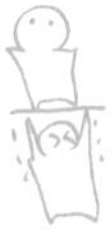

結局、打っていないことはすぐにバレた。母は、打ちなさいと怒るのかと思ったが、怒らなかった。打たないなら、打たないと決めてください。治療は義務ではありません。あなたがそれを打たなくても、何にも違反していません。ただ、あなたの成長が止まる可能性があるだけ。あなたの未来に何か変化があるかもしれないし、ないかもしれない。放っておいても、ゆっくり成長するかもしれない。お母さんと、お医者さん

を騙して動くのをやめなさい。母はそう言った。

わたしは再び、打ち始めた。

いまも打っている。小児医療助成は十八歳までしかないので、あと三年だ。それまでにみんなの背に追いつくのだろうか。高身長にならなくてもいい。目立たないようになりたい。真ん中くらいになれたら良いと願う。

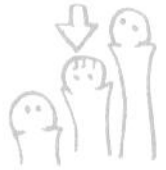

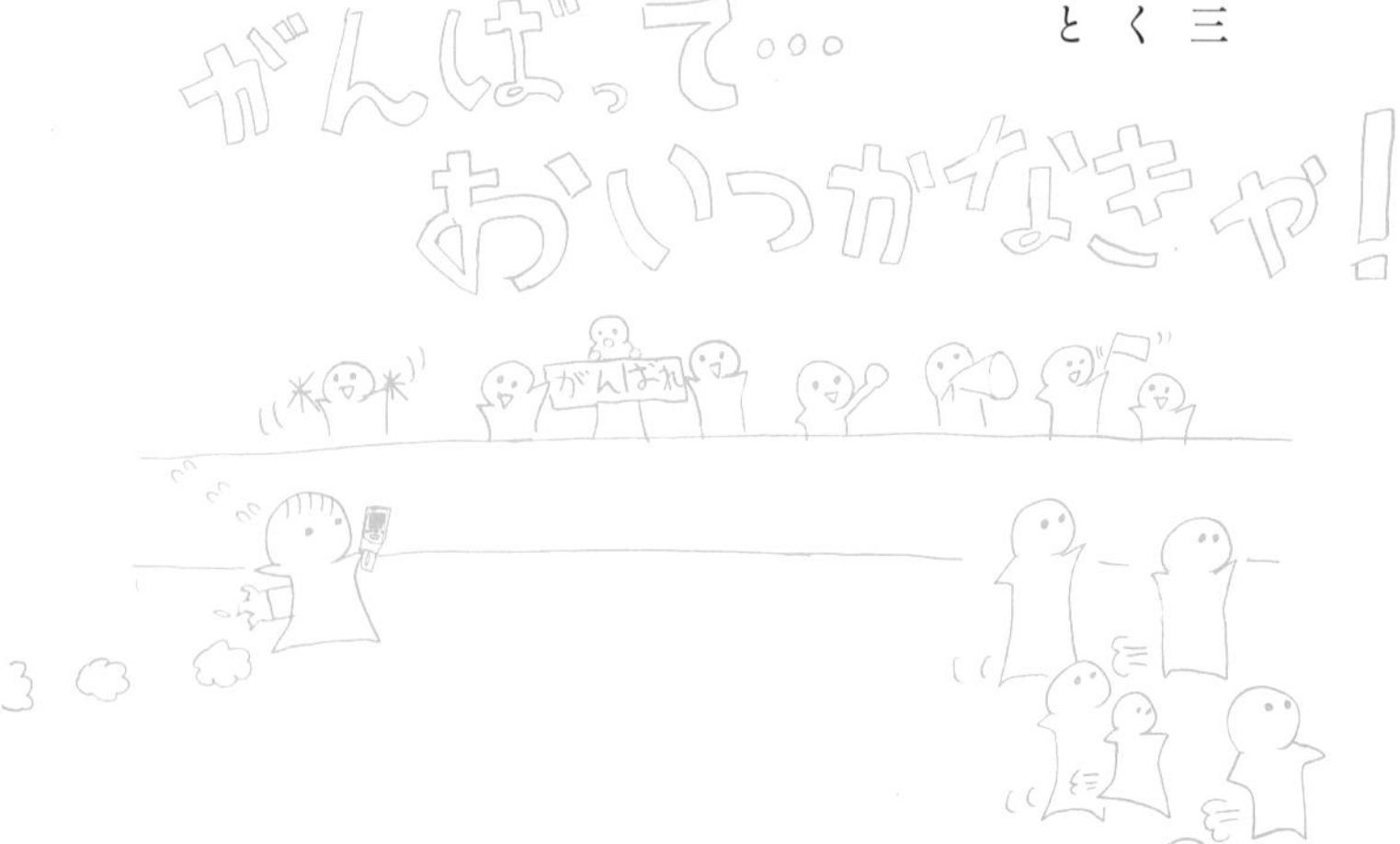

4章 中学受験編

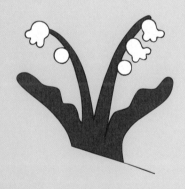

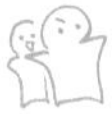

発達障害だから中学受験

わたしは中学受験をして、中高一貫の私立に入った。
なぜそうしたかを書く。

母はある日、わたしに言った。私立の中学校を見に行ってみないか。バレエ教室のお友達には、私立に通っている人が何人かいた。幼稚園から私立だったり、小学校から私立だったりした。だから、うん、いいよと簡単に返事をした。

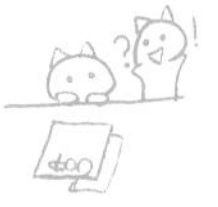

幼稚園、小学校と、支援を受けていた。困ったときは、いつも助けてもらった。支援担任は大好きだった。いつもよく理解してもらった。学校のお母さんのようだった。困ったことはほとんど起きなかった。起きたとしても、助けてもらえると感じていた。

しかし、中学校からは、支援が手薄になる。小学校では全科目を支援担任が教えることができる。だが中学校はそれぞれの科目に先生がつく。

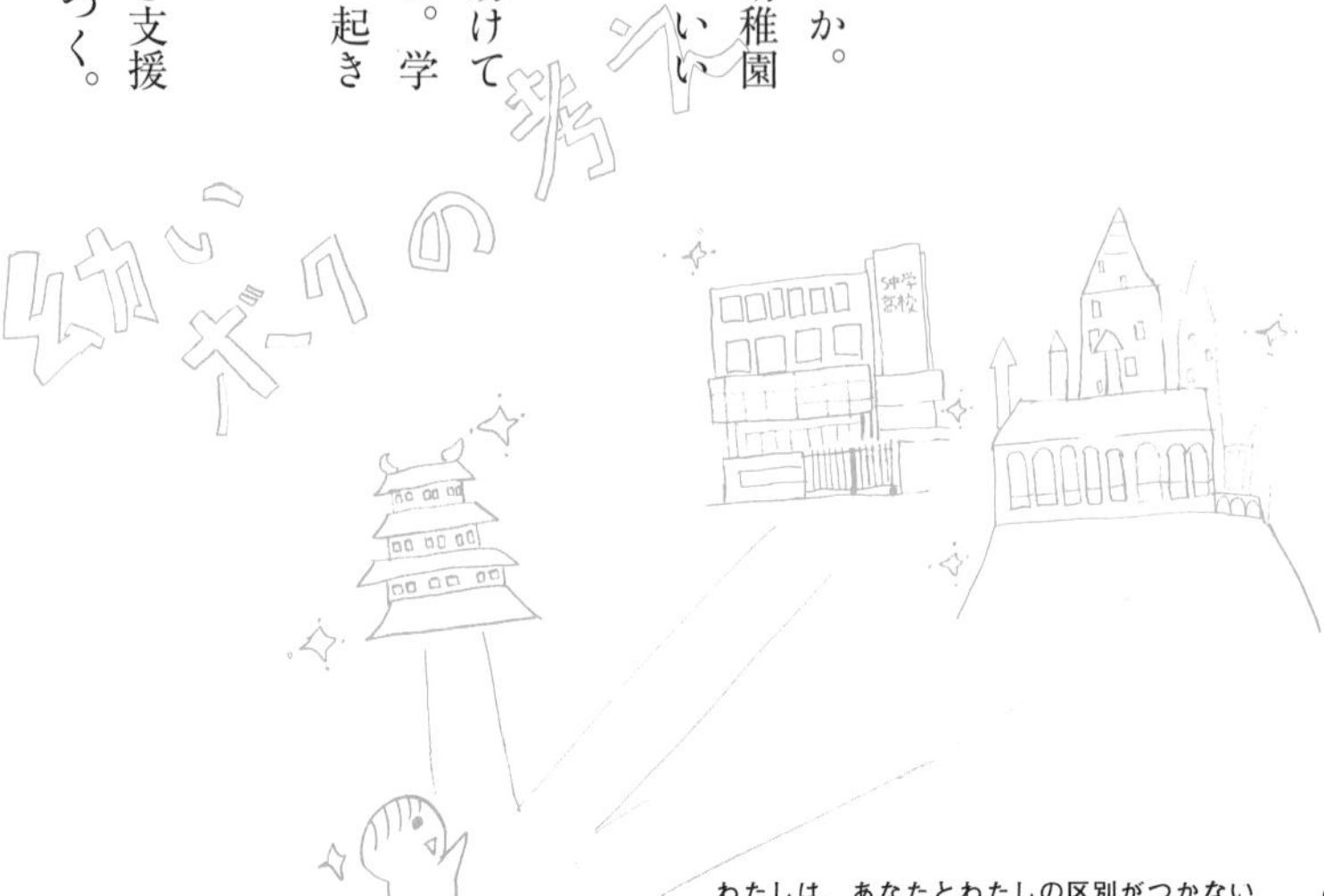

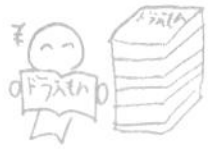

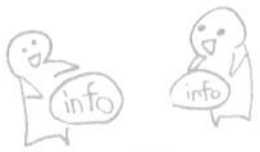

それは支援級では教えてもらえない。そして勉強以外もいままでのように、ずっと見ていてもらえるわけではない。それは支援級の親同士の情報交換で知ったそうだ。さらに支援級に入ってしまうと、内申点が低くなりやすい。

内申点とは、なにか。高校受験で必要な成績らしい。それが支援級に入って、いままで通りにしていたら低くなるらしい。授業中に床で寝ていたり、ドラえもんを読んだりしているのだから、高くなるわけがない。それくらいは、わかる。

　中学受験というものを、母もよく知らなかった。自閉症で暴れていた子供に、中学受験など関係がないと思うからだ。賢い子供が、競って良い学校に入る。そんな話だと思っていた。二月の勝者だ。

　しかし近所の公園で、知り合いと立ち話をして、母は急に考えを変えた。そんな簡単でいいのか。それは発達障害児の行き先としての、中学受験の話だった。内申点がもらえないなら、内申点と関係のない世界に行こう。中高一貫の私立なら、内申点と関係なく高校に行ける。公立中

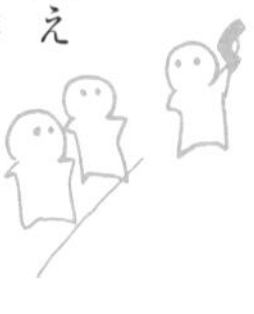

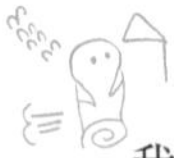

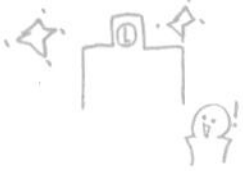

学の支援が手薄になるなら、全員に手厚い場所をさがそう。それは私立中学にある。私立中学は激戦の学校も多いが、そうでないところもある。特に自宅から近い場所にある私立中学は、少人数制で手厚い。そして激戦ではない。

あれから三年も経ついまだから、いくらかわかる話だ。受験当時は正直、母が考えていることの大半がわからなかった。しかしわたしは、わたしなりに私立中学校が好きになった。だから頑張った。

学校を見学に行った日のことは覚えている。わたしが見学に行った学校は、建ったばかりの新築だった。それまで公立の学校しか行ったことがなかった。私立はピカピカだった。学校には見えなかった。床に砂が落ちてざらざらだったりしない。生き物の死体が詰まった瓶を並べた理科室がない。いつからあるかわからない古びた靴箱がない。何よりすごいのは、トイレがきれいなことだ。

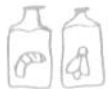

わたしはトイレが汚いと入れない。いつも学校のトイレを我慢して、我慢して、家に走った。先生に相談して、比較的きれいなトイレに入ら

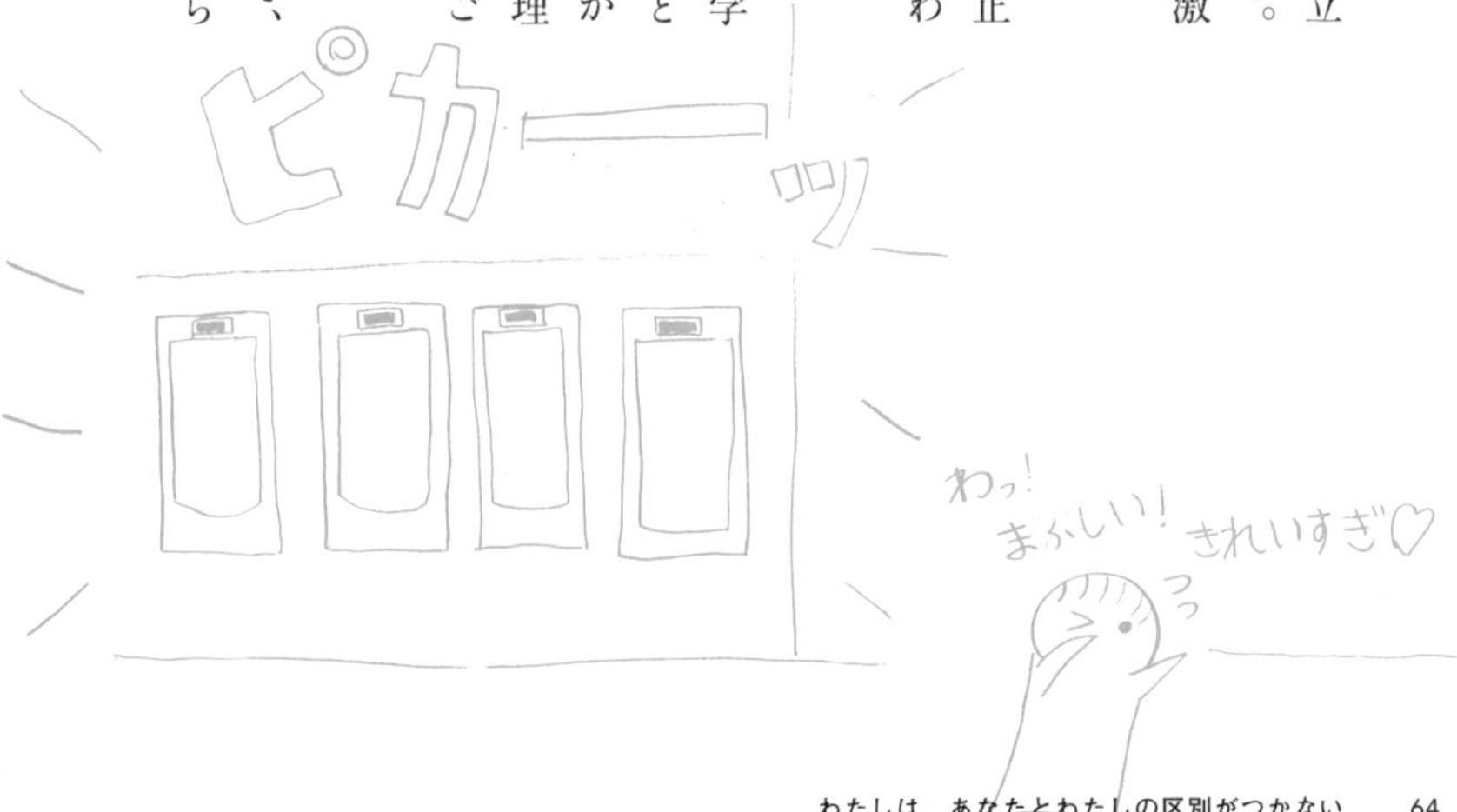

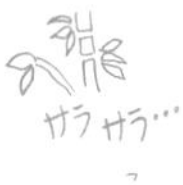

せてもらったりもした。だけど、やはり汚くて、耐えられなかった。それが、私立のトイレには、水滴ひとつ落ちていなかった。ニオイも全くしなかった。いくら新築とはいえ、なぜ使っているのに汚れないのだ。その秘密は、休み時間が終わるたびに、プロの清掃員が入るということだ。掃除は、掃除の時間に生徒がするものだと思っていた。清掃の人の動きを見ていたら、校舎の壁まで拭いていた。

カフェテリアには、パン屋さんがあった。パンをそこで焼いて、売っていた。一方では、ご飯屋さんが唐揚げやポテトを揚げている。ハンバーグ定食や、ラーメン、アイスクリームもあった。食券販売機で、好きなものを買って食べるらしい。給食しかしらない小学生には、夢みたいな光景だ。わたしは実際に、入学してからしばらく唐揚げとポテトを食べ続ける。

そしてその学校は静かだった。常に周りの空気を埋めるように聞こえる、ざわめきがなかった。サラサラと竹の葉音が聞こえていた。いま思えば、たぶん静かなのは小学校ではないからだと思う。それに、たまたま静かな時間帯だったのかもしれない。

とにかく、一瞬で気に入ってしまった。わたしはこの学校に入るのだと思った。

別の日に、他の学校も見に行った。

そこもピカピカで、授業はひとつ目の学校よりも楽しそうだった。ロボットを操作する授業に、とても惹かれた。ここも良い。とても良いと思った。

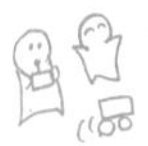

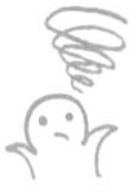

しかし、母はふたつ目の学校に、全く興味を示さなかった。その理由は、教室に壁がないことだった。隣の教室の授業が常に丸聞こえだった。こんな環境で、わたしが授業を聞けるわけがないと思ったようだ。わたしはすでにそのとき、ざわめきには辟易していた。母の考えは合っている。

壁がない理由を母は聞いたそうだ。わたしはいまになって、この理由を知った。他のクラスの授業を合間に聞くことによって、知見が広がる。他のクラスの生徒と出会いやすい。ゆえに付き合いの範囲が広がる。閉じた空間で決まった場所にいるよりも、自由度があがる。それは自分で考える機会が増えることである。見えるものが増えることで、考えの幅

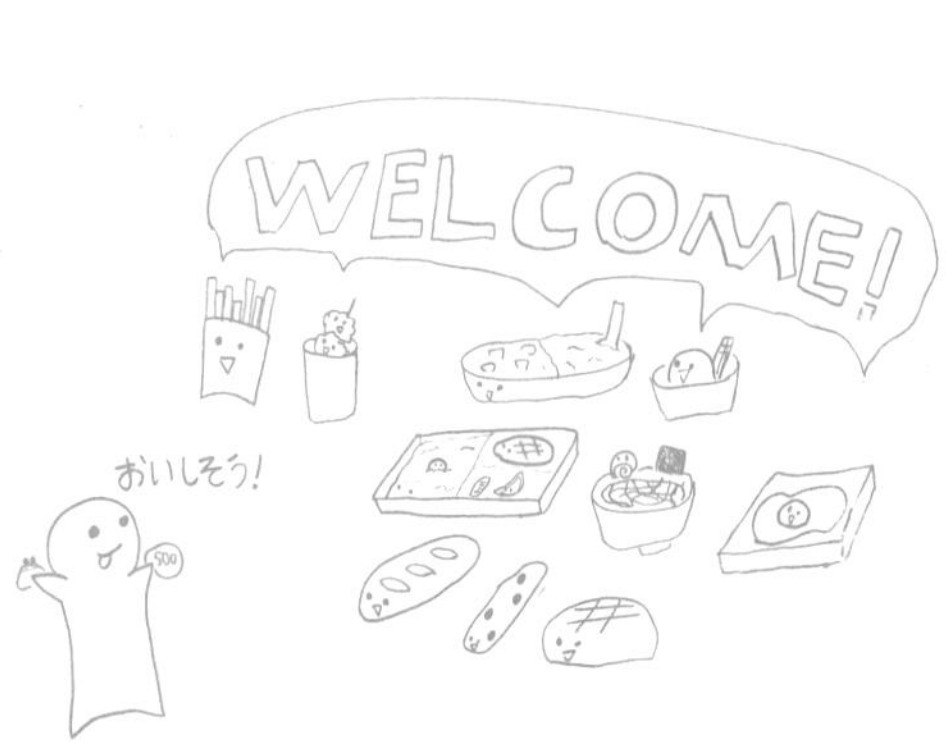

も広がる。どうもこれは、普通に育った、健常の子たちに向けた環境のようだ。わたしと母にとってみれば、平均的な子供たちの対応力のすごさに感動する場面である。

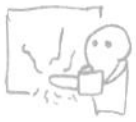

わたし側の見え方を話す。教室の壁をとったら、それぞれの音が混ざり合う。音はざわめきとなって、わたしの思考を停止させる。見えるものも、聞こえるものも、大量に増える。どこにいていいかわからない。自由度をあげて、自分で考える機会を増やす考えは、やり方によってはわたしも好きだ。しかし、この環境調整はわたしには合わないことは、わかる。支援級では、机の周りにも衝立を立てて、個別スペースを作る。そうすることで、情報が遮断される。それによって、勉強がしやすくなるのだ。オープンの教室は、この真逆の環境調整である。あの環境が悪いわけではない。わたしには合わない。

そのふたつ目の学校は、体育館のスピーカーもうるさかった。音が体育館じゅうに反響して、ぐわんぐわん言っていた。みんなはそれに平然としていた。壁のない教室といい、環境音に無頓着のようだ。聴覚過敏者でなければ、そんなことは気にならないのだから仕方がない。それに

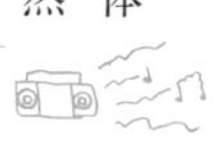

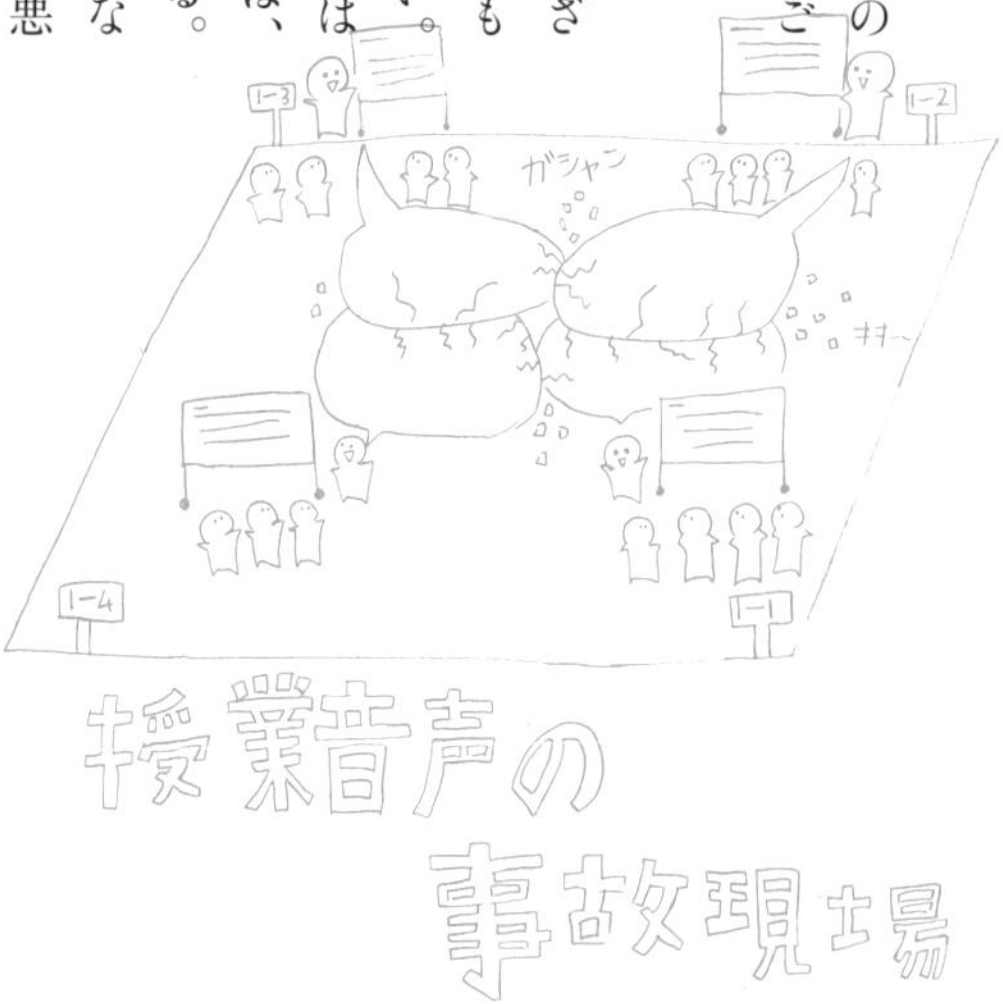

もうひとつ。どこでも本が読める環境という説明で、あちこちに本棚があった。床まで本棚になっていた。地面と同じ高さである、一番下の棚も本棚だった。階段のそれぞれの段にも、本棚があった。考え方は斬新であるのかもしれないが、本が蹴られていた。わたしは本が好きであるので、蹴られない場所に置きたい。

みんなは、見学や体験に行って学校を選ぶが、受験校をひとつには絞らないらしい。しかし母は、トイレのめっちゃきれいなひとつ目の学校だけにしようと言った。受験校はひとつだけ。その学校は少人数制で、ひとクラス、多くて三十人。そして一学年にひとクラスだけ。さらに、その三十人を二つのコースに分けて授業をする。単純に考えても、十五人で授業をする感じだ。

支援級はない。だけど、全員に手厚い学校だ。

わたしは、それから来る日も来る日も、勉強をした。受験勉強を始めるのが、おそかった。だから、受験のプロに頼んで作戦会議をした。受験で点数をとるための勉強をします。賢くなるための勉強ではありませ

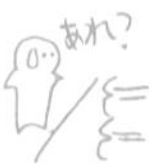

ん。なんだかよくわからなかった。いまはわかる。要するに、受験に出る部分だけを勉強する。過去問を解いて、類題を解いて、出題傾向に合わせた勉強だ。絞りに絞って、短期間で点数をとりに行くのだ。

でもそう簡単に行かなかった。

集団の授業は、わたしの耳には全く入らなかった。完全個別指導の塾に変えた。けれど、先生と相性が合わなかったり、やってもやってもできなかったりした。すっかり疲れたころ。わたしができない部分に、すぐに気が付く先生に出会った。そして、わたしが理解できるように教えてくれた。歯車がぴったり合うみたいだった。

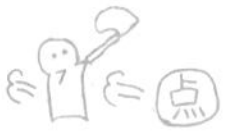

自分のやり方や、決まったやり方で、一生懸命教えてくれる先生はたくさんいる。でもそれは、スタサプやYouTubeで優秀な講師の授業動画を見るのとあんまり変わりがない。わたしの勉強は、わたしのできない部分がどこなのかを把握してくれる先生が必須だった。なぜなら、わたし自身がそれを把握できないでいるからだ。把握した上で、わたしが理解できるやり方を考えてくれる。そうしたら、わたしは急に教科書が見えてくるのだ。世界とのピントが合う瞬間だ。そうか、わたしは世界

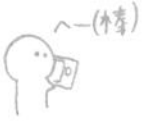

とわたしの間に通訳が必要なのかもしれない。先生は勉強の通訳者だ。そう考えてみると、幼い頃から通訳をしてくれたのは、母なのか。母は、わたしと社会との間の通訳者なのだろう。

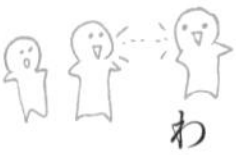

　この先生のおかげで、わたしは無事に合格した。

勉強はどうしていたか

　家では勉強に取り組むことができた。たくさんの人がいる環境の中では落ち着かない。勉強が手に付かなかった。勉強の習慣はあった。クラスメイトは、わたしがテストで点数を取ると意外な顔をしていた。幼い頃から、毎日ドリルを数枚やり続けていた。なぜこれを自分はやっているんだろうとたまに思った。疑問を持ちながらも抵抗する気もなかった。その習慣は受験勉強に役立った。

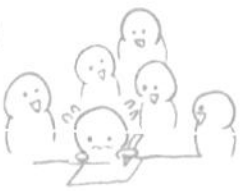

　母は、教育熱心だったのかもしれない。外では両手をつかまれて歩く

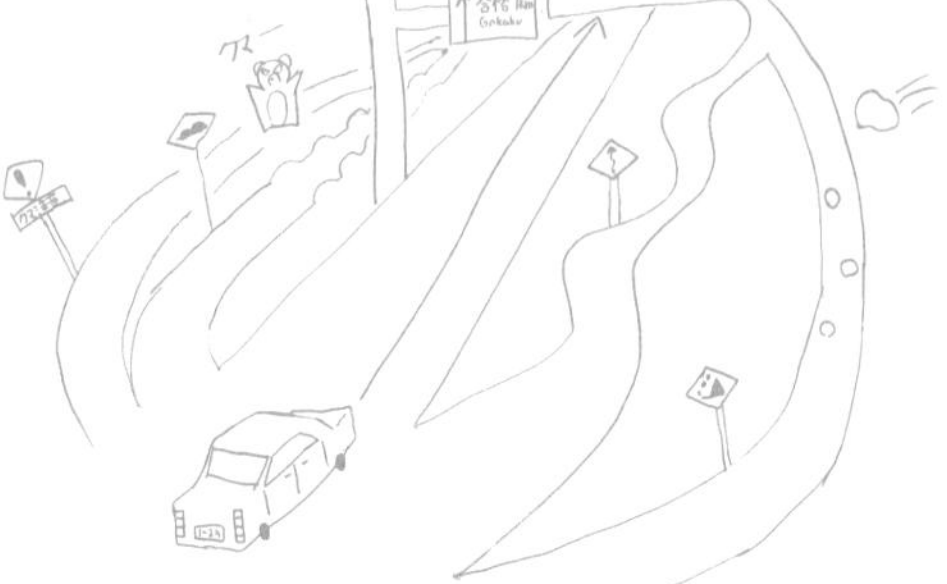

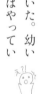

テーマ
どうぞ!

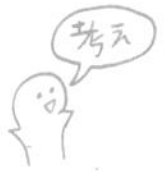
考え

ようなわたしであった。しかし四歳あたりからタブレット学習をしていた。タブレット学習は飽きずにやった。バレエとピアノを習い、公文も塾も通った。小六の頃にはバレエは週三回だった。療育も通っていたので、毎日は忙しかった。

小学三年生から、近所の塾に通っていた。この塾は一方的な講義の時間は少なくて、教え合いやディスカッションが多かった。学年別にもなっておらず、小学校の授業に合わせた内容でもなかった。大人に交じって、問題を討論する機会もあった。会話がとてつもなく下手であったが、考えを述べることはある程度できた。テーマが決まっていれば、できなくはない。討論ができたかと言われれば、できているつもりだった。いまになって思い返せば、できていなかったと思う。でもまだ幼かったので、やろうとするだけで、褒められていた。

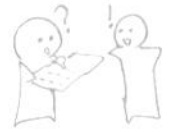

この塾は作文指南講座もあった。作文専門の先生が、とても細かく赤入れをして指導してくれた。とても良いと褒めてもらって、楽しく書いていた。たぶん、わたしはテーマを与えられると、話すことも書くこともできる気がする。自由であることは、むしろ難しい。こうして考えて

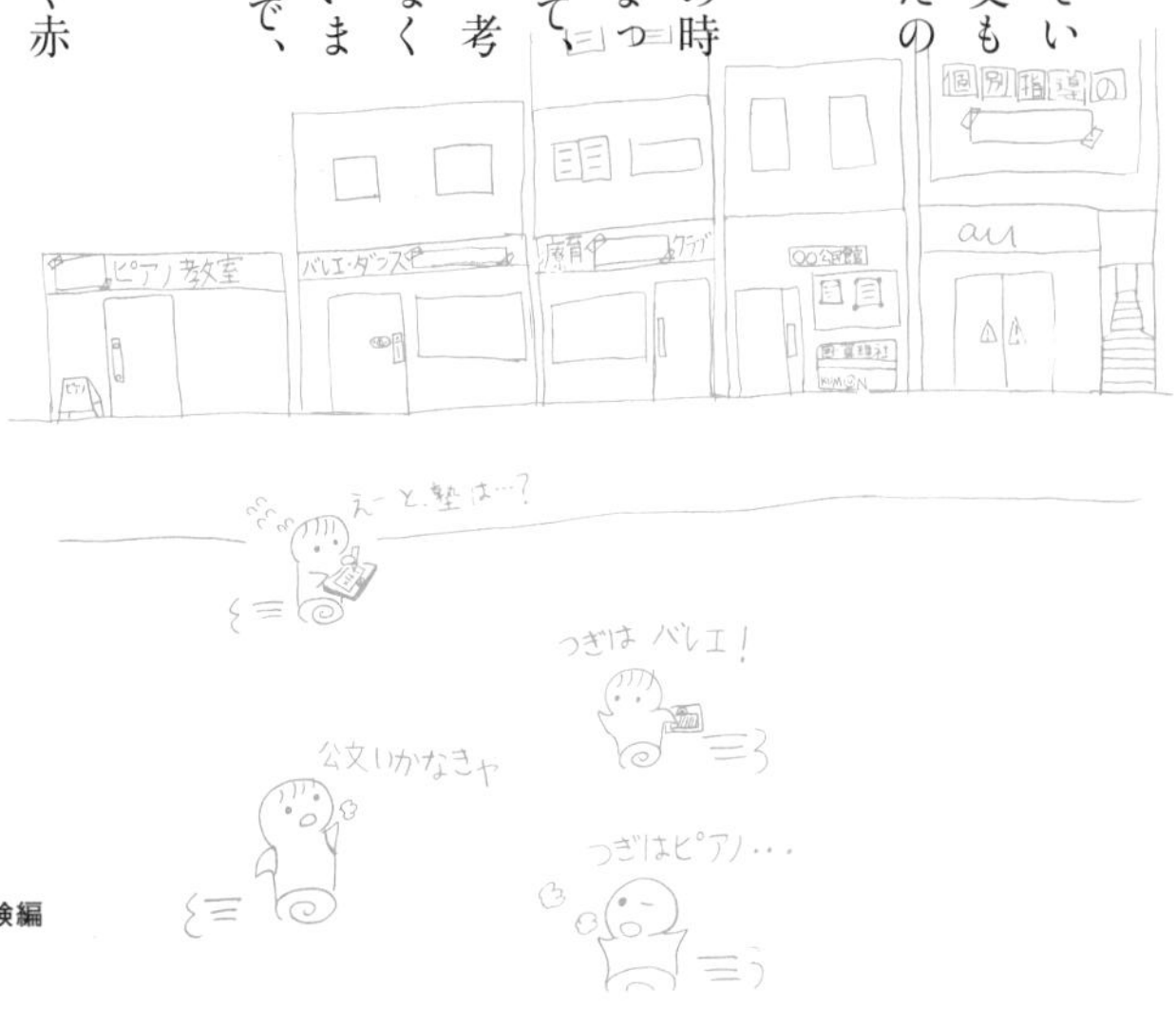
個別指導の
ピアノ教室
バレエ・ダンス
療育
クラブ
au
えーと、塾は…?
つぎは バレエ!
公文いかなきゃ
つぎはピアノ…

みると、通常の会話である雑談はやはりとても難しい。何を話すか決まっていないし、合っているかの確認もできない。会話は常に推測し続けて、答えを探り続ける。

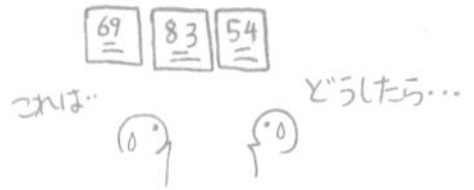

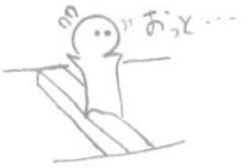

わたしが受けた中学校は「出題範囲は学校で習った内容」のコースがあった。当初はそちらを受ける予定だった。しかし塾のプランナーが言った。内容が簡単であると、正確性を求められる。周りの正答率が上がるので、ほんのちょっとのミスが命取りになるらしい。ADHDでもあったので、正確性はまるでなかった。そこで特殊算などを出題範囲に含む、普通の中学受験コースを受けることにした。

中学受験は変わっている。小学校で習わない内容が出る。わたしは通っていた塾で、いくらか特殊算を習っていた。中学受験を想定して通っていたわけではなかった。学校には馴染めなくても、勉強は必要だと母は考えていた。だから塾に通っていた。学校の成績を上げるためでもなかった。

本番前に、プレテストがある。三回受けられる。結果は悪くも良くも

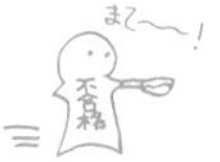

なかった。確実に入れる点数でもなかった。家で勉強していても、塾に行っていても、学校の授業を聞けていないことは、大きなマイナスだと感じた。

資格加点という制度があった。数学検定、漢字検定、英語検定、これらの一定の級を獲得していれば、受験の得点に加点されるという。とれるものは、とりましょうと塾のプランナーが言った。やってみたら、この中では数検が難しかった。受かるまでねばった。そうは言っても受験日は決まっているので、無限にチャンスがあるわけではない。数検は二回落ちて、三回目に受かった。

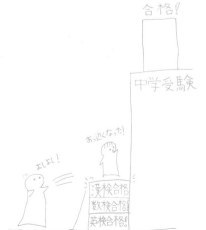

わたしはこのときまで、こんなにたくさんの勉強をしたことがなかった。それでも頑張ったのは、公立の学校に行きたくない一心だった。繰り返しいうが、とにかく大人数であることがつらい。この頃、一番嫌いだったのは、学校のざわめきである。うねりを持ってわたしの全身に襲いかかってくる。わたしは静かな場所に行きたかった。

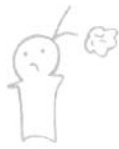

もうひとつ。ちょっかいをかけてくる苦手な生徒もいた。離れたかっ

た。わたしは泣いて逃げるタイプではなかった。支援の先生が騒ぎになる前に介入してくれるが、間に合わない場合も多かった。そもそも何かが起きるのは、先生がいないときが多い。やられたらやり返すタイプで、大騒ぎになった。そのたびに学校に母が呼ばれた。

わたしは当時はっきりと気がついていなかったが、学校が嫌いだったのだ。よく不登校にならなかったと思う。当時のわたしは不登校という方法に気がついていなかった。教室で疲れたら、支援級で休んで良い。小学校入学当初からのこの休憩システムは、とてもよく機能していた。支援級はとても静かだった。夏の教室は暑かったが、支援級はエアコンが効いていた。逃げ場所があったから、家まで逃走せずに済んでいたのだ。

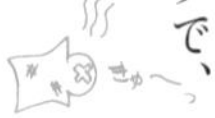

これを書いているわたしは既に高校生である。現在は、不登校というやり方があることも知っている。しかし学校には行った方がいいと考えている。授業をしっかり受けなかったことを後悔しているからだ。ようするに、小学校でサボっていたことが、わたしを現在学校に行かせている。ある意味、サボっていたことが、役に立っている。いまの学校で嫌

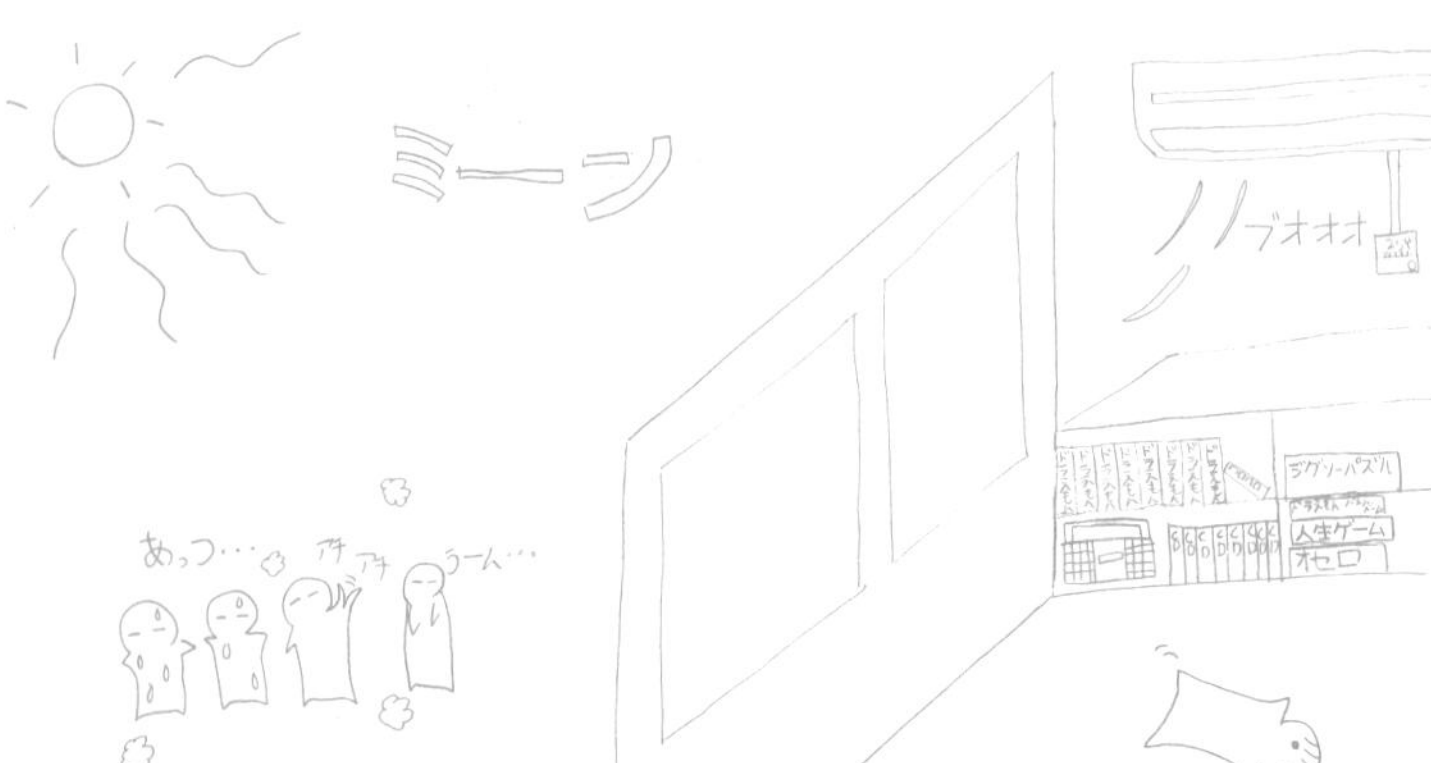

なことはほとんど起きない。特に高校になってからは、さらにとても平和だ。わたしは自分の意思で、好きで学校に行っている。ここまで来られたことに、感謝している。

発達障害のわたしにとって、幼いときほど集団でいなければならない場所はしんどかった。楽しいこともたくさんあった。けれどそれを上回るしんどさがあった。だから、しんどくて学校に行けないことは否定しない。その時々で、判断が必要だと考える。わたしはいまの学校に入学してしばらくしてから、とても楽になった。それは年齢的なこともあると思う。周りの友達がとても穏やかだ。わたしに似たタイプの友達とも、たくさん出会えた。ゆるめの中学受験というフィルターを、通ってきたクラスメイトだからかもしれない。

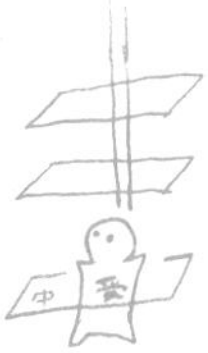

5章 中学校編

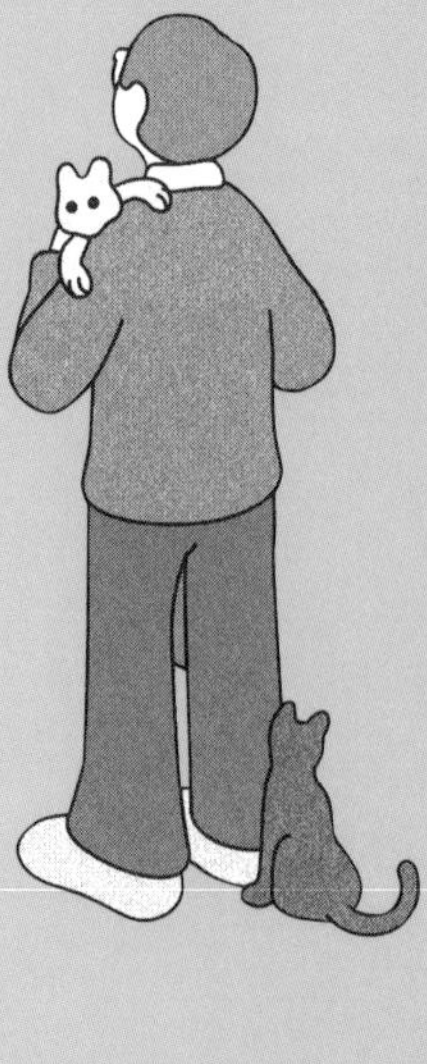

中学生活は波乱の幕開け

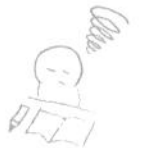

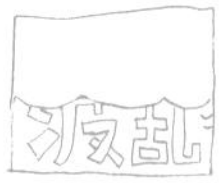

中学生活のはじまりは書きにくい。

幼稚園のはじまりは混沌だったけど、中学生のはじまりも混沌だった。幼稚園はわたしのはじめての社会参加だった。困ったことがたくさん起きた。けれどわたし自身は、そんなにつらい思い出はない。何も見えていなかったので、傷つくこともなかった。

しかし中学生のはじまりは、しっかりと悪夢のようだとわたしは感じていた。わたし自身が困ったし、周りも困った。最悪だった。

この章は、何度も書いてはデリートしている。

わたしは小学生のとき、勉強しないで床に寝ていた。そんなわたしが中学受験をして私立中学に入った。みんなと同じことができるのだろうか。簡単にできるとは思っていなかったが、それなりにできると思っていた。実際、六年生ではほとんどの時間を普通級で過ごしていた。塾で

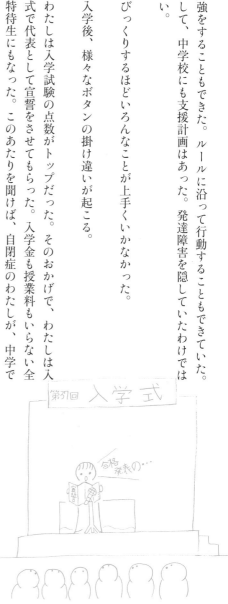

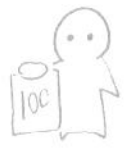

勉強をすることもできた。ルールに沿って行動することもできていた。そして、中学校にも支援計画はあった。発達障害を隠していたわけではない。

びっくりするほどいろんなことが上手くいかなかった。

入学後、様々なボタンの掛け違いが起こる。

わたしは入学試験の点数がトップだった。そのおかげで、わたしは入学式で代表として宣誓をさせてもらった。入学金も授業料もいらない全額特待生にもなった。このあたりを聞けば、自閉症のわたしが、中学で花開いて輝かしく成長する話のようだ。入学許可がおりて、入学するまでは世界がきらきらしていた。新しい生活に期待でいっぱいだった。急に光が当たり過ぎたのかもしれない。花は開かず、叩きのめされた。

すごく褒められることと、すごく怒られることが同時にたくさん起こった。褒められているのか、怒られているのか。これからやることが、駄目なのか良いのかわからなかった。一から全て新しくなった環境は、

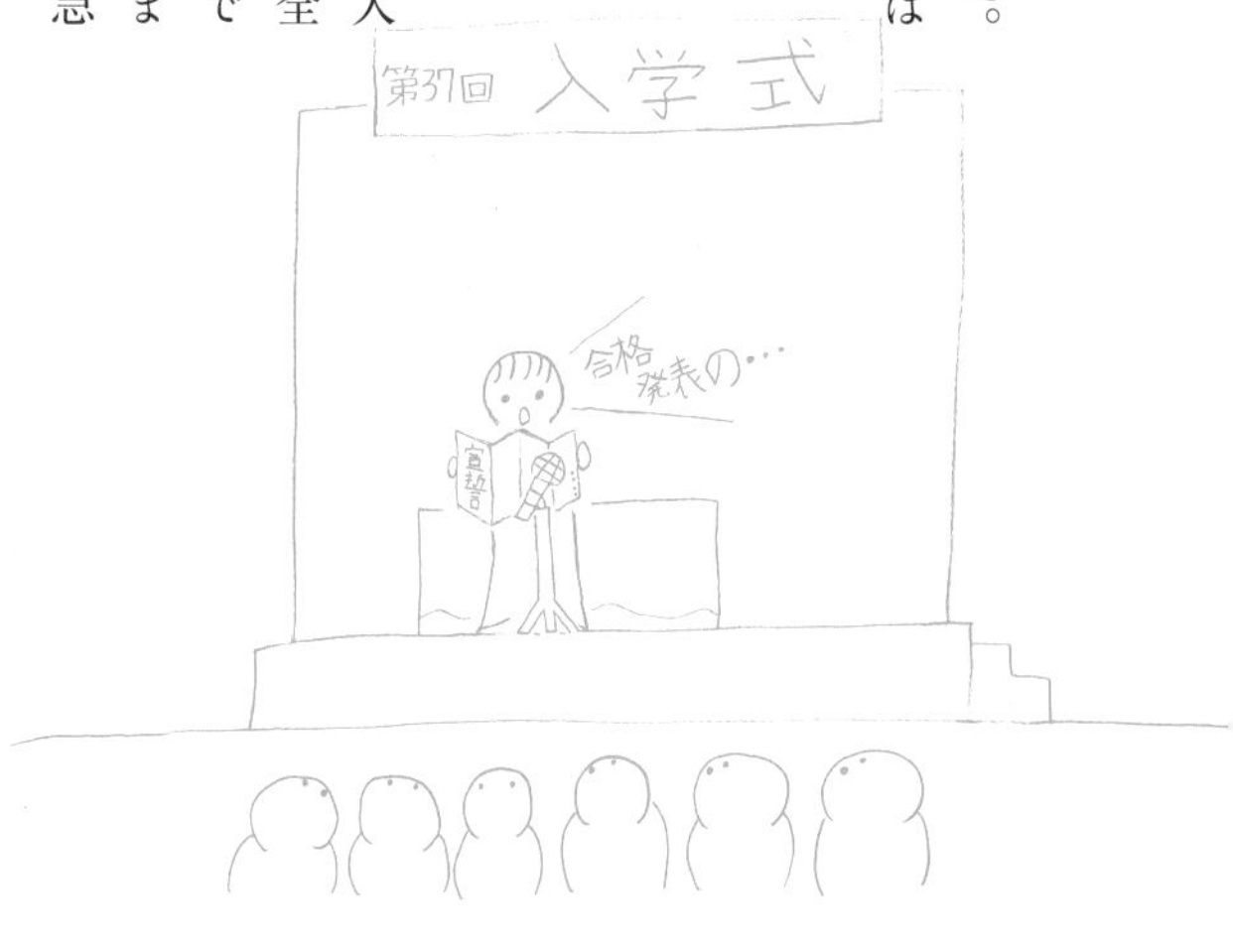

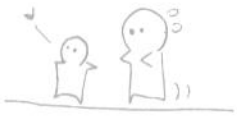

わたしを混乱させた。ピカピカの校舎はわたしに突き刺さった。

何があったのか。具体的な話は書かない。

頑張って受験を突破したら、穏やかに学校に通えるはずだった。自閉症は治らないけれど、なんとか社会でやっていく人もいる。わたしもいままで療育や、支援で教わったことを使ってやっていけると思っていた。しかし人との関わり方がわかっていなかった。両親が呼び出された。このまま問題行動が続けば、退学も考えられる。そう言われた。

わたしは気がついていなかったが、ひとりで歩いたことがなかったようだ。なのに、ひとりでいきなり走り出したのだ。誰も走れとは言っていない。ただ、必死だった。普通の行動がしたかった。発達障害ではないふりを、したいと思っていたのかもしれない。頑張れば頑張るほど、結果、ドカンドカン勢いよくぶつかったのだと思う。

もっと穏やかに過ごしたかった。みんなと同じに。

わたしは四歳で診断がおりたので、幼稚園では加配の先生がついた。

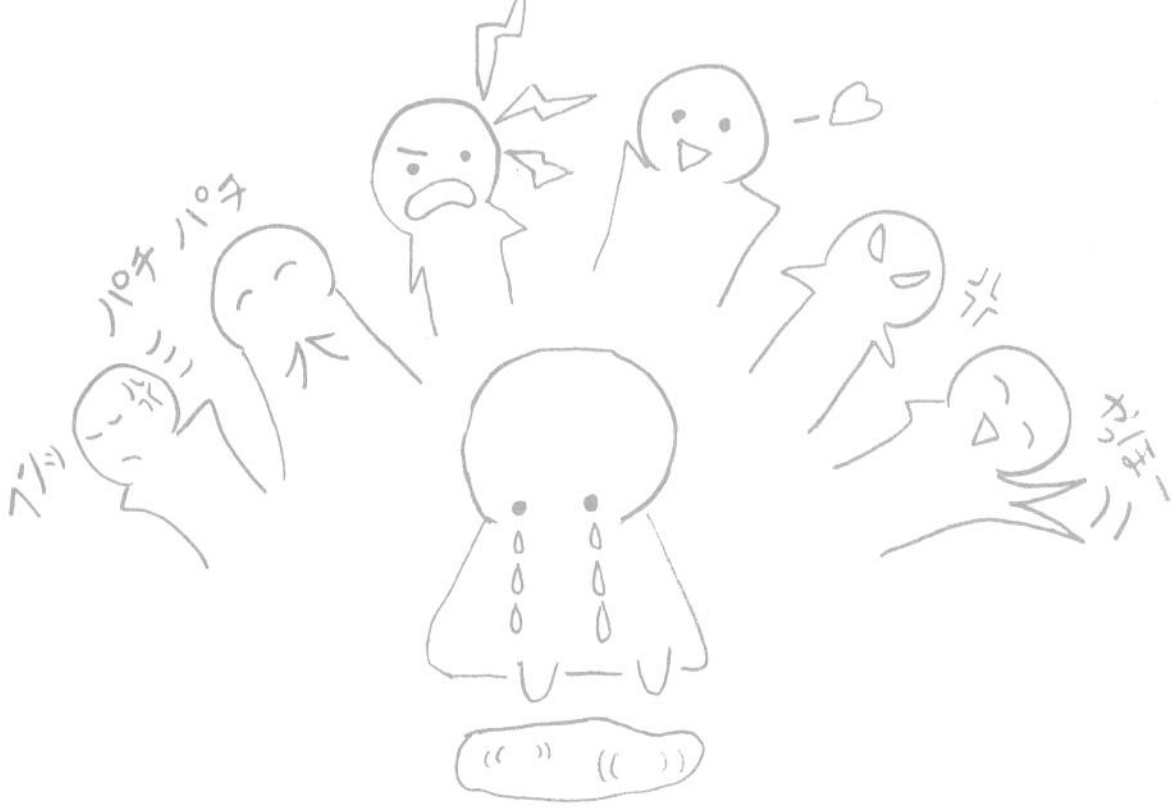

小学校は支援級に所属した。療育もたくさん行った。障害がある子供として、どこかに所属していることは当たり前になっていた。仕方ないと思っていた。けれどそれが嬉しいことであるはずはない。

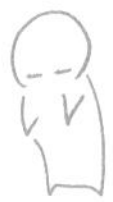

学校で様々な事件が起こり、わたしはとても疲弊していた。気がついたら、学校以外では、ないものが見えるようになってしまった。幻である。友達がナイフを持って、わたしに迫ってくる。駅では、知らないおじさんが後をつけてくる。バスでは、わたしの体を撫で回してくる人がいる。わたしは母に必死で訴えた。だが、これらは存在しない事件だ。嘘をついたのではない。わたしに事件は起こっていた。

しばらくの間、これらが存在しないと確認できていなかった。ほんとうの事件が起こったのだと思っていた。親も先生も、混乱した。もっとも、いま現在も、これらの全てが存在して「いない」ことも確認できない。しかし、全体を検討して、問題の多くはわたしの中から発生していると結論づけられた。この中にほんとうの事件があったとしても、諦めるしかない。

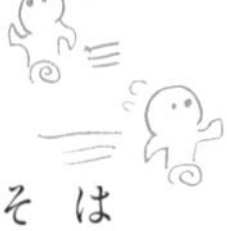

母はあちこちを駆け回っていた。学校の先生とは、非常にもめた。母はわたしの困っていることを、学校が取り合ってくれないと思っていた。それまでわたしと母は、学校ともめたことは一度もなかった。それなのに、今回は学校が敵になりかかっていた。電話をしても、担当者が出てくれなくなった。入りたくて頑張って入った学校だ。その学校全体が閉じていく。拒否されていく。目の前が真っ暗になった。

この頃から、わたしと母は無になった。

学校と戦って、学校を敵にしてしまうのは駄目だ。

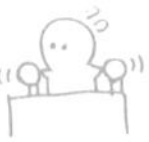

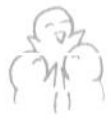

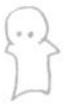

応急処置として、わたしはできるだけひとりでいることになった。学校の意向ではない。わたしと母で決めた。人との関わり方がわからないのに、思いきりぶつかっていってはいけない。前を見ないで高速でぶつかっていくのは駄目だ。何か事件が起こっても、しばらくは取り合わないことになった。

わたしは生まれて初めて、必死で自分をコントロールした。ただただ、静かにしていた。できるだけクラスメイトから、離れた。この学校にい

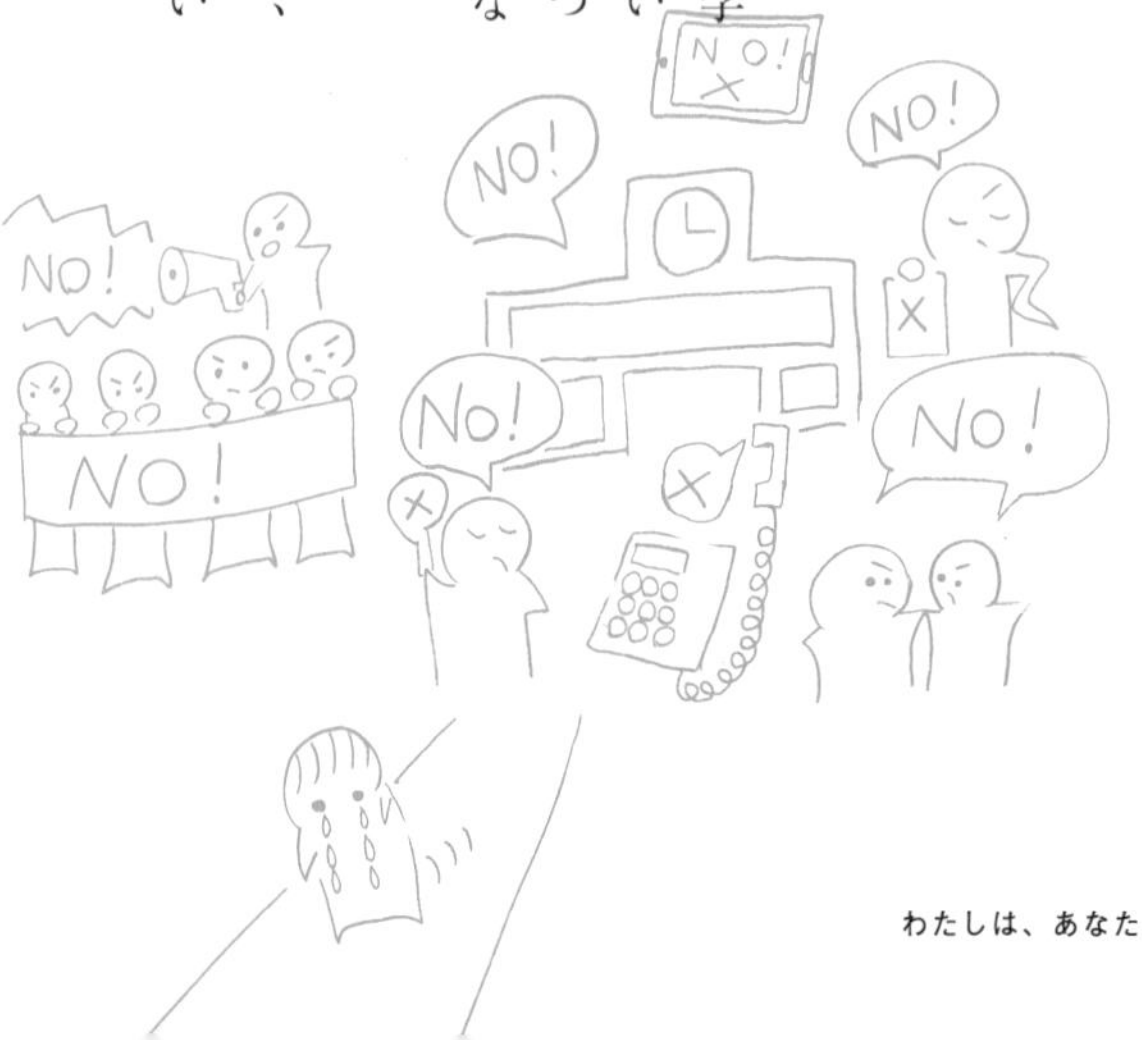

たかった。できていたかはわからない。わたしの真横に付き添ってくれていた、支援の先生はもういない。母も毎日は学校に来られない。わたしは友達とできるだけ関わらず、ただ毎日勉強をした。

　このあとは、両親が呼び出されることはなくなった。わたしの困った部分が無くなったわけではなかったが、退学騒ぎまでにはならなくなった。

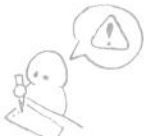

念の為に書く。

　このあとの章を読んでもらえればわかるが、学校はずっとこんな感じだったわけではない。学校もわたしへの対処に困っていただけだ。いまは、先生たちととても仲良しだ。クラスメイトとも、大きなケンカをすることはない。こんなことを書くと嘘くさい感じがする。でも読んでもらったらわかるだろう。それでもいまも「あのときは大変だった」とみんなが言う。とてもそう思う。

　これを書いているいまは、ちょうど三年後の四月だ。今年は桜が咲くのが遅く、入学式にちょうど咲いている。中学部のクラスは解体され、

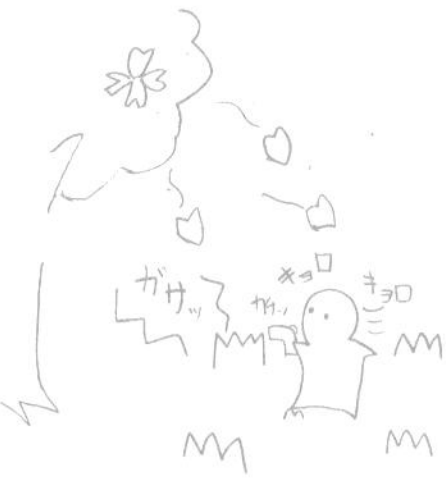

わたしは新たな高校に入った。また同じ悪夢が再生されないように、用心せねばならない。新生活は要注意なのだ。

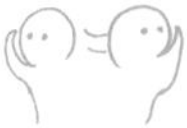

波乱のその後

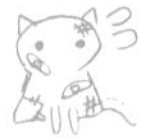

わたしはこのあと、とても慎重になった。

これをやったらどうなるか。これを言ったらどうなるか。考えるようになったのだ。新たな一歩だった。そうは言っても、ゼロであったのが、いくらかできるようになっただけなのだと思う。同時に、これを言ったら、相手はどう反応するかを見るようになった。これもまた、通常に比べたらほんの少しだと思う。それでもわたしは、自分だけでは進まずに周りを見るようになった。

中学に入って、いきなりとてつもなく激しい教育を受けたのだ。それはいままでのスモールステップの、ソーシャルスキルトレーニングとは違った。すぐにこれをできるようにならなければ、社会的に抹殺される。

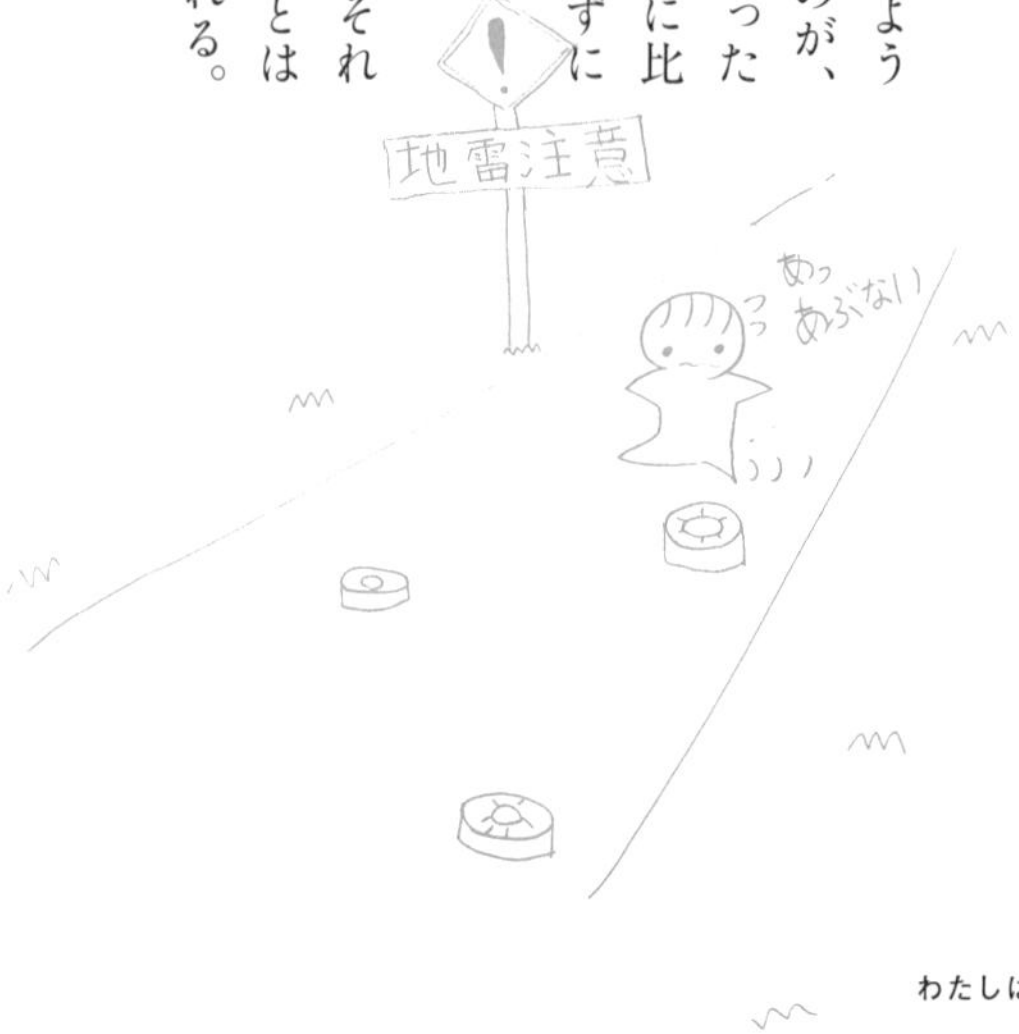

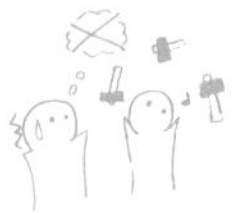

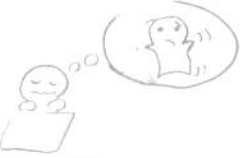

そんな重大な感じだ。誰もわたしを脅してはいないけれど、そうなのだと知ってしまった。できなければ、わたしの居場所がなくなってしまう。そのような実感を伴うものだった。

わたしの行動は、周りの人を想定しないものだったのだ。

わからない。周りの人とは誰なのだ。人の気持ちを考える。人とはどこにいるのだ。人間とはなんだ。会話とはどうやるのが本来なのだ。一方的に喋ってはいけない。ではどこで切る。相手の反応はどこで見る。反応とはどのようなものだ。わたしと相手とはなんだ。

夢の中でもがいている。走ろうとしても、走れない。何かが追いかけてくる。何が追いかけてくるのかもわからない。誰かが楽しいことをしている。だからわたしも楽しい。もっと楽しくしよう。もっともっと。限度も加減もわからず、やみくもに笑っている自分がいた。これだ。こいつが犯人だ。捕まえていよう。これが騒ぐから、はじき出される。

わたしが落ち着いたら、周りも静かになった。いつもおとなしくして

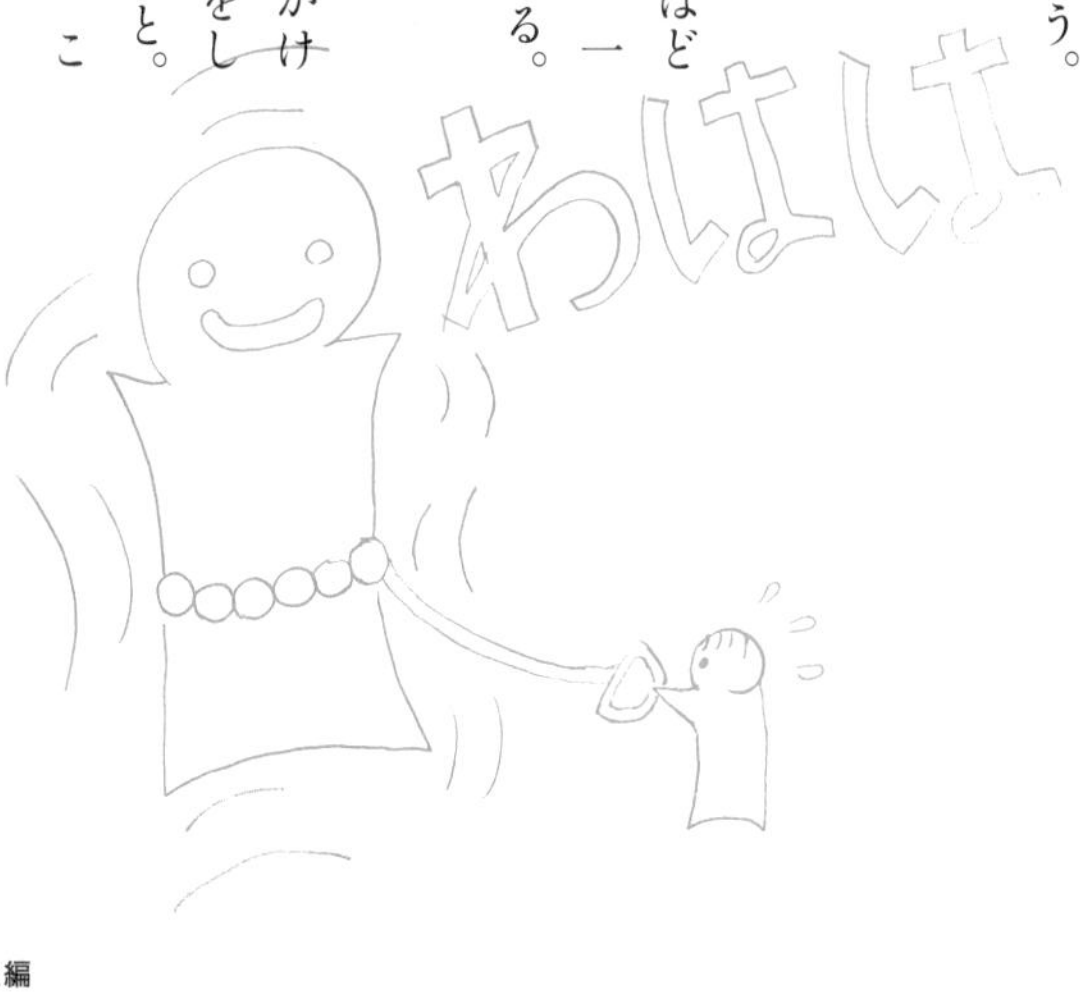

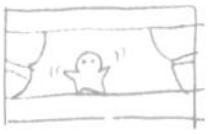

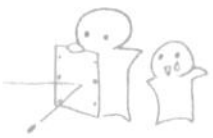

いることは難しかった。でも静かにしているようにした。感情を揺らさないようにもした。この頃は、思い返すととてもつらい。でもこのときに、わたしは周りに配慮することを覚えたのだ。人の嫌がることをしない。ずっと教えられていたことだけど、本気で考えたのは中学生になってからだった。

　わたしは意外に強かった。それまでは、ちょっとでもバランスを崩すと大パニックになっていた。常に誰かに守ってもらっていたと思う。しかし実際に逆境になってみると、結果的に強い自分に出会った。逆境と言っても、それを招いたのは自分だ。誰も憎んではいけない。わたしは何が起きても、学校に行った。

　当時、舞台に関わる部活に入っていた。その部活の名前は言わない。あの混乱の中でも毎日行っていた。同時に、部活動にも問題が出た。舞台にわたしが出るのは大丈夫なのか。ＡＤＨＤは舞台でじっとしていられるのか。じっとできないのではないか。出ないでくれないか。そのような電話がかかってきた。

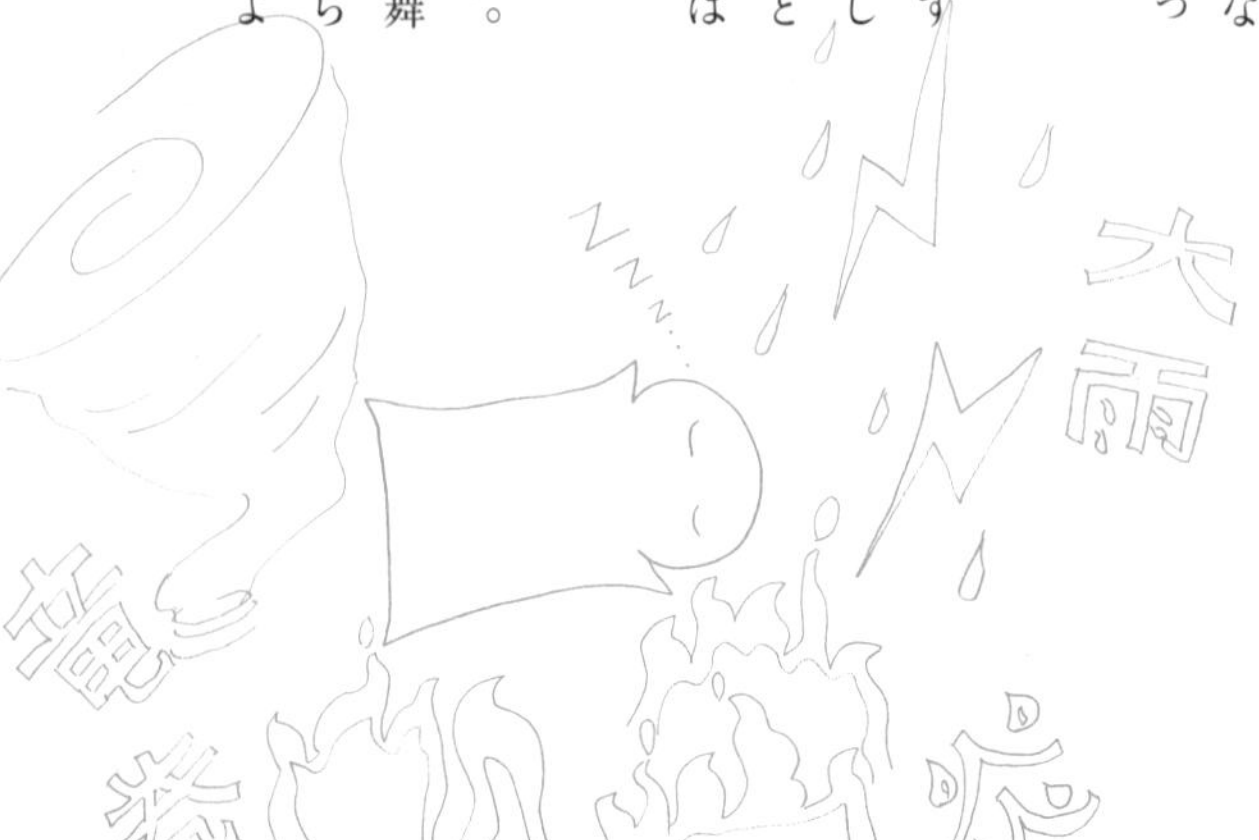

邪魔なのか。わたしはまだ舞台に実際に上がっていなかった。なぜ見てもいないのにそのような意見があるのか。わたしは舞台で正しく動くのは得意だった。四歳からのバレエとピアノのおかげだ。できますと言いたかった。しかしこのときに電話に出た母は、まったく抵抗しなかった。わたしは納得いかなかったが、対処がわからず従った。黙って退部届を出した。これはわたしの混乱の中の勘違いではない。

なぜ抗議をしないのかと母に聞いた。全ての理屈が理解できなかった。わたしは悪いことをしていない。いつも母は、わたしの味方であったのに、なぜ戦ってくれないのか。母は言った。わたしたちはいま、抗議をしすぎたところだ。悪くないなら、何をしてもいいわけではない。両手ぶらり戦法で行こう。でもこれは作戦ではない。カウンターは打たない。抗議をしないのは、撤退しないためだ。時間がかかっても、学校に居場所が自然にできるようにしよう。いまは、嫌がられたら引こう。

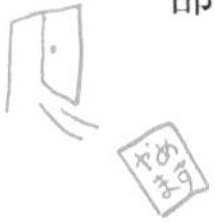

欲しいものは全力で取りに行った。その一生懸命さを褒めてもらっていた。間違っていると思ったら、必死で抗議をしてきた。わたしはこのとき、何もしない選択肢を知った。じりじりとした気持ちがした。耐え

る。抗議をしない。とにかく静かにする。しないことは、することよりも難しいと知った。

この時期はしばらく続いた。

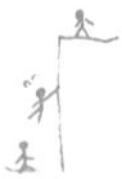

特待生の維持

友達を無理に作るのを諦め、部活も辞め、わたしは必死に大人しく勉強をした。

低い場所に流されて行くのが嫌だった。ずっとわたしは上とか下とか考えたことがなかった。でも結果として、一番下にいた。勉強をしないだけではなく、椅子にも座れないスタートとはそういうことだ。人間に上下はないが、成績にはある。それが受験勉強の頑張りで、陽の当たる場所まで上がった。ここまではっきりしているのは、私立だからなのだろう。私立は中学生でも、全員に成績の順位が細かくつく。

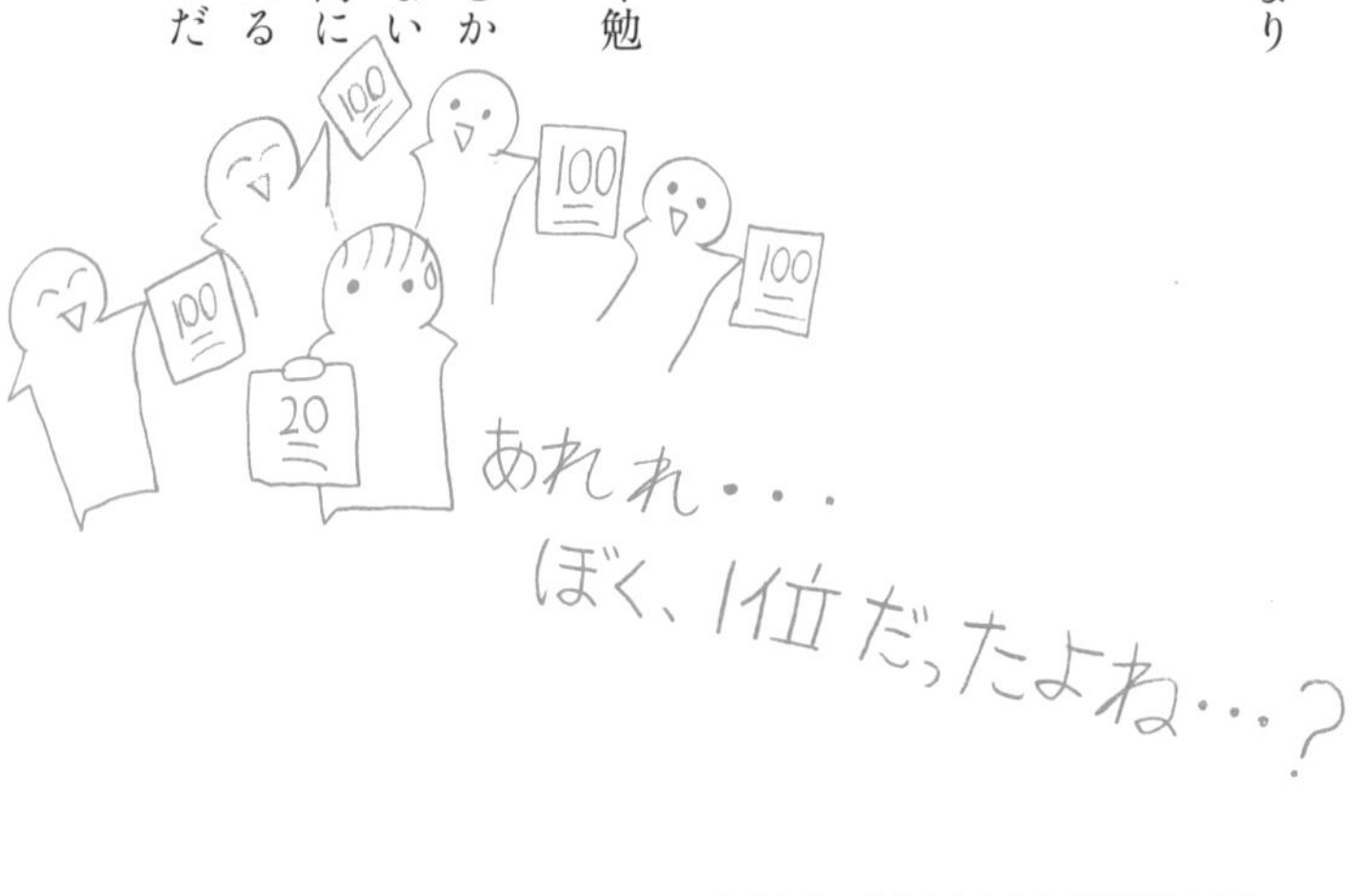

特待生は、年間の全科目平均点で七十点を上回らなければならない。それが入学時に書いた誓約書で誓ったことだ。下回ったら、特待生を剥奪される。本当に優秀な人は、平均点七十点はそんなに難しくないらしい。わたしは難しかった。

たまたまだったんだなと思う。入学してみたら、わたしより優秀な人はたくさんいた。ほとんど全員だといってもいいくらいだ。なぜ一位入学だったのだろう。だいぶ後に、友達が教えてくれた話をする。わたしは入学試験で、鉛筆が折れるような勢いで答案を書いていたそうだ。わたしは時々、まぐれですごく集中できる。そのおかげで、良い点数を入試でとったのかもしれない。

受験勉強は、プロが横について一対一で教わった。だからできた。でも学校の授業はだいぶ違う。

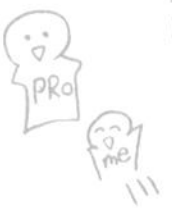

授業をまっすぐ受け取るのが難しい。水道の蛇口の下で、ザルを持って立っているみたいな感じだ。わたしの受信機はザルである。作文にも書いたし、この本の中でも色々書いているが、わたしは先生の話を聞く

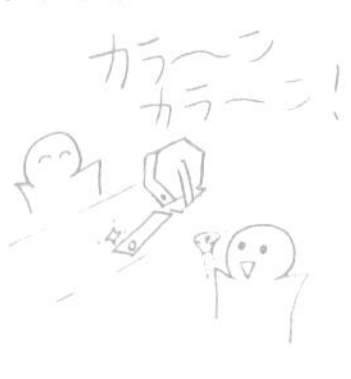

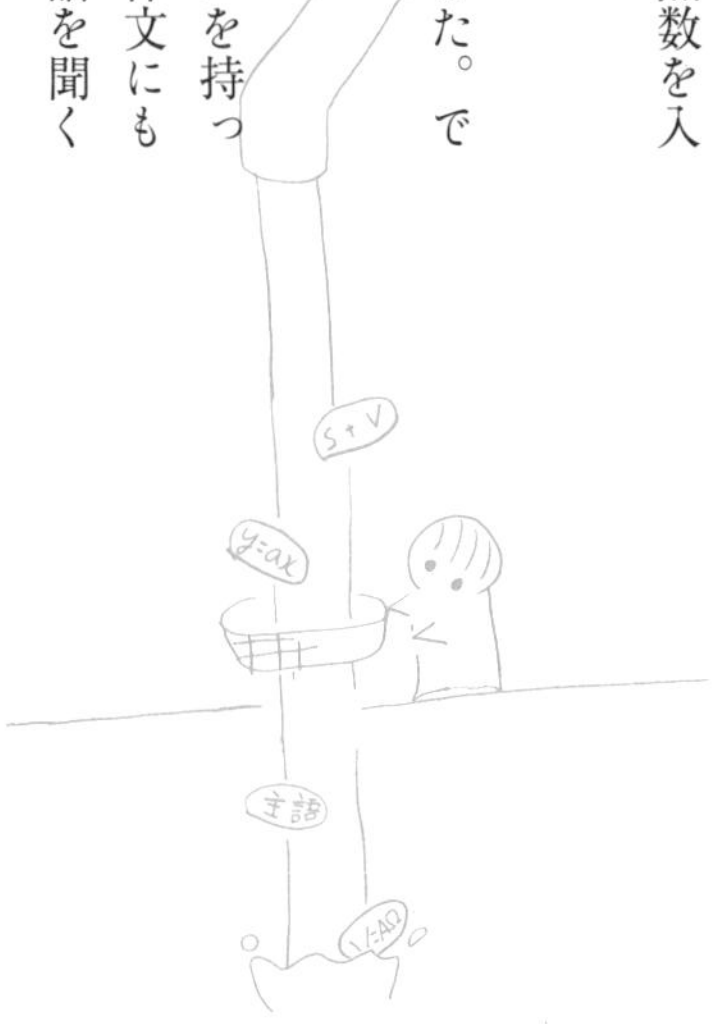

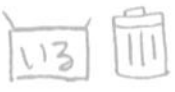

ことが難しい。他の刺激に流されて、気がつくと違うものを見ている。ワーキングメモリが少なくて、頭の中で考えをめぐらせるのも不得意だ。謙遜ではない。単純な事実だ。

授業のノートがしっかりとれていない。そう先生に言われていたので、そこから改善したい。黒板はどこから黒板なのか。正確に言うとわたしの教室はホワイトボードだ。禅問答をやっているわけではない。教室の前方の壁にある様々な表記と掲示物のどれを写したら正解なのか。掲示板と黒板は違うと言われる。よく見て。黒板にたくさんのものが貼られている。書かれている。

定型発達の人たちには、あたりまえなのかもしれない。ひとつひとつの情報を、取捨選択する。それを自動化して、いらない情報をフィルタリングする。全ての情報から、必要なものだけが存在することにして過ごす。

しかし、わたしは全部が見えている。シャープペンシルの軸に書かれている細かな文字から、黒板の日直の文字、先生の胸に揺れるネームプ

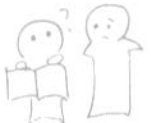

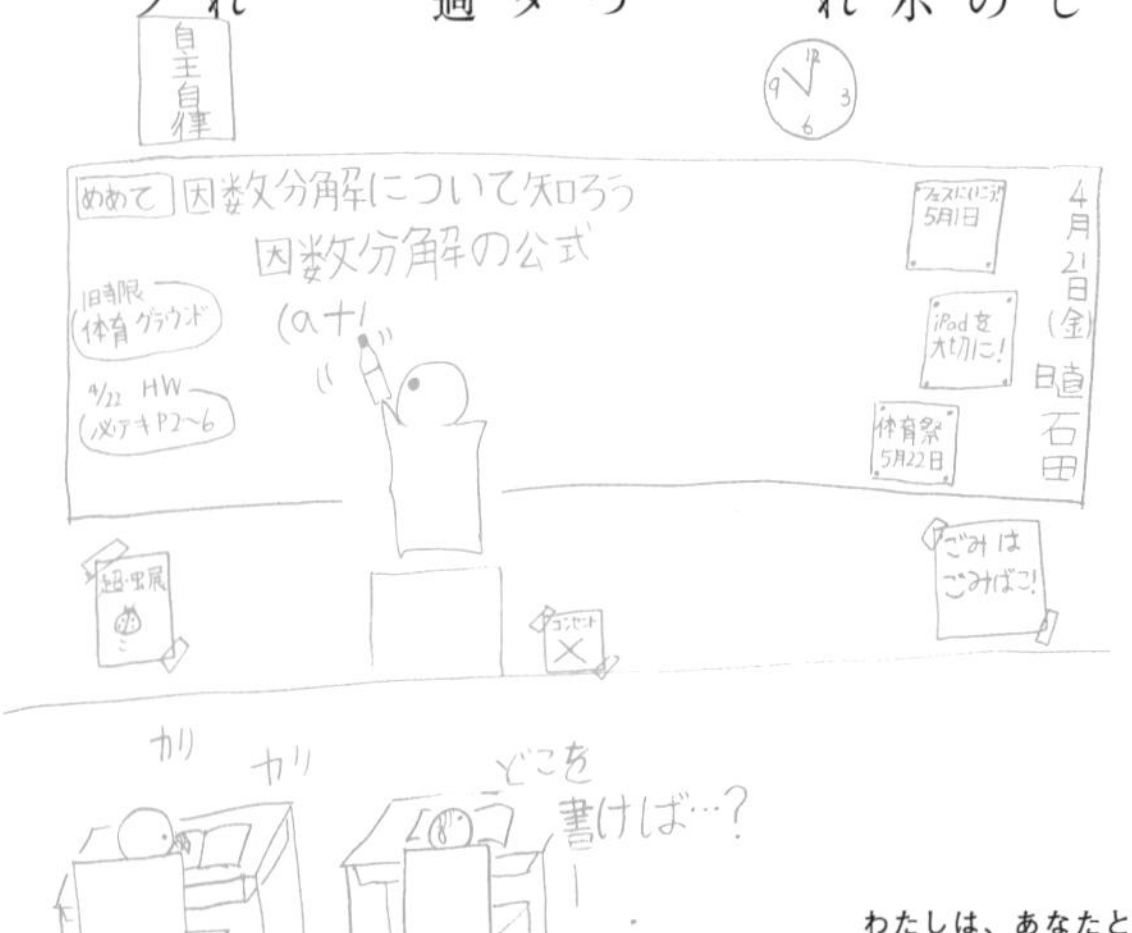

レートの文字、前の授業で消え残った文字……。情報は全て並列に迫ってくる。順番や距離はない。新しいも古いもない。必要と不必要。重要性。時系列でも並ばない。言われたものを探しているうちに、わたしの視線はどこかで無意味に引っかかってしまう。

どのように伝えたら、伝わるだろう。

木を隠すなら森の中という言葉があるが、あれの逆だ。わたしの木はいつも森の中にある。みなさんの探す木は、野原にある。わたしはうっそうと繁った暗い森で、必要な木をひとつひとつチェックしながら探している。

やりたいことをやっているときは、こんなに大変ではない。気ままに興味をひくものに従って動くだけだ。何も探していない。見たい動画を、流されるままに見ているのと近い。わたしはわたしの意向でも動いていないかもしれない。ＡＩがお勧めしてくる何かを見続けているようなものだ。情報の海で、無理なく泳がされて行くのは快適でもある。自分以外の人間に、指示されて動くと途端に大変になる。ＡＩの指示はわかりやすいが、人間の指示はあいまいだ。

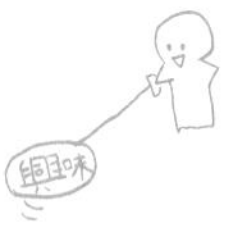

黒板の話は、「新たに書かれた文字」を追うように言われた。

必死に文字を追うと、先生の話が聞こえてこない。そういうときだけ無駄にわたしの情報はフィルタリングされる。わたしはひとつのことしかできない。アプリケーションがひとつしか立ち上がらない低スペックのコンピュータなのだ。

教科書を開いても、どこを見ていいかわからない。どこが一番目に重要なのか。いまどこを見れば良いのか。学年が変わって、教科書が新しくなる。そうすると、教科書のデザインやレイアウトが変わる。せっかく時間をかけて解読した全てが失われる。またゼロから、森の中で木を探さねばならない。

このような困難がある。だから工夫をする。

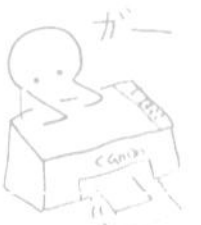

これに対して、母がしてくれたことを書く。テスト前の対策。教科書は余分な情報が多い。例えば数学の教科書をコピーして、問題文だけを切り抜き、白い紙一ページに一問だけ貼ってくれる。そうすると、わた

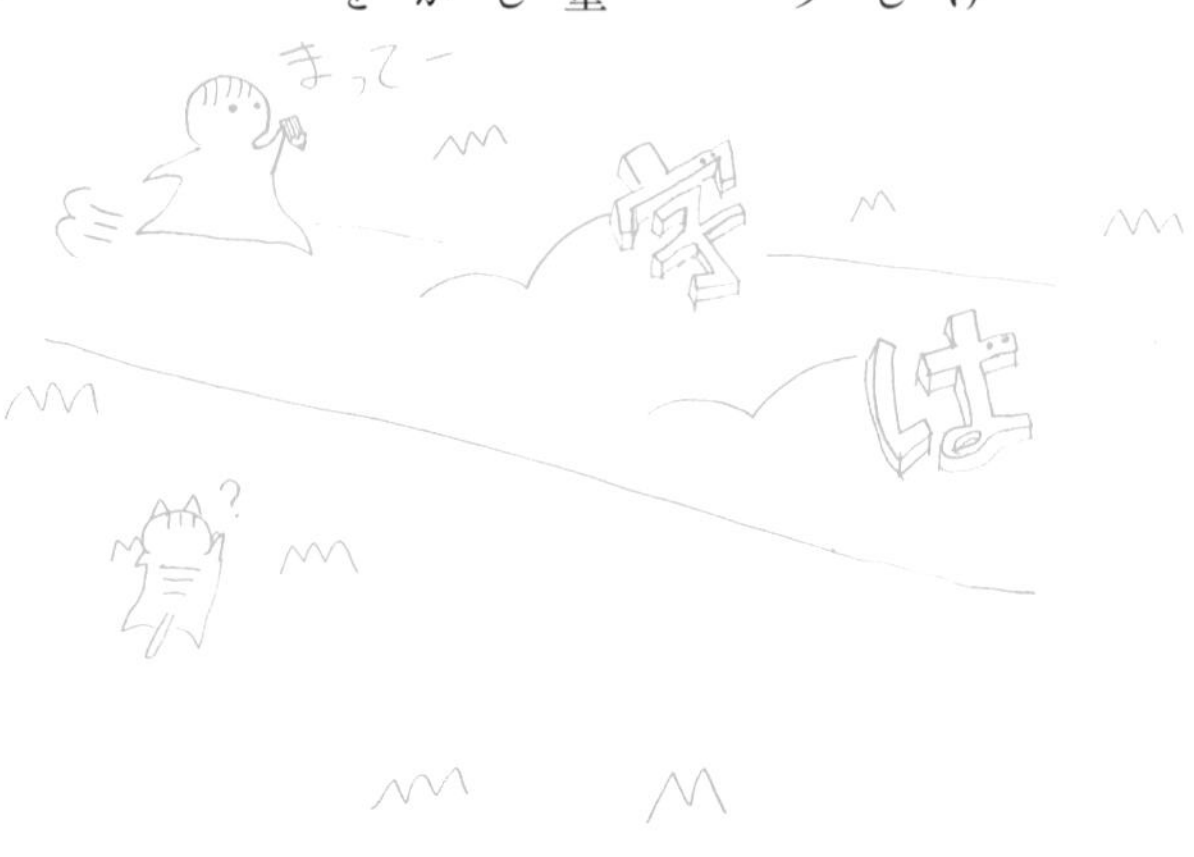

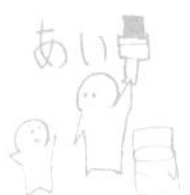

しはその問題をまっすぐに解くことができる。覚えなければならない公式は、公式だけを貼る。解説文は切り落とす。解説文を読みたいときは、元の教科書を開く。

テスト範囲が把握できないという困難もある。

何ページから何ページ、何番から何番とはっきり書いてあるのだけど、わたしは飛ばしてしまう。違うところをやってしまう。それに対しては、教科書やテキストは、可能なら余分に準備をする。裁断して、オートスキャナーにかけてデジタルデータにする。必要なページだけを使うときに印刷する。出題範囲を全てプリントアウトして、各教科一冊にまとめる。ファイルは書類ケースに入れてラベリングする。各ページの覚えねばならない部分を暗記ペンで塗る。どこを塗るかは相談する。箱の中のものを全てクリアしたら、範囲内の勉強ができたことになる。

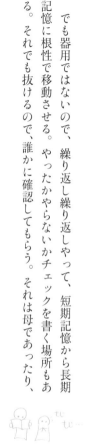

でも器用ではないので、繰り返し繰り返しやって、短期記憶から長期記憶に根性で移動させる。やったかやらないかチェックを書く場所もある。それでも抜けるので、誰かに確認してもらう。それは母であったり、

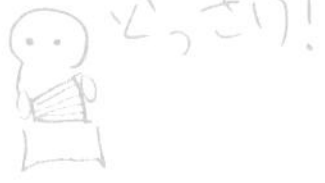

先生であったりする。

何度やってもできない問題は、母が紙に絵を描きながら説明してくれる。この「絵を描きながら」が重要だ。このときに理解できた場合、その絵を描いた紙をとっておけば、再度説明してもらう必要がない。もし忘れてしまっても、絵を見ると教わった内容が頭に再生される。数学の問題は覚えるのが難しくても、絵の手がかりで記憶を引き出すことができる。繰り返して、これも長期記憶に落としこむ。

だいたいこのようなことを、三年間やった。

わたしはとてもよく頑張った。母もよく頑張った。

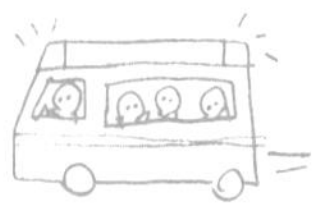

頑張ったといえば、定期考査の前日に救急車で運ばれたことがある。昼ごはんを食べた後、わたしはテーブルの横に倒れていたという。その瞬間、母は部屋を出ていた。でも家にはいたので、すぐに気がついた。わたしを何度呼んでも反応はなかった。母は救急車を呼ぶかどうか迷った。そして救急安心センター事業に連絡をとり、判断を仰いだ。

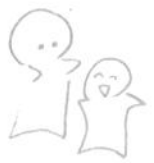

病院について、しばらくしてわたしは目が覚めた。なぜ部屋にいないのか。母がそばにいたので、パニックにはならなかった。いくつもの検査を受けたが、何もわからなかった。わたしは早く家に帰りたかった。まだやっていない副教科の勉強をせねばならない。帰る帰ると言うわたしに、母はiPhoneを差し出した。副教科のデジタルデータが入っていたので、ベッドの上でやった。

わたしも母もあまり心配はしていなかった。倒れて目が覚めないから病院に来たけど、目が覚めたから大丈夫と考えていた。いままでも、わたしの身には原因不明なことがたくさん起きた。負荷がたくさんかかると身体症状が出る。例えば、ずっと教室にいると身体中に蕁麻疹がブワッと出る。高熱が出る。お腹を壊す。まっすぐ歩けなくなるなど。どれも原因はわからない。わからないというか、感染症などのように突き止められない。脳のエラーなのだと解釈している。

この身体症状も、小学生の頃より激減した。ある意味、負荷は中学校の方が高かったはずだ。勉強の負荷が身体症状となったのは、数回だ。

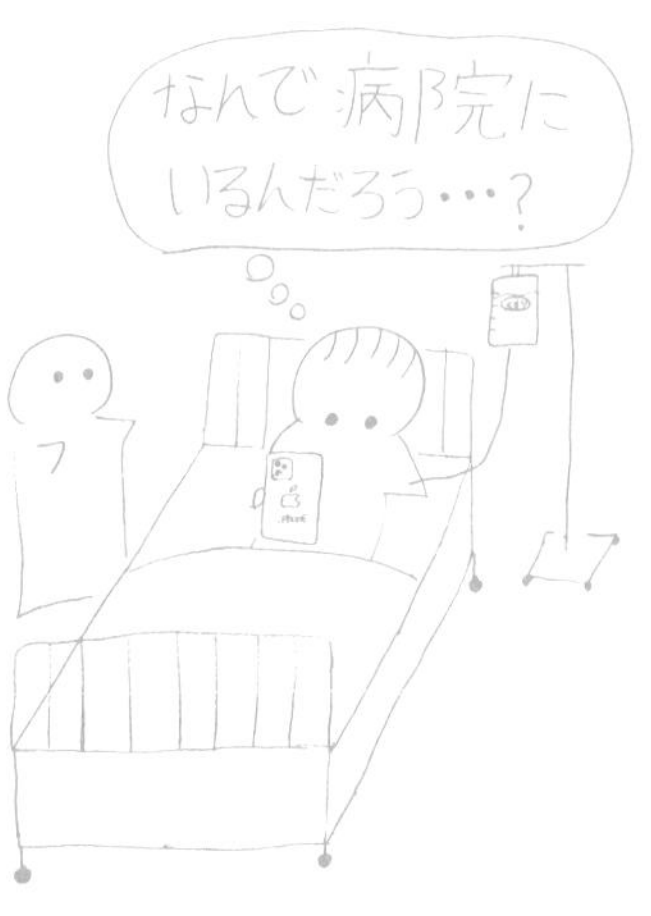

いまはほぼゼロである。わたしはわたしなりに成長し、それと共にとても強くなったようだ。

初めての投薬

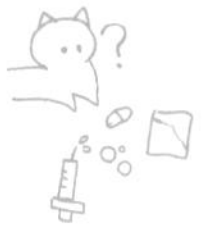

中学二年生で精神科の投薬をはじめた。

周りの友達は幼稚園や小学生でもう投薬している人もいたので、わたしは遅い方だと思う。その理由は父が投薬に反対していたこと。わたしも拒否していた。飲むと大変なことが起きると思っていたのだ。両方に根拠はなかった。母は二人の思い込みをはねのけてまで、投薬する必要性を感じていなかったらしい。

投薬をはじめた理由は、友達の体験談だ。わたしに似たタイプの友達が投薬していて、その話を聞いて羨ましいと思った。集中することができる、気持ちが暴走しない、そして周りが静かになると言う。

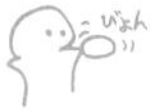

自分の気持ちのコントロールがしにくいことに、気がつき始めていた。それまでは、コントロールできないでいることも、気がついていなかったのだ。自覚があると、できないことがしんどい。薬によってそれがしやすくなるなら、試してみたい。

精神科に相談に行った。医者は以前から、必要であるなら出すと言っていた。すぐに相談内容にあったものを出してくれた。二種類の薬だ。ひとつは、海にいる海老に似た名前の薬。トラベルミンと同じような甘さを感じる。甘すぎるので、口に入れたらすぐ飲まないといけない。周囲がうるさすぎて混乱したり、イライラして収まらなかったり、幻のものが見えたりすることを解決してくれる。一錠一ミリグラム、効果が足りない日は二錠飲んでよい。

もうひとつの薬は、学校の友達に勧めてもらったもの。最近になって子供にも処方されるようになったそうだ。先生は寝る前に飲むようにと言った。なぜなら眠くなる副作用があるからだ。味はゴムを強く噛んだような味がして、少し不快である。飲んでから数日経つと、気持ちが静かになってきた。その代わりに、授業中に気がついたら眠ってしまうこ

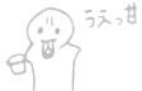

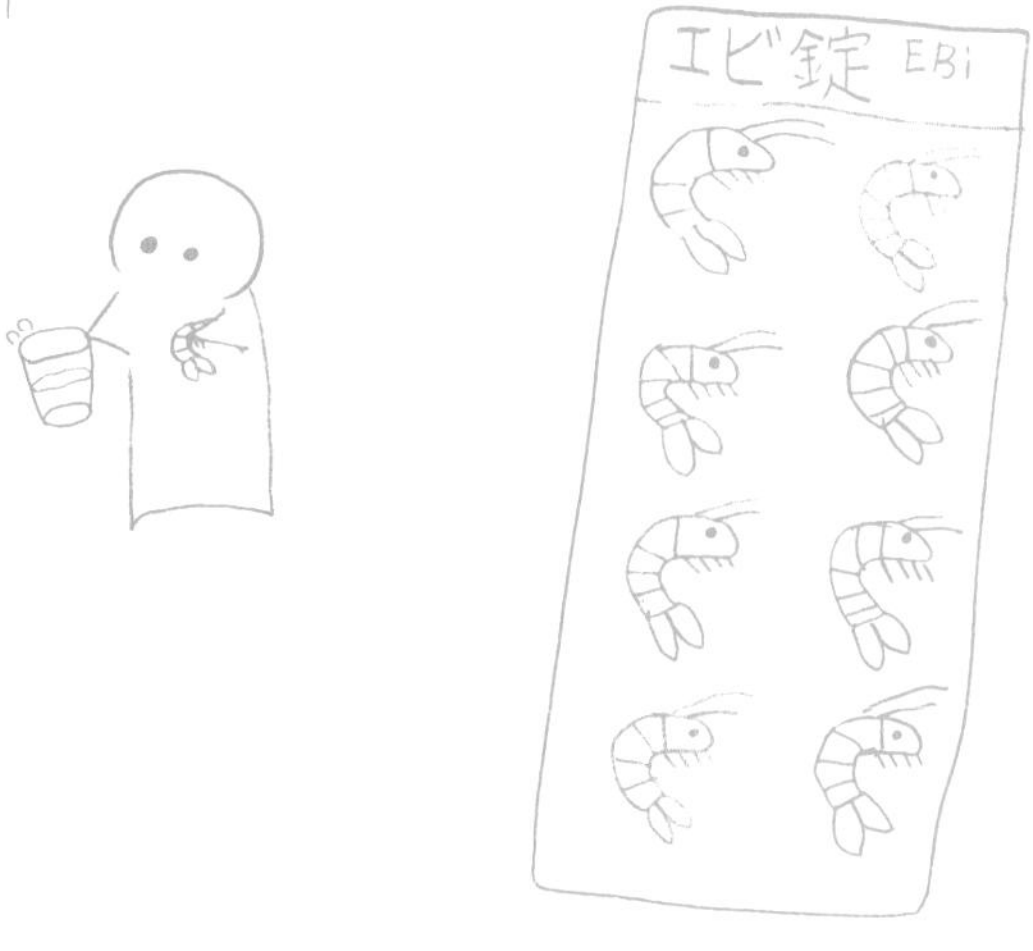

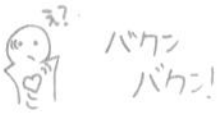

とが起きるようになった。わたし自身は眠っていることに気が付いていない。先生に起こしてほしいと自分で頼んだ。飲み忘れると、心臓がバクバクする。

　これらの一番大きな効果は、情報の海に流されているわたしの周りが静かになること。このことについてもっと詳しく文章にしたいが、できないでいる。断片はある。

薬を飲む前の感じをオノマトペで表せる。
ざわざわ、ドンドン、ぽわーめめめめ、ぐんじべべべ、せせせせ、もわきこさいいいい。
考えれば考えるほど、叫び声のようなものが聞こえてくる。

薬を飲んだ後。
シーン、シリシリ、ぴおおおお、ケレケレ、ウェオンウェオン。
静かだけれど、まだ何か聞こえる。だけど、前に比べると格段に静かだ。

薬は効果を感じたけれど、この先に飲むのを止めることになる。その

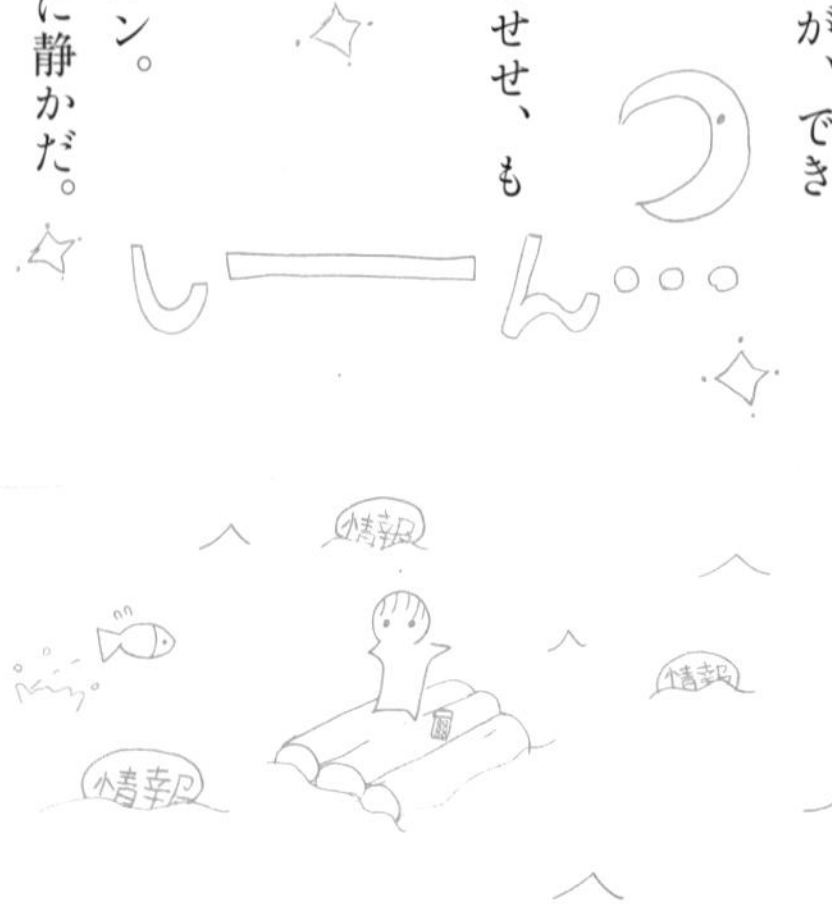

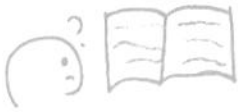

理由は、眠ってしまうこと。わかっていたけれど。授業だけではなく、定期考査まで寝てしまった。これはショックだった。点数はボロボロになった。わたしは大泣きした。その日から、後者の薬に関しては二度と飲まなかった。わたしは成績を下げたくなかったのだ。

この次に別の薬を試したのは、高校受験が迫ってからだ。

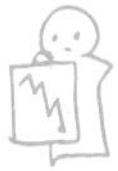

勉強をしていても、どこか頭のピントが合わず、困って相談した。眠ってしまうのが嫌だと頼んだので、眠気の出ないものにしてもらった。これは世界がとても静かになった。人の顔が見られるようになった。母が話しかけても、すぐに答えられる。

それまで、わたしの頭の中ではアプリケーションを、ひとつしか立ち上げることができなかった。しかし、この薬を使うようになってからは、複数のアプリケーションが立ち上がった。わたしはマルチタスクのコンピュータになることができた。例えば、聞く、書く、話す、これらをほぼ同時にすることができる。

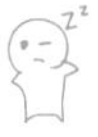

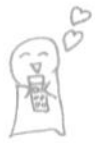

以前の薬は、気持ちが穏やかになるが、覚醒度が下がる感じがあった。今回の薬は、頭がはっきりとした。投薬することで気がついたことがある。わたしはずっと半分眠っているような状態であったのだと感じた。だから、本来は存在しないものが見えたりするのだ。半分眠っていて、夢うつつのまま社会に参加してきたのだ。眠っているのだから、夢を見ていても仕方がない。そうであるなら、幻のものが来ても怖くなくなる。

マグロは寝ながら泳ぐというが、きっとわたしのような気分だと想像する。水中は音がくぐもって聞こえない。目を開けても見えにくい。身体も水圧で押し返される。走りたくても走れない。襟首を掴まれたまま、前に走るみたいな感じでもある。それをさらに眠らせるような薬は、合うわけがなかった。わたしの友達にはよく効いたが、わたしとは合わなかったのだろう。この二番目の薬の処方のおかげで、授業も以前よりも聞こえるようになった。

この薬はとても気に入った。しかし今回も副作用が出る可能性があると言われた。副作用は食欲がなくなってしまうことと、眠れなくなることらしい。今回わたしには副作用が出なかった。ご飯は普通に食べられ

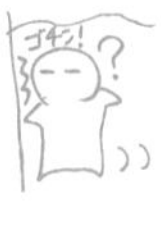

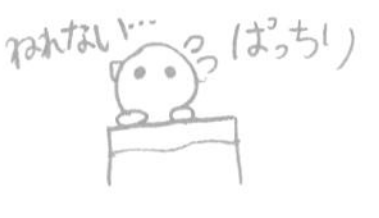

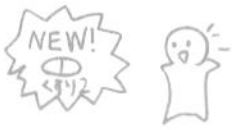

たし、夜はスイッチを切るように眠った。副作用がなくて、効果しかないなら安心して使用できると思った。

しかし、この薬を飲むのは、週に一、二回休んだ方が良いと言われた。その理由はずっと飲んでいると、効かなくなるからだそうだ。わたしは学校がお休みの日や、授業が少ない日は薬をお休みにすることにした。せっかく合う薬と出会ったのに、残念だ。いつか効かなくなってしまうのだろうか。効いているいまから、不安に思ってしまう。それに対して母が、その頃にはまた新しい薬が開発されている可能性もあるかもと言った。そう考えると不安が減る。

投薬はわたしの生活を大きく変える。たぶん普通の世界はこんな風なんだろうと、思うようなものが垣間見える。とても静かで整った風景だ。自分の身体も無理なく管理できる。薬が切れても、呼び声がしっかり聞こえる世界の記憶がある。だからそれを、いくらか再現できる。わたしの人格まで変わるわけではない。世界のノイズが大きく減る感じだ。この薬で見える世界も、有りだと感じている。

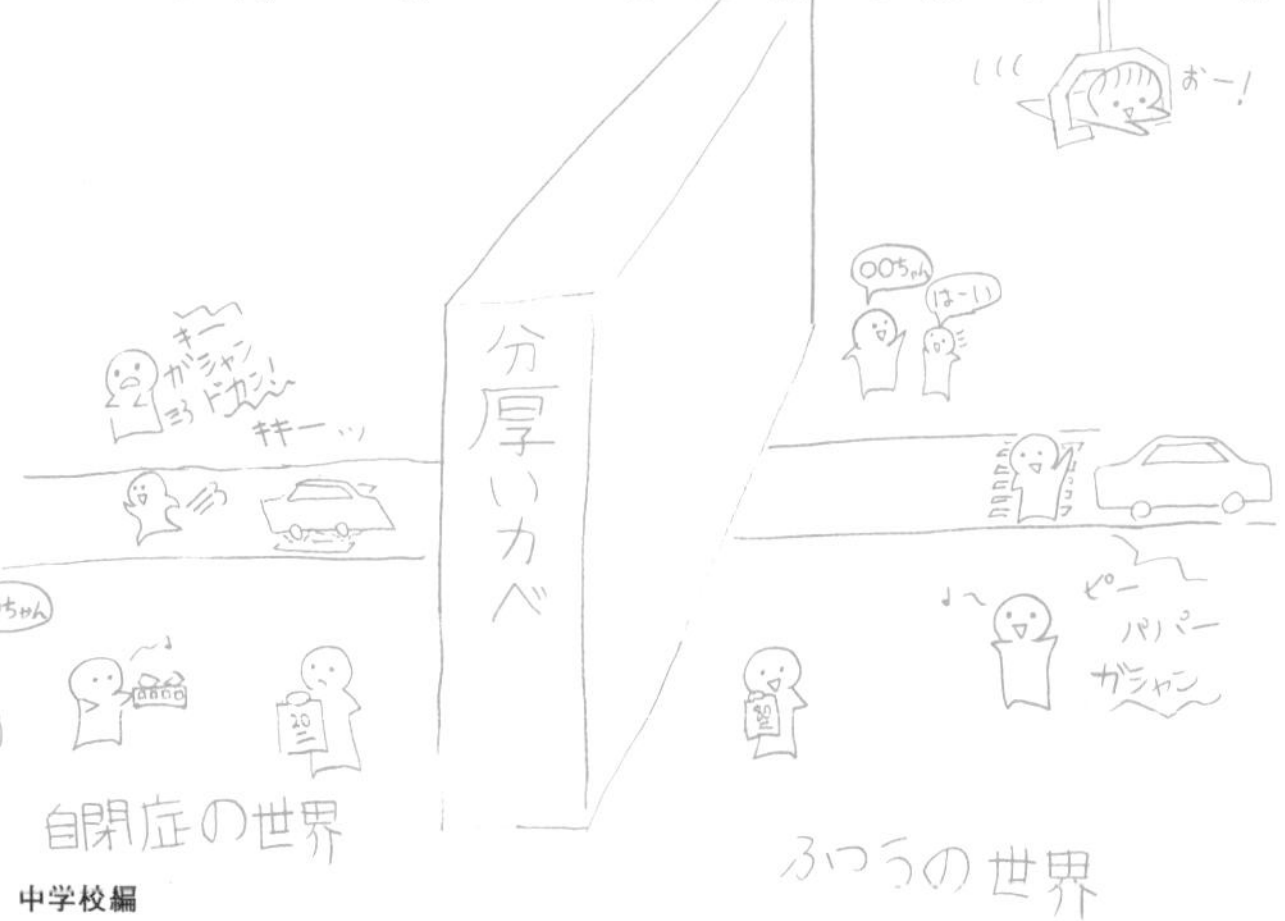

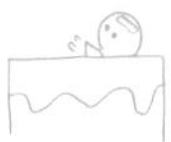

鏡の向こう

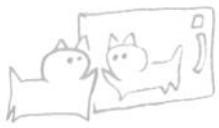

学校で身だしなみを整えるように指導された。

わたしは全く自分の見た目に興味がない。髪型も服も母に任せている。自分がどんな様子であるのか、確認もしない。そうしようと思いついたこともない。同級生は、前髪が思い通りになっていないだけで、とても不愉快になると言う。わたしの前髪はどんな形であるのか、いま聞かれてもわからない。鏡がこの世からなくなっても、全く困らない。

風呂は毎日入っている。身体が汚いことは耐えられない。それはわたしにとって身だしなみではなく、清潔管理でもない。皮膚の感覚で、汚れている状態は耐え難い。見た目を気にする感覚は、誰かの視線を気にすることだ。難題なのだ。だからと言って、例えば人前で裸になったりはしない。それは見た目に興味がないことと、誰かの視線を意識しないこととは関連しない。社会のルールだ。

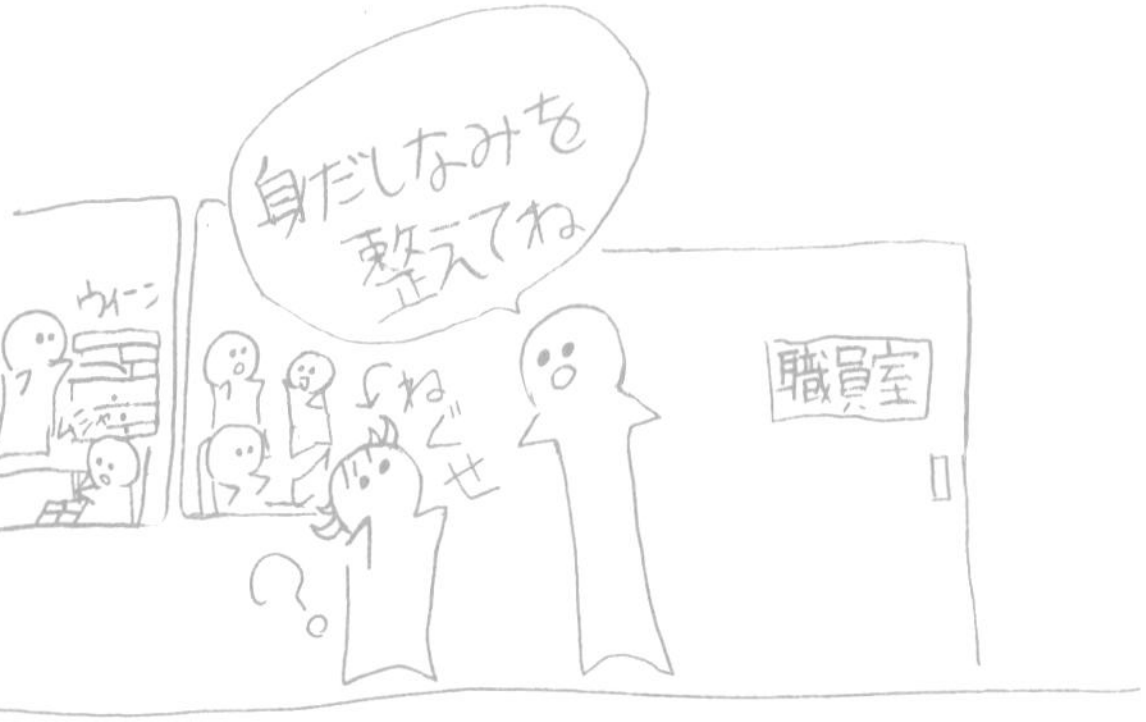
身だしなみを整えてね
ウィーン
ねぐせ
職員室

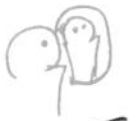

校則にも、髪が肩についてはいけない、染めてはいけない等、決まっている。決まっていることは、クリアしている。今回、なおさねばならないことは、髪の毛を整えることだった。整える。曖昧な話だ。

まず母から髪をとかすやり方を教わるが、ヘアブラシをうまく使うことができない。髪の毛全部を前方に向かってブラシをかけてはいけないらしい。母はわたしを鏡の前に引っ張って行き、手を取ってブラシの動かし方を教える。わたしは鏡が好きではないので、ブラシの話が頭に入ってこない。鏡の前では左右前後を把握するのは、いつもよりさらに難しい。

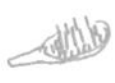

髪の話をしているようだが、実は一番重要なのは鏡に映っている人のことだ。鏡を見るといつも思うことがある。この人は誰なのだ。横に立っている母親は、鏡のこっちでも向こうでも母である。しかし、わたしの向こうにいる人のことをわたしは知らない。これは誰なのかと考えると、暗い闇の中に落ちていく感じがある。誰だか知らない人が映っている映像を見ながら、身だしなみを整えるのはかなり困難だ。

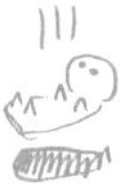

ではどこまでが自分なのか。鏡を通さず、肉眼で見える手足や腹は間

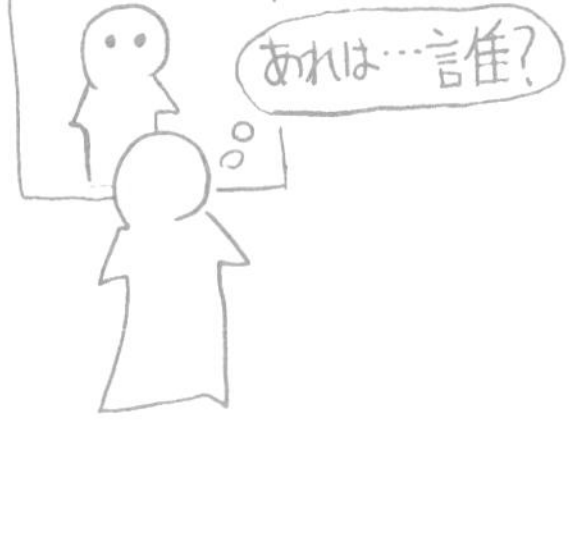

違いなくわたしだ。だが、鏡を見ると見える人物が誰だかわからない。

だから鏡が好きではない。

いままでどうしていたのか。どうしていたのだろう。母に聞いたら、母がやっていたという。何度も整え方を教えようとしたが、興味を持たず、やろうとさせてもできなかったそうだ。

わたしは人の顔を見るのが得意ではない。それは自分自身の顔も含めてなのだ。わたしは多分、友達の顔よりも、自分の顔を知らない可能性がある。

我が家にはあちこちにアレクサというモニターがついた装置がある。アレクサと呼びかけると、彼ができる仕事をしてくれる装置だ。そのモニターには、アレクサが我が家の写真を映し出している。特に意識しなくても、さまざまな年齢のわたしが映し出されている。あれが、わたしだということは、知っている。

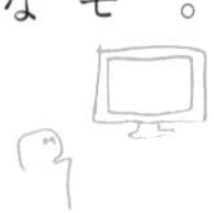

ある日、母が小さな子供を抱いている写真が表示されていた。わたしはモニターを叩き壊したい衝動に駆られた。その子供が憎かった。わたしの母親に抱かれている子供は誰なのだ。

お気づきかと思うが、その子供はわたしだった。そういう落ちだ。しかし、わかってもなお、その写真を見るのが、つらい。自分の姿を認識できないというのは、こういうことだ。

あなたとわたしの区別がつかない

わたしが困っていることを書く。

自閉症者、全てについて話すのではない。わたしの身の上に起こっていることだ。

わたしは、あなたとわたしの区別がつかない。

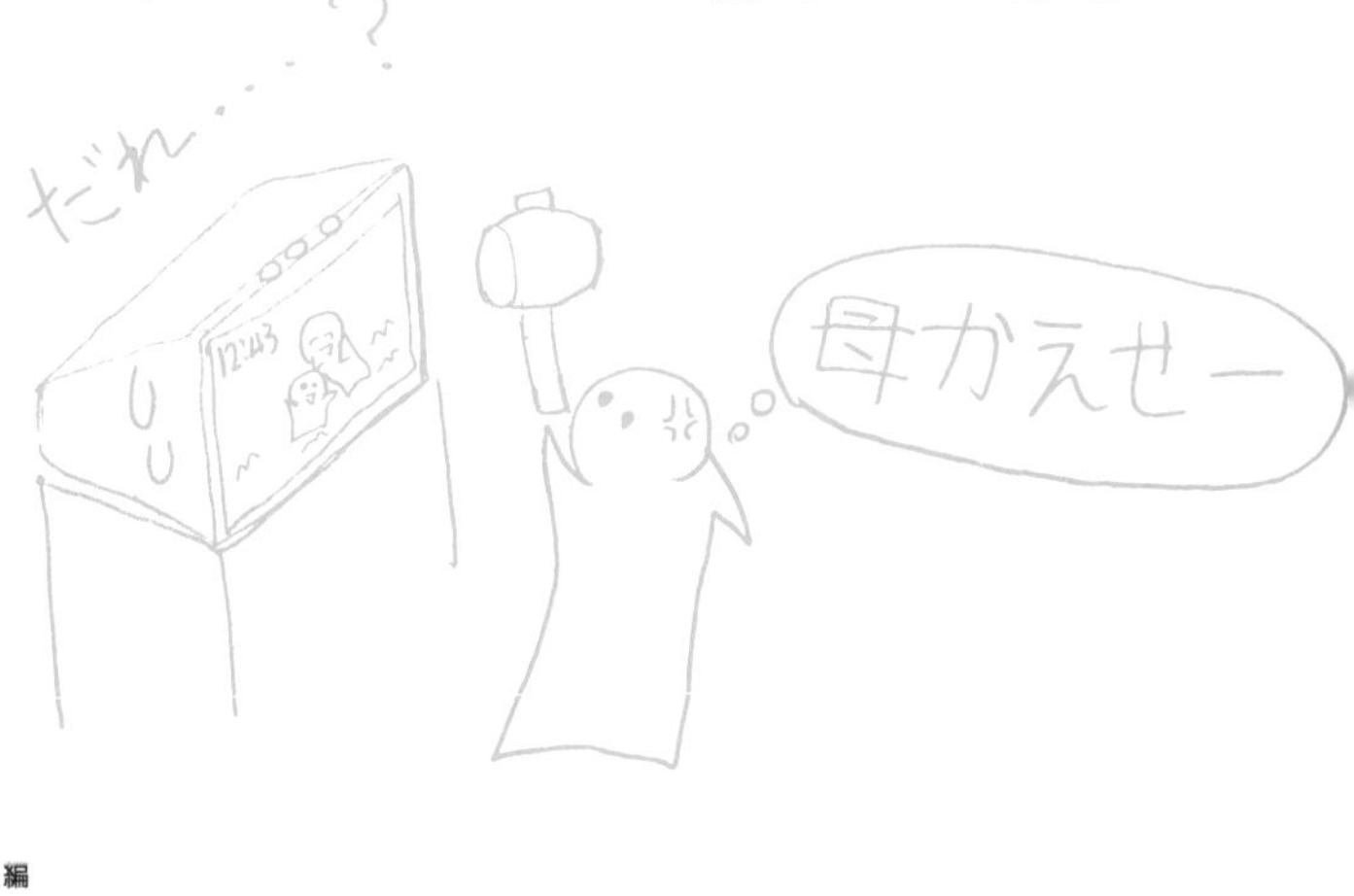

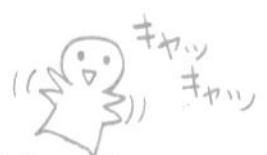

　自分と他人の区別がつかないのは赤ん坊だそうだ。赤ん坊が成長して、一歳ごろに自分以外に人間がいることに、気がつく。これを発達と言う。保健の教科書にそう書いてある。二歳ごろになると、他の人は、自分と違うことを考えていると理解する。このあたりで、世界には自分と、自分ではない誰かがいるとわかるのだ。

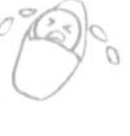

　わたしは精神の一部が、いまも二歳以下であるようだ。わたしの中に二歳児がいる。怖くて、しかし面白い。わたしがわたしであるように、同じように誰かも誰かである。自分でない誰かは、わたしとは違う人間である。別々の心を持っている。ゆえに、わたしが体験したことは、わたしだけのものである。あなたが体験したことは、あなただけのものである。説明されれば理解はする。何度も口に出して言ってみる。だがしかし、ほんとうのところではわからない。わたしが知っていることは、みんなも知っていると思ってしまう。

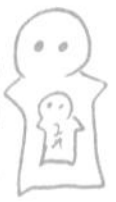

　クラスメイトは、友達から自分がどう思われているのか不安だという。こんなことをしたら、嫌われてしまうのではないか。好かれるにはどうしたら良いのか。そんなことを考えて、動けなくなるそうだ。しんどそ

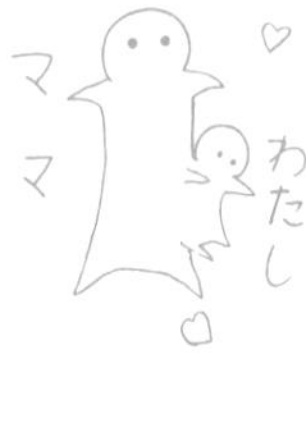

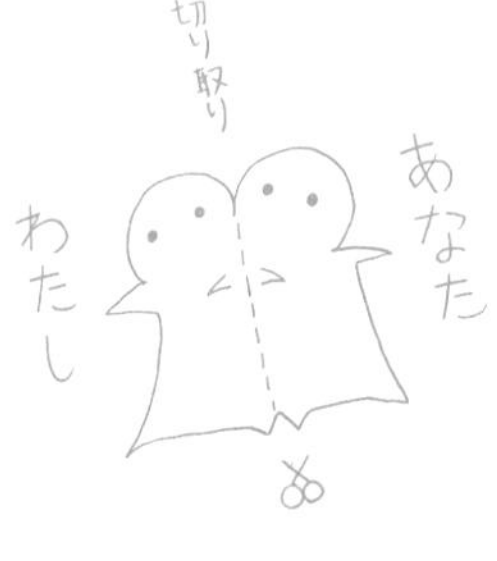

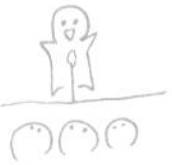

うだ。わたしはそのようなことを、考えたことがない。

幼い頃から、名前を呼ばれてもなかなか気がつくことができない。部屋に誰かがいたら、わたしは話しかける。こんにちは。ねぇねぇ、遊ぼう。ゲームしよう。あなたの名前は。どこから来たの。何歳。人は、人と関わろうとする。関わると楽しい。ひとりでいるより楽しい。わたしは話しかけるが、話しかけられる想定がない。肩を叩かれればわかる。

わたしは人前に出てもあまり緊張しない。それは誰かの視線を感じることがないからだと考える。誰もいない家の中で、ひとりで喋ることは誰でも緊張しない。わたしはたくさんの人がいる場所も、家の中も、緊張しない。特に違いは感じないのだ。それは外も、家の中にも、わたし以外の誰かがいないと感じているからだ。

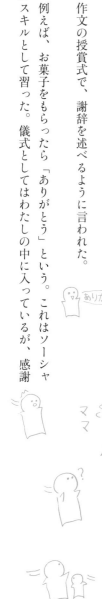

作文の授賞式で、謝辞を述べるように言われた。

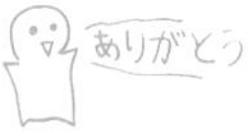

例えば、お菓子をもらったら「ありがとう」という。これはソーシャルスキルとして習った。儀式としてはわたしの中に入っているが、感謝

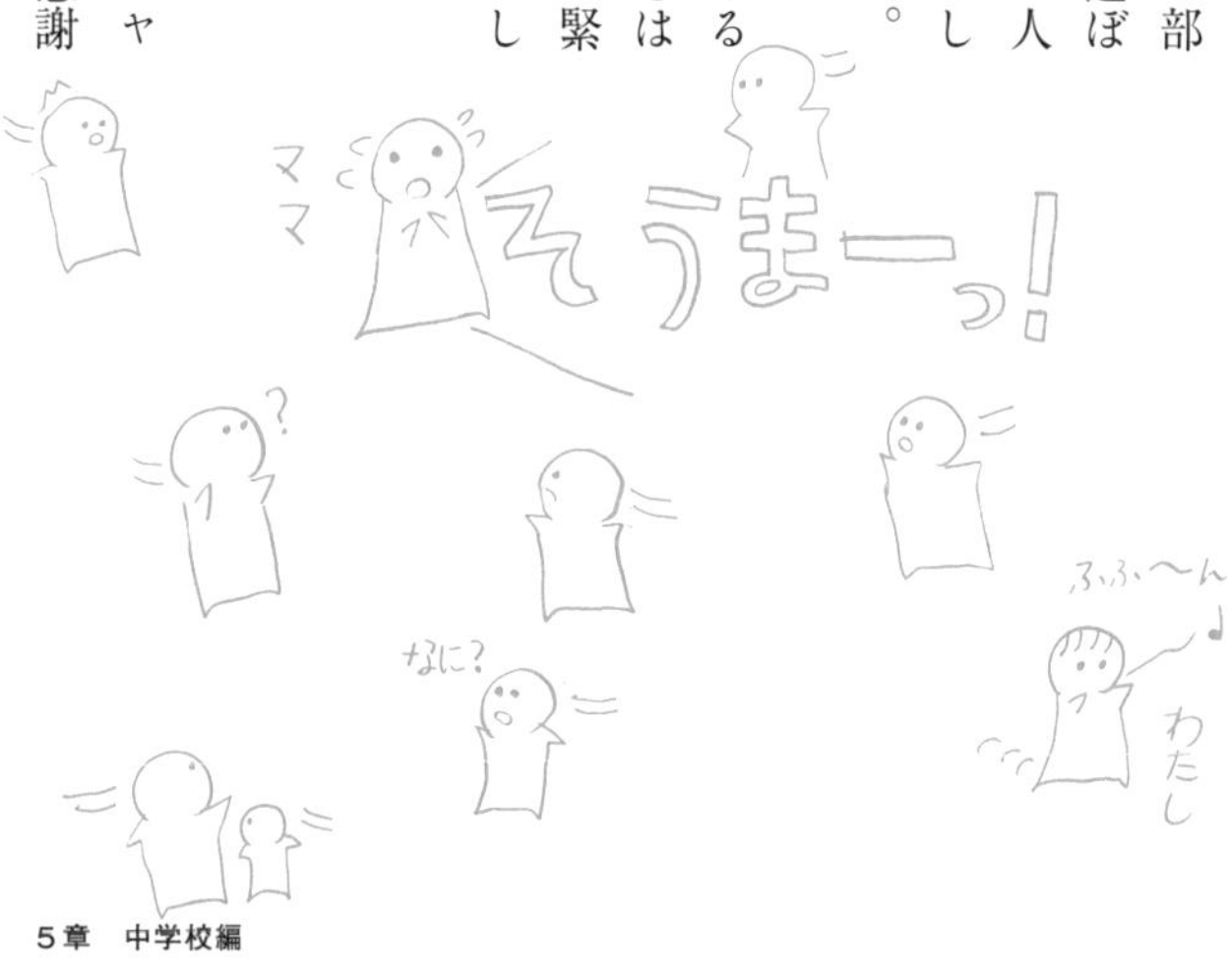

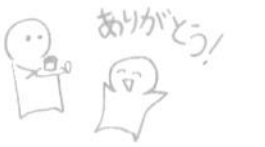

の概念がこれだけではわからない。謝辞、ありがとうとはなんなのか。考えても文章にはならず、母に聞いた。

誰かのエネルギーが、あなたのために使われたと想像する。誰かがあなたにお茶を出してくれる。そのためには、まず、お茶を出してあげようと思いつく。実際にお茶を淹れて運ぶ。身体と気持ちのエネルギーがそのために使われる。そのエネルギーが向かったベクトルが、おこなった本人ではなくて、それ以外の存在であったときに、お礼を言う。

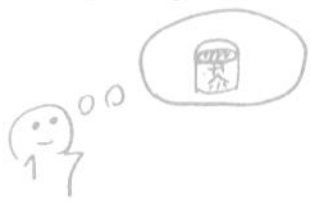

そのときに同時に感謝が発生する。エネルギーが向けられたことで、あたたかさに気が付く。疲れ果てたときに、大丈夫かと声をかけられる。物が出てこなくても、それはあなたにエネルギーが向かっている。エネルギーをチャージしてもらっている。エネルギーをあげたり、貰ったりする。それは社会的な行動である。エネルギーだから、あたたかい、そう想像すると頭に残るかもしれない。

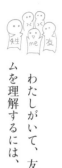

わたしがいて、友達がいる、先生がいる、家族がいる。感謝のシステムを理解するには、まず自分以外の存在を意識する。それぞれ別の人間

である。エネルギーをありがとうと、言葉で伝えねばならない。

なるほど。

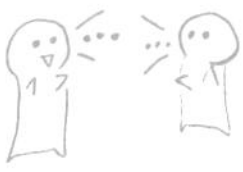

もうひとつ。サリー・アン課題というのがある。
自閉症かどうかを測る課題だ。わたしは病院の検査でやった。これが解けないと自閉症を疑われる恐ろしい課題だ。サリーとアンという名前の二人の女の子が部屋にいる。アンはボールをカゴにしまう。それをサリーは見ていた。アンは部屋を出ていく。アンがいない間に、サリーはカゴからボールを取り出し、箱に入れる。やがてアンは帰ってくる。

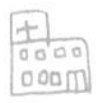

問題だ。
アンはボールを探す。どこを探すか。

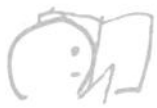

カゴだろうか？
箱だろうか？

当時のわたしは答えを知っていた。幼い頃に図鑑が大好きで、ずっと

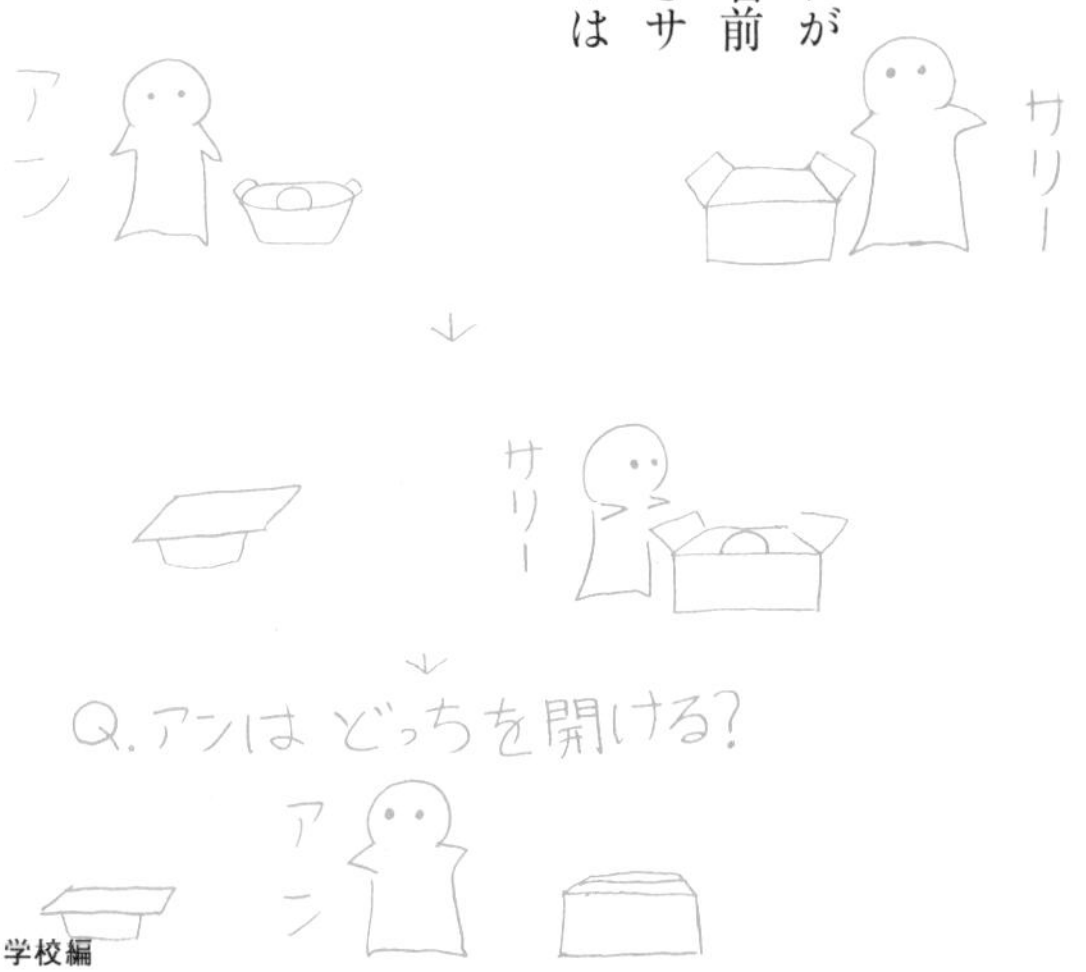
アン
サリー
サリー
Q.アンはどっちを開ける?
アン

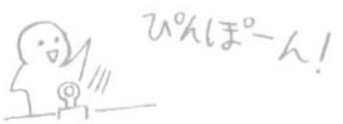

眺めていた一冊に「人間」の図鑑があった。その図鑑の「ひとの気持ちがわかること」のページに、このサリー・アン課題は紹介されていた。わたしは、検査の課題を解く前に、答えを知っていたのだ。だから病院でやった課題は、正解を出すことができた。

最近のある日、母がNewton別冊の「精神科医が語る発達障害のすべて」を買ってきた。そこに懐かしいサリー・アン課題が載っていた。「誤信念課題」というらしい。母がちょっとやってみようというので、やってみた。できなかった。何回やっても間違える。サリー・アン課題の他にも「スマーティ課題」「アイスクリーム課題」と三種類あった。どれも全部間違えた。どれも、登場人物は複数で、誰かがいない間に状況が変わる。それを不在者は知っているか、知らないか。そのような同じテーマを含む問題だ。

通常、「いない間に起きた出来事は知らない」のである。みなさんは、簡単すぎて何を言っているのかわからないかもしれない。わたしは十五歳になったいま、解き直してみたらできなかった。あのとき、答えをおぼえたはずなのに。しっかり考えれば、考えるほど間違える。頭を落ち

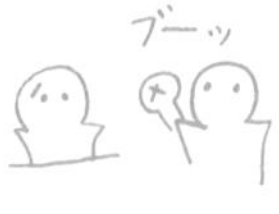

着けて、力を抜いて深呼吸するとみんながどう答えるのか、わかる。しかし素になって自分中心に考えると、やはりわたしが知っていることは、サリーもアンも全員知っていると思ってしまう。

わたしにとって、わたしとあなたの世界は繋がっている。

それでいながら、幼稚園時代のわたしといまのわたしは違う。いまのわたしは、誰かの存在があやふやにではあるがわかる。わたしの不完全な世界が揺らいでいる。世界に人間が現れたと感じるようになる。これは中学生で起こった変化だ。中三になったいまは、友達がいる。しっかりと存在している。友達は、わたしではない。相手の反応を見て、相手の話を聞くようになった。ここまで変わってきた。

ずっと歩けなかった人が、何かのきっかけで立ち上がれたとして、自然に歩けるようになるようなものだろうか。十五年間歩けない人が、ある日歩いたとしても、たぶん通常と同じに歩くことは無理なのではないだろうか。わたしはヘレン・ケラーが水に気がついたように、何度もウォーター!!と叫ぶ瞬間を体験している。なるほど！　これがありが

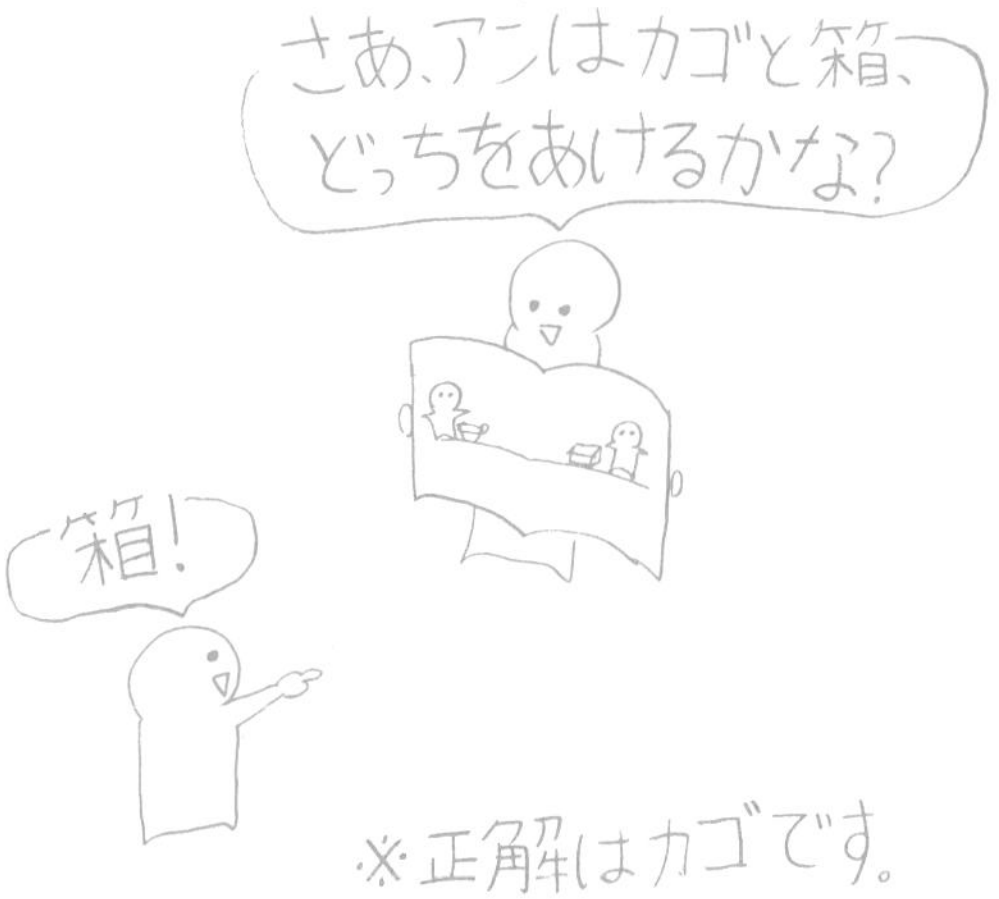
さあ、アンはカゴと箱、どっちをあけるかな？
箱！
※正解はカゴです。

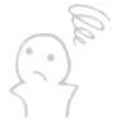

とうなのか！　友達なのか！と思う感じがそうだ。いままで腑に落ちなかったものに、合点がいく。

わからなかったことがわかった瞬間はいつも嬉しい。友達の存在がわかった。それなのに、わたしが知っていることは、友達も知っているのだと思ってしまって、話が噛み合わなくなる。相手の反応を見逃して、気分を悪くさせてしまったりする。場に見合わないことをして、失敗もする。うまくいかないことが、まだたくさんある。

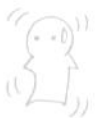

うまくできない自分に苛立っているわたしに、家族が言う。できないことばかり見ないで、できたことを見よう。幼稚園時代のわたしを思い出せば、いまの方がずっと進化しているじゃないか。誰かの声に気づくこともできなかったわたしが、相手の顔を見て話を聞いている。大きな変化だ。焦っても良いことはない、いまわからないことも、いつかはわかる。

そのいつかにたどり着くまで、わからなくても、大切にしなければいけないことがある。それは人に対する敬意だそうだ。他人だけではない。

自分にも敬意を持つ。自分も他人も大切にする。困ったことがたくさんあっても、自分を卑下しない。不貞腐れない。気高く生きるとも言える。誠実に他人と会話をする。これを教えてくれるのは家族だ。

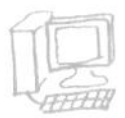

わたしというコンピュータのオペレーションシステムは、自閉症バージョンだ。このＯＳはまだ幼くて、熟していない。決して壊れているわけではない。感情で叩き壊さず大切にする。わたしは毎日、自閉症ＯＳを安定させるために更新して行く。人間のこととして考えると難しいけれど、コンピュータに置き換えればわかる。

気長に行くよ。

思い出すためのヒント

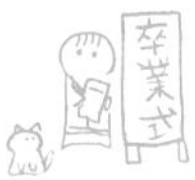

三月。

中学校三年間、一緒に過ごしてきた、クラスメイトと別れる日が来た。

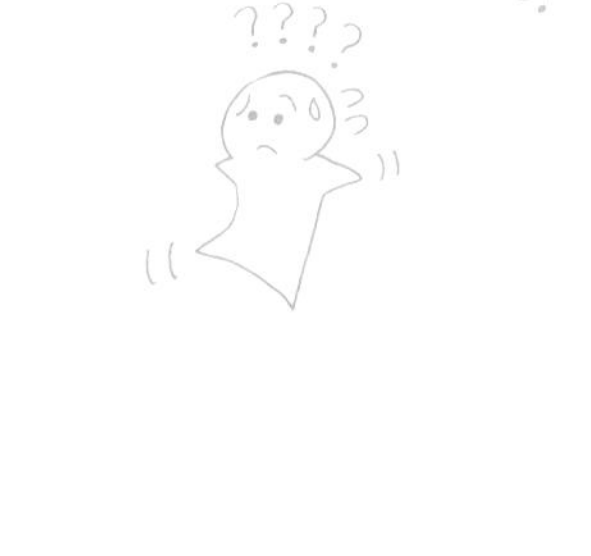

少人数教育の中高一貫校。わたしのいるコースの人数は十六人だ。クラス全体は二十七人。一学年一クラスで、中学三年間クラス替えはない。こぢんまりとした落ち着く人数だ。わたしの行っていた公立幼稚園や小学校と比べて、教室はとても静かだ。幼稚園生や小学生は幼いのだからそんなものなのだろう。わたし自身もうるさかった。

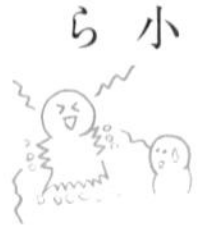

自分に合った環境を求めて入った学校であったが、入学当初は、混沌だった。全てが新しくて、落ち着かず慣れるまで長くかかった。わたしは環境変化に弱すぎた。慣れるまでどれくらいかかったかと言うと、多分三年かかった。やっと慣れたと思ったら卒業だ。わたしの人付き合いの困難さに、時間がついていかない。中学校が六年間あったらいいのにと思う。

それでも三年間、この少人数で毎日過ごせば、みんなの顔がわかる。この人はこんなときには、こんな反応をするだろうと覚えている。わたしなりに予測がつく。彼らの好みも知っている。これをされたら嫌なのだと覚えている。絶対ではないし、わたしは勘違いが多いから用心せねばならない。

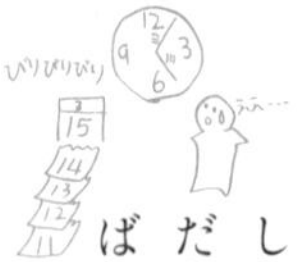

それまで、わたしが気持ちを予測できるのは、母だけだった。いまはクラスメイトの気持ちもわかる。クラスメイトが好きな趣味の話をする。昨日あったことを話す。好きなペットの話をする。それらを聞くのが楽しい。一方的に喋っていたわたしが、相手の話を義務ではなく聞くようになった。全く興味がない内容でも、好きな友達が話していたら、興味を持つようになる。話を単体で聞いているのではない。友達と話、この二つでセットだ。

卒業証書を壇上で受け取ったとき、もう二度といまのメンバーで集まることはないのだと感じた。急に胸にせまってきて、涙がこぼれた。十五年間生きてきた中で、物理としての家ではなく、形のない心が通じ合う家があるとはじめて気がついた。ホームだ。アプリケーションのホームボタンのホーム。戻る場所だ。せっかくできたのに、なくなってしまう。そう感じて、寂しくて泣いた。

思い出ムービーが流れた。クラス全員が揃った日、校門の前でみんなで撮った写真が映し出された。なかなか全員揃う日がなくて、貴重な時

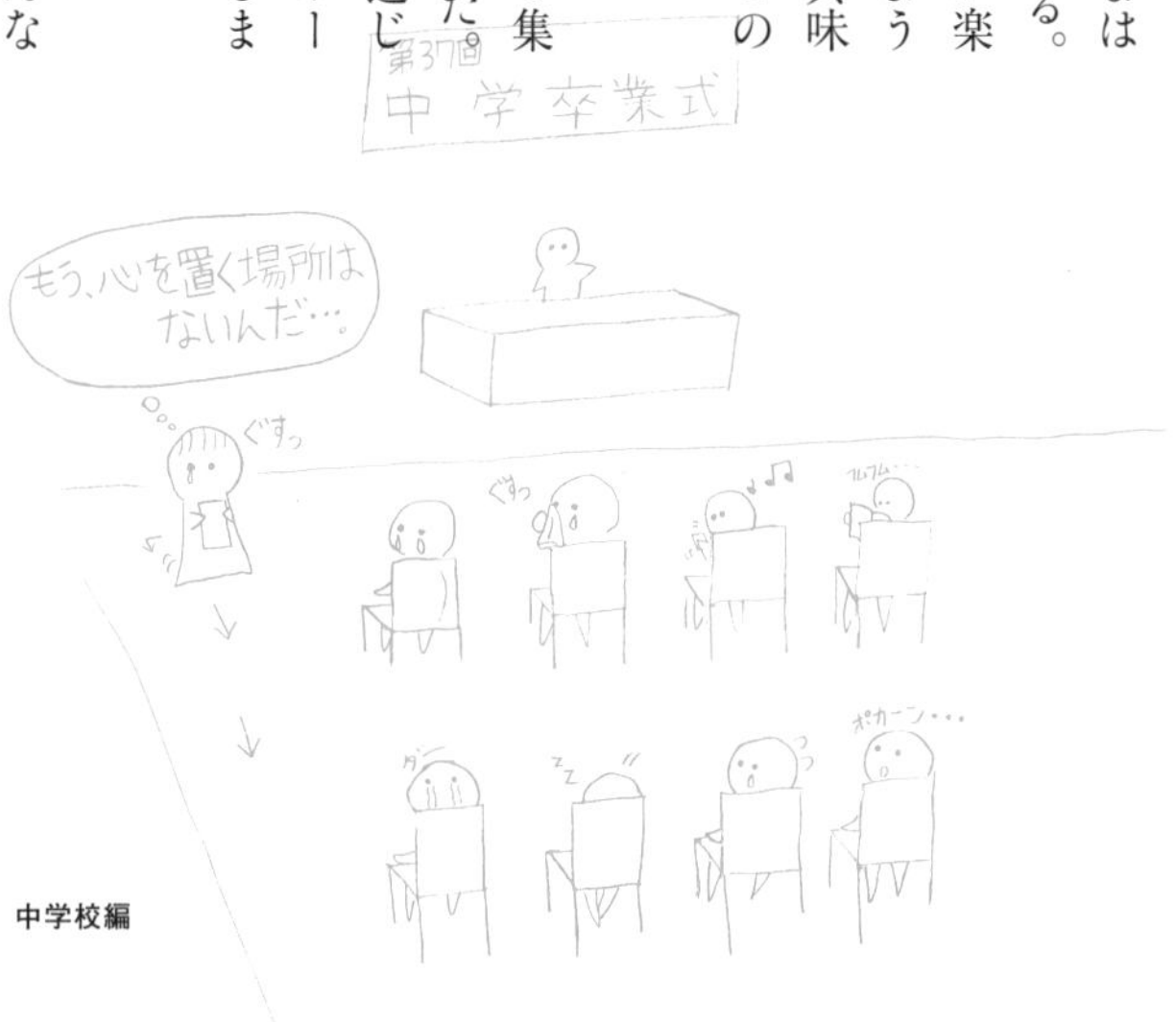

間だった。見たとたん、いままでの思い出が、嵐のように頭の中に浮かび上がり、収拾がつかなくなった。

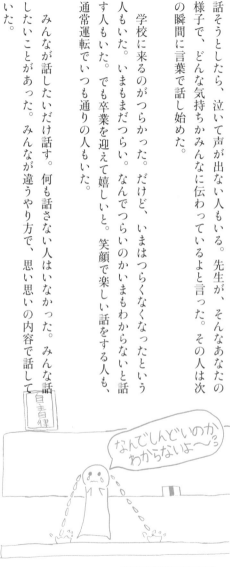

教室に戻って、ひとりずつ前に出てスピーチをした。何を話すかは自由だったが、話をするのが苦手な人もいる。それでも、前に出ると緊張するなぁ、何を話そうとしたか忘れちゃったよとそのままに話し出す。話そうとしたら、泣いて声が出ない人もいる。先生が、そんなあなたの様子で、どんな気持ちかみんなに伝わっているよと言った。その人は次の瞬間に言葉で話し始めた。

学校に来るのがつらかった。だけど、いまはつらくなくなったという人もいた。いまもまだつらい。なんでつらいのかいまもわからないと話す人もいた。でも卒業を迎えて嬉しいと。笑顔で楽しい話をする人も、通常運転でいつも通りの人もいた。

みんなが話したいだけ話す。何も話さない人はいなかった。みんな話したいことがあった。みんなが違うやり方で、思い思いの内容で話していた。

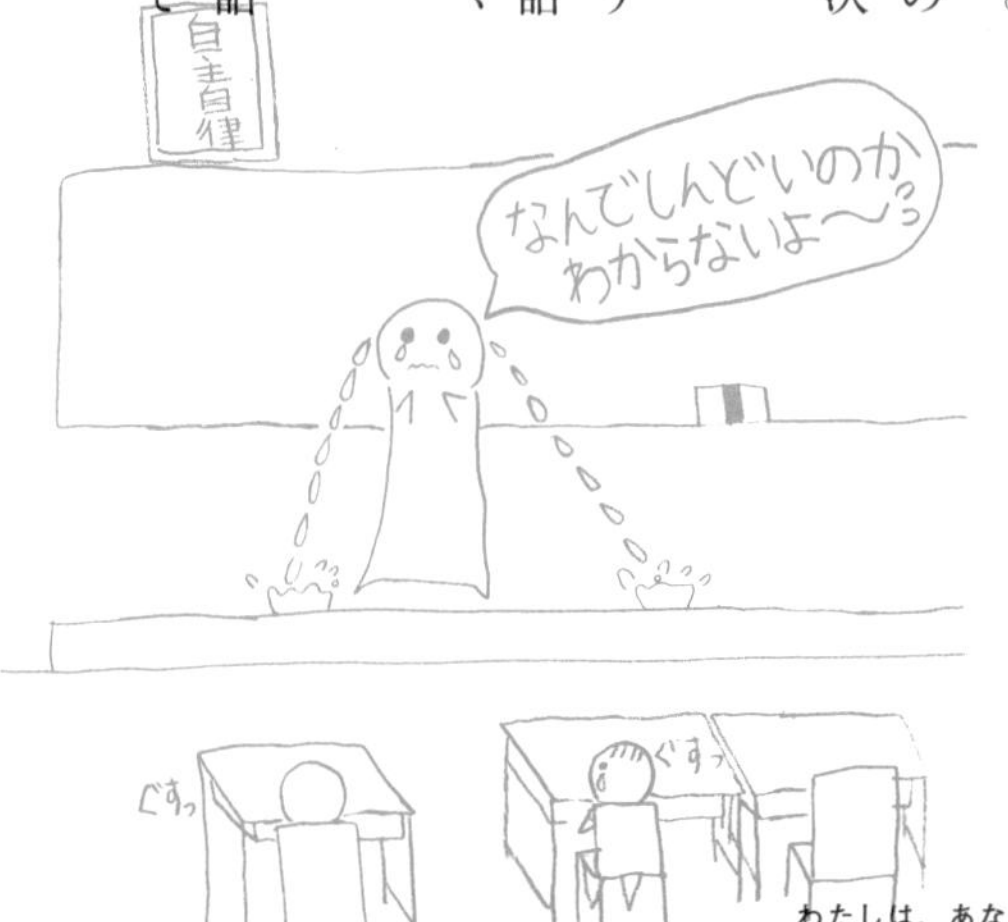

なんでしんどいのか
わからないよ〜っ
ぐすっ
ぐすっ

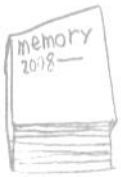

わたしはこのクラスは自分の思い出に残るだろうと話した。比較してこの学校に来る前は、みじめだったと言った。反省を話した。あれはわたしの世界にわたししかいなかった頃の話だ。話しながら思った。話を聞いてくれる、クラスメイトがここにいるのだ。

文章では、自分を卑下した内容は書かないようにしている。でも気持ちに余裕がなくなると、悲しいことが口をつく。そのような弱い自分が出てくると、自分の感情のコントロールが上手くできなくなる。気持ちの中に他の誰かがいなくなってしまい、独りよがりで話してしまう。けれどみんなの視線を感じたので、過去の話はやめて、未来の高校についての話で終わりにした。

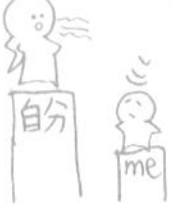

なぜ完璧に出来上がったものを壊さねばならないのだろう。

みんながこれを気に入っていて、みんながこのままでいたいと思っているのに、保存できないのだろう。

終わりの気配にわたしは逃げ出してしまいたかった。

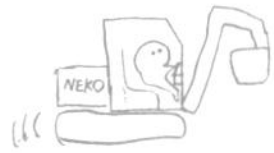

たくさんの物をおみやげに帰途についた。それは手に触れる物理的なものだ。みんなが揃って撮った写真の飾られた時計。学校の名前とともに、三十七期と入ったペンとモバイルバッテリー。学年カラーのコサージュ。先生からの手紙。卒業アルバム。寄せ書き。

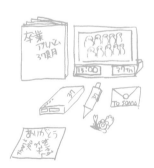

これは、何のためにあるか。思い出をとっておくためだ。三年かけて出来上がったクラスが、確かにそこにあったことを確認するためのヒントだ。

わたしの学校は中高一貫だけど、高校からは少人数制ではなく、四十人クラスがいくつもある学校になる。外部生がたくさん入ってくるのだ。それでも、通い慣れた学校で、よく知っている先生たちが高校でも教えてくれる。再び一緒のクラスになる人もいる。

そう考えてみても、クラス解散は寂しい。

思い出で気持ちを揺らす日が、自分に来るとは思わなかった。それは何かに振り回されるパニックではない。名残惜しいと静かに思う幸せな

悲しみだ。過去をこんなに振り返るのははじめての体験だと思う。
わたしは四月から、また混沌の日々を過ごすだろう。

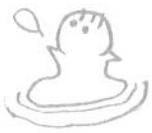

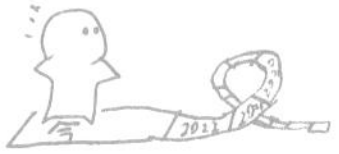

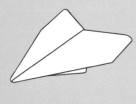

6章

中学オーストラリア研修編

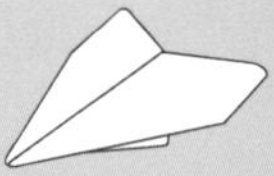

出発前の不安

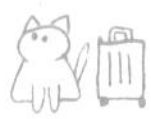

中学校の研修でオーストラリアに行った。
行く前は、不安で仕方がなかった。毎日のように飛行機が落ちる夢、ロストバゲージしてわたしの荷物がなくなる夢などにうなされていた。

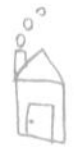

しかもわたしは自分の自宅でしか休養ができない。自分の布団でないと寝られない。親とこんなに長いこと離れて過ごしたこともない。知らない場所をひとりで歩いたこともない。コロナ禍で、前年の国内研修もできていなかったので、一緒に行くクラスメイトとも長く過ごしたことがない。変わった食べ物は食べられない。他人が触ったものはアルコール消毒をしないと気が済まない。飛行機に乗ったことがない。ジェットコースターは大嫌いだが、飛行機は揺れないのだろうか。外国の水を飲んだらお腹を壊さないだろうか。ホストファミリーは親切だろうか。

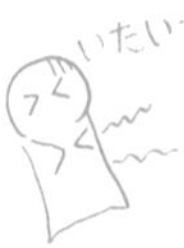

不安の材料はいくらでもあった。

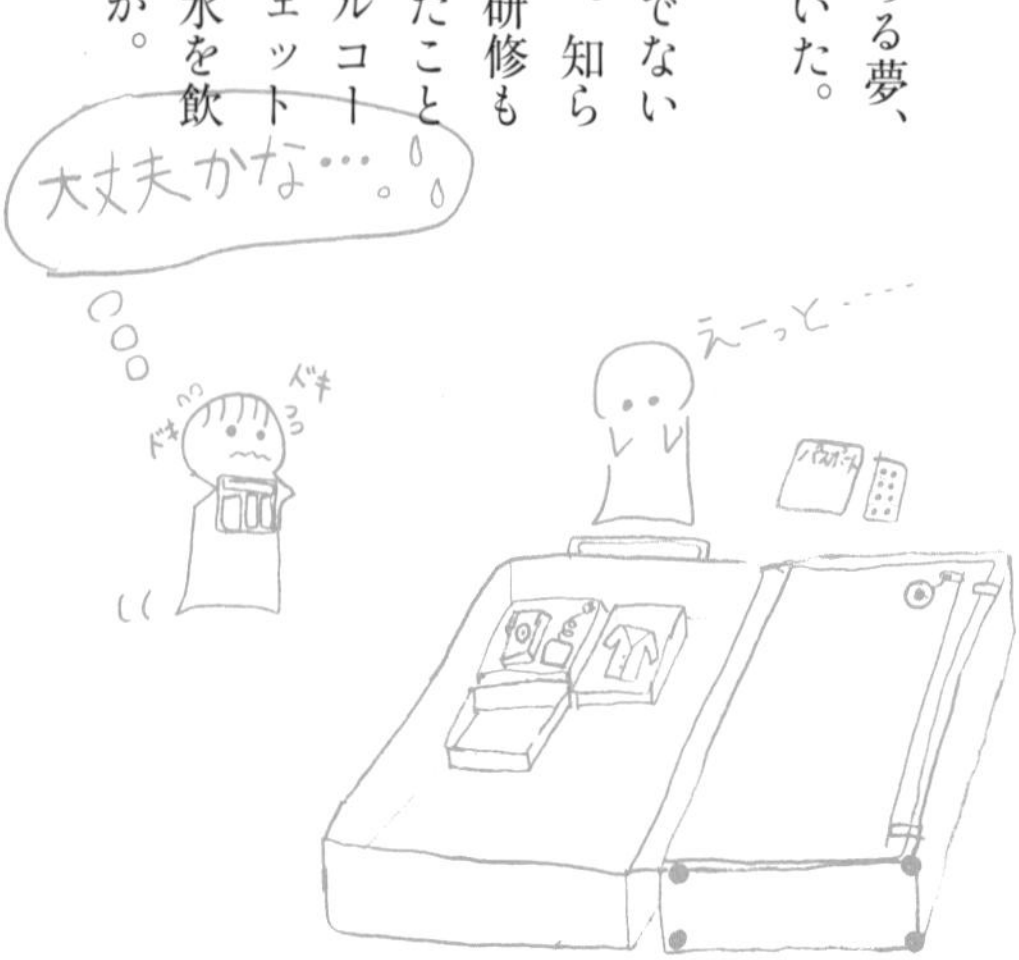

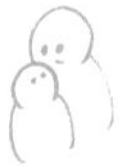

いつもわたしに寄り添ってくれた、心配性な母も不安かと思った。
しかし、「行ってしまえばなんとかなるよ」と特に取り合わなかった。それでも不安な話ばかりをするわたしを見て、病院に子供用の睡眠導入剤をもらいに行ってくれた。お腹を壊したときなどのために、緊急用の薬各種ももらってくれた。消毒用アルコールも詰めてくれた。慣れた小さな毛布、抱っこするためのぬいぐるみも、持ち歩く小さなぬいぐるみも詰めてくれた。

対処できる不安対策は全てしてくれた。

カップラーメンやチンするご飯が必要と言うわたしに、母は「ご飯は現地のを食べなさい。オーストラリアの文化を体験しに行こう。一週間くらいどうなっても大丈夫だから持って行きません」と言った。それは納得できた。

当日、不安でふるえるわたしに、母はYouTubeでオーストラリア観光の動画を見せてくれた。画面には能天気にニコニコと楽しそうな人たちが、ウキウキとテンション高く遊んでいた。青い空、海、見たことの

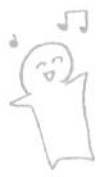

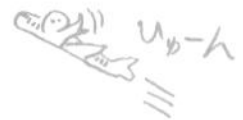

ない楽しそうな街。
わたしは基本的に単純なので、あっという間に、オーストラリア！楽しそう！と思った。そのままの気持ちで空港に行き、わたしはオーストラリアに旅立った。

と、言いたいところだが、飛行機は一路、伊丹空港から羽田空港に向かった。これが乱気流に巻き込まれてめっちゃ揺れた。もう駄目かと思った。

羽田から乗ったカンタス航空は、飛び立ったあと、動いている体感がなかった。止まった機体の窓の外だけ、ハリボテの風景を動かしているようだった。飛行機はきっと墜落するという恐怖にずっと怯えていたが、退屈になるくらい揺れなかった。このあたりでわたしは旅を楽しめるようになってきた。環境が変わることは苦手であるが、同時に目新しいものは興味をひいた。

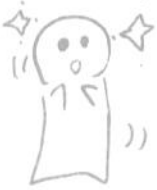

国際線の飛行機は、見たことのないものがたくさんあった。ヘッドホンひとつとってもデザインから目新しく、機能を試してみるのも面白い。

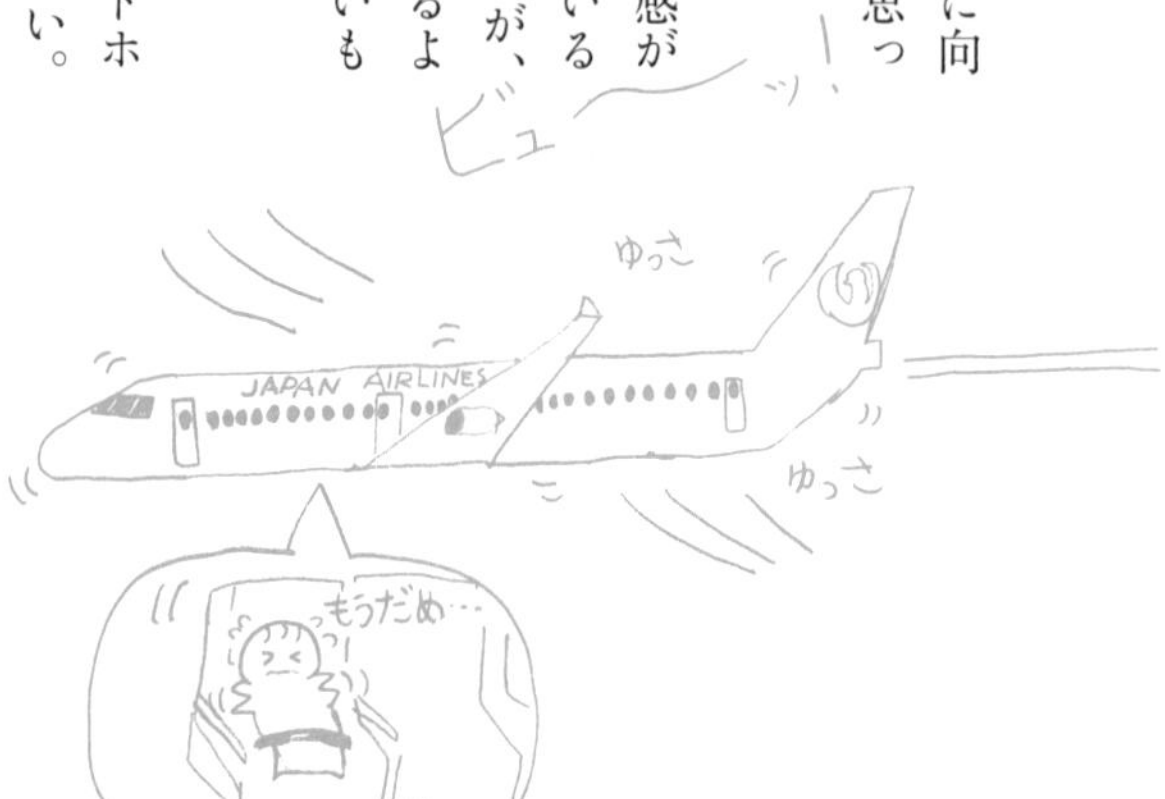

モニターではマリオの映画を見た。モニターを通じて、席の離れたクラスメイトとチャットもした。窓を覗くと眼下には雲が見える。普段は見上げて見えるものが、足元だ。

機内食はおいしかった。一食目はトマトソースのスパゲティとブラウニーだった。二食目は梅干しの乗ったご飯と、チキンと筑前煮。和食が出てびっくりしたが、さらにジャムが中に入ったパンがついてきた。和食にパン。面白い。

確かに旅立ってしまえば、大丈夫だった。毎日一緒に過ごしているクラスメイトと、クラス丸ごと一緒に移動しているわけだから、安心できた。

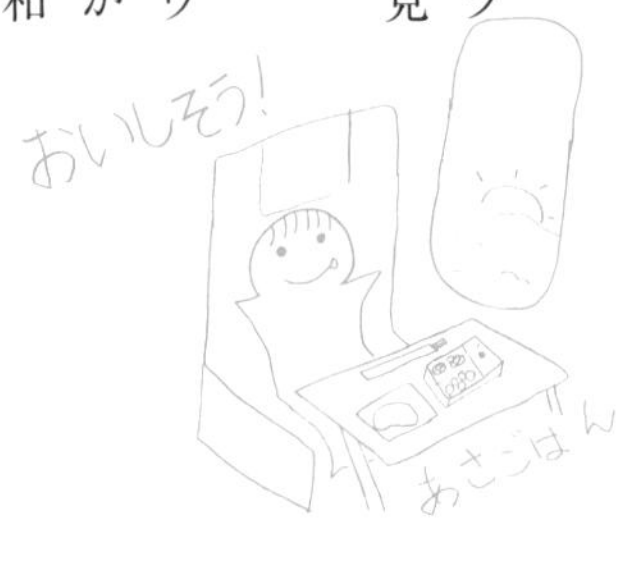
おいしそう!
あさごはん

ホストファミリーとの日々

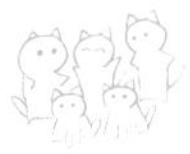

ホストファミリーがどんな人か、とても心配していた。意地悪な人だっ

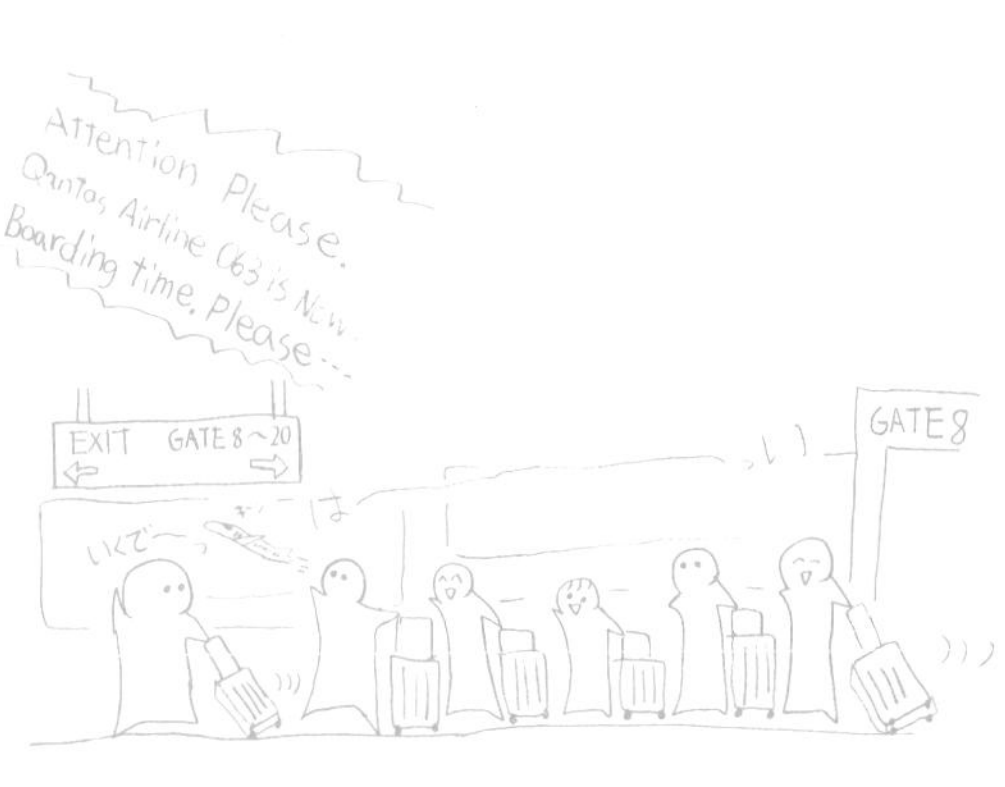
Attention Please.
Qantas Airline C63 is Now
Boarding time. Please…
EXIT GATE 8〜20
GATE 8
いくでー

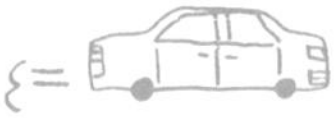

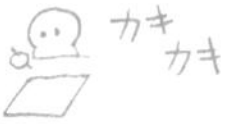
カキ
カキ

たら、どうしよう。家が汚かったら耐えられるだろうか。ご飯が口に合わなかったら。

行く前の書類に、母が「オーティズム（自閉症）である」と書いてくれたので、ホストファミリーはそれを知っていて、迎えてくれるから大丈夫と言った。その書類を見たホストファミリーは、「わたしたちにできることはないか、注意することはないか」と事前に聞いてくれたそうだ。旅行会社によると、そのような丁寧な対応をしてくれるホストはめずらしいそうだ。わたしはラッキーだ。

わたしとルームメイトを迎えにきてくれたのは、ファミリーのお母さんだった。満面の笑みでわたしたちに挨拶してくれた。背が高くて、全体的に大きくてびっくりした。これは失礼にあたったらいけないから、書いておくけど、わたしがとても小さいのだ。だから、そう思ったのかもしれない。ホストママは、わたしの顔を覗き込んで、目をあわせてから、話をしてくれた。

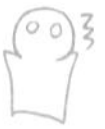

ホストファミリーは日本好きだった。日本語を書くこともできたし、

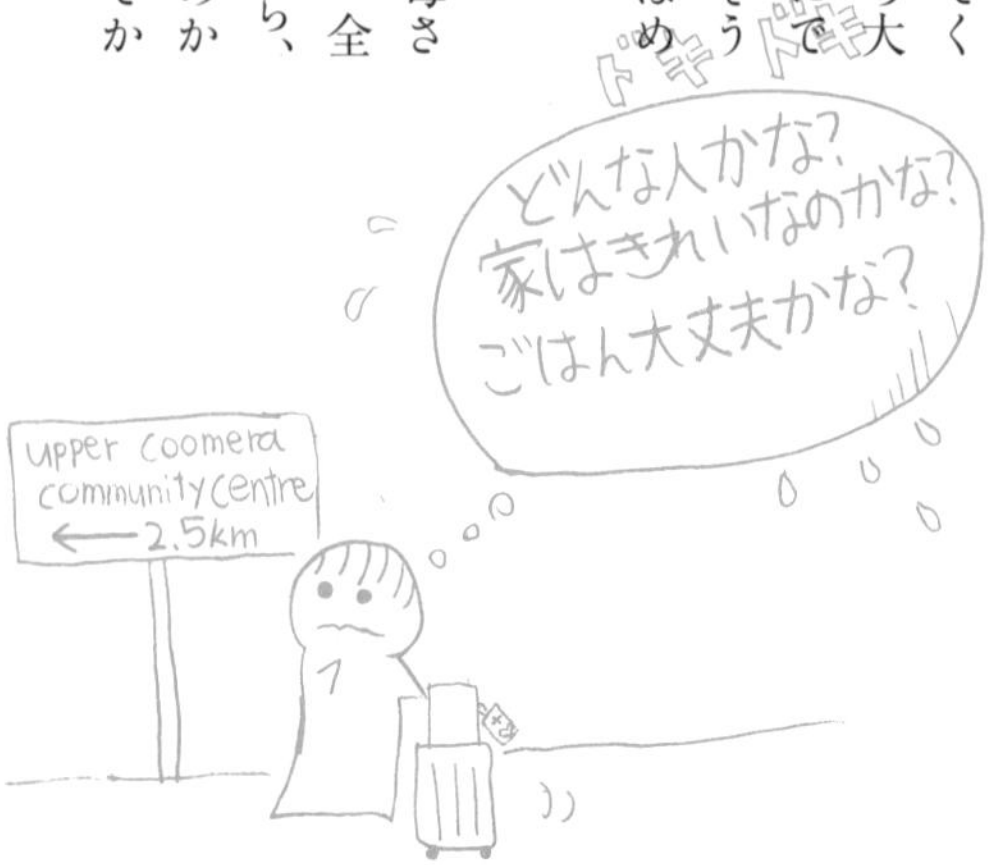
ドキドキ
どんな人かな？
家はきれいなのかな？
ごはん大丈夫かな？
upper coomera
community centre
←2.5km

日本の名所も知っていた。浅草寺を「あさくさでら」と読んでしまったわたしに対し、ホストファミリーは「せんそうじ」と読んだ。さらに雷門も知っていた。家電はほとんどが日本製だった。

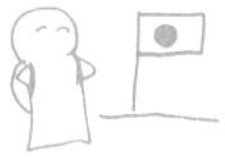

ホストファミリーの子供たちは、小学生の男の子が二人。とてもフレンドリーで可愛い。わたしと上の子は身長があまり変わらなかった。一緒にゲームをしたり、ポケモンの話をしたりした。オーストラリアの名所も教えてくれた。お兄ちゃんのRaidenは、よく動物のぬいぐるみをわたしのところに持ってきた。猫や狐や、ジンベエザメ、亀やウォンバットだ。

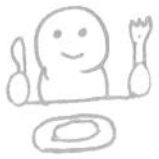

食事中だと、一緒にぬいぐるみが食事をする。弟のOstinも含め、この兄弟はぬいぐるみは生きていると考えているようだった。わたしが自分のリラックス用に日本から運んでいった、ふかふかの蜂のぬいぐるみも欲しがった。渡すと二人で「Hello!! Nice to meet you! How are you? Let's play together」と話しかけていた。その姿は幼い頃の自分を見ているようで、変な気分になった。わたしはオーストラリアで同類を見つけたのだ。実はわたしはいまでも、ぬいぐるみは生きていると思っているところがある。

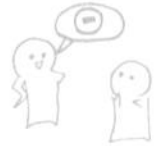

家の中は、ほとんど入って良いと言われた。はじめに入ってはいけない場所を教えてくれた。そこ以外は、どこでも入っていいし、開けていい。オーストラリアの生活を体験してと言われたので、あちこちのぞいて歩いた。子供部屋に、わたしがお土産で渡した小さなぬいぐるみが、大切そうに飾ってあって嬉しかった。

お父さんのコンピュータも、お母さんのコンピュータもApple マシンだった。日本の我が家もＭａｃだったから、なんだか嬉しかった。オーストラリアは政府が各家庭にコンピュータをレンタルしてくれるのだそうだ。

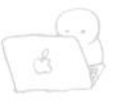

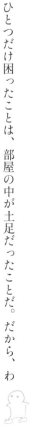

わたしとルームメイトの部屋は、とてもクリーンだった。ベッドもきれいで、安心できた。それでも、手に触れるものは、アルコールで拭きたかった。拭いたらホストママは気を悪くするかなと心配した。けれど、オーティズムはきれい好きと言って、率先して拭いてくれた。嬉しかった。

ひとつだけ困ったことは、部屋の中が土足だったことだ。だから、わ

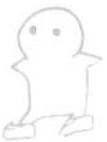

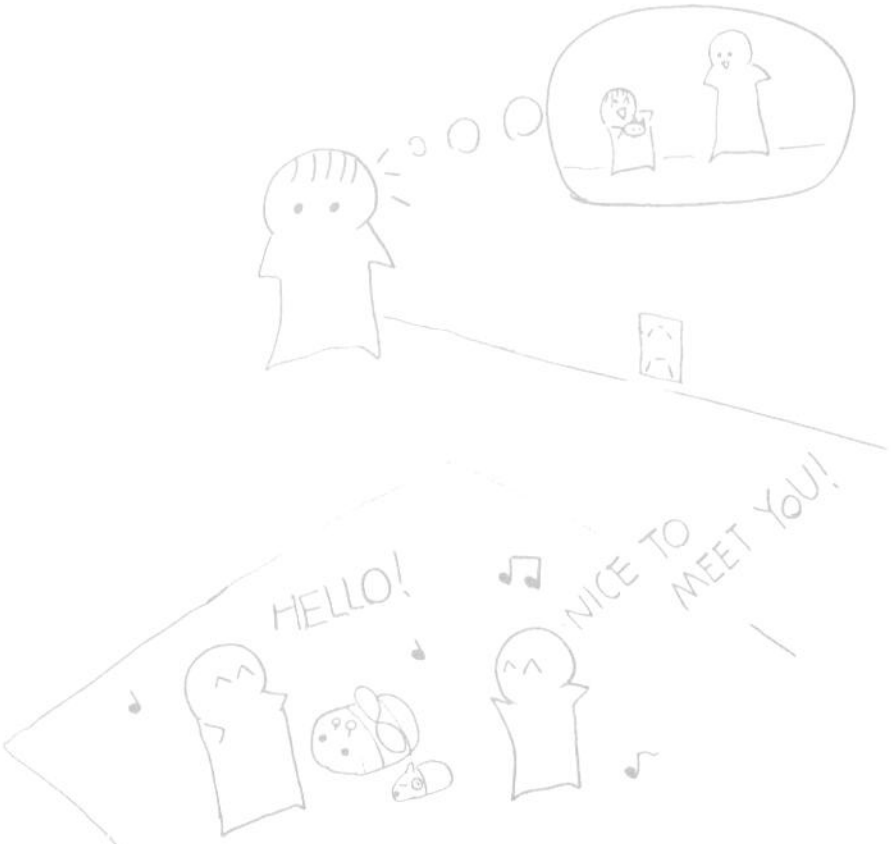

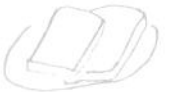

たしはよくベッドの上にいた。だけど、寝ているときに、床に落ちてしまって飛び起きた。そしてすぐにシャワーを浴びに行った。ホストファミリーの家が汚いと主張しているのではない。オーストラリアはカンガルーのフンが落ちているのだ。あれを踏んでると思うとちょっと嫌だ。

ホストママは、その日一日の流れや、お出かけするときの流れを、最初に全部説明してくれた。たとえば、今日はいまから車に乗って海岸へ行き、ビーチで遊ぶ、それからまた車で移動してマーケットに行って買い物をする。そして帰る。などだ。わたしは先の見通しが立って、不安を感じずに済んだ。

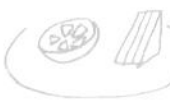

朝食は普通のパン二枚に、ヌテラというチョコレートとナッツを合わせたものを塗った。ヌテラは日本の自宅でも食べていたので、慣れていて嬉しかった。日本と違うところは、甘いヌテラに、さらにはちみつが出てきたことだ。出てきたから、はちみつも塗ってみた。とても甘かった。甘さが強すぎると痛い感じがする。でもこのときはおいしかった。

学校のランチには、カットしたオレンジとサンドイッチを持たせてく

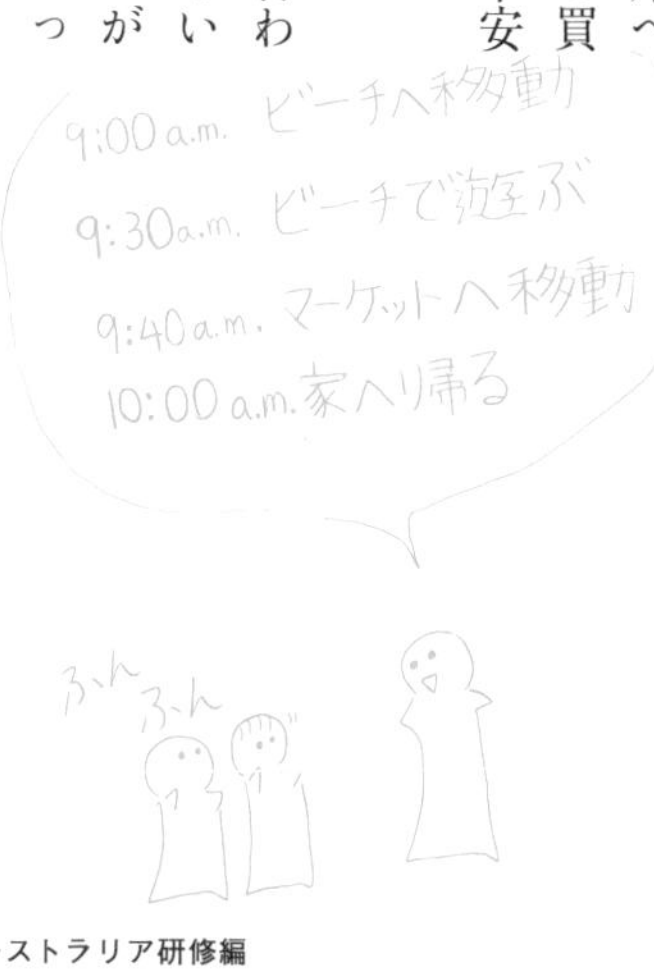
9:00 a.m. ビーチへ移動
9:30 a.m. ビーチで遊ぶ
9:40 a.m. マーケットへ移動
10:00 a.m. 家へ帰る
ふん ふん

れた。クラスメイトはりんごを丸ごと持たされていた家が多かった。わたしの家はカットしてくれて、親切だなと思った。オーストラリアのスーパーColesのチョコケーキも入っていた。母が化粧で使うパフパフを思い出す柔らかさで、甘くて苦かった。

夕飯はパスタに挽肉が入ったものと、パン。このときはポークだったが、カンガルーの肉もあった。ドミノ・ピザをとってくれた日もあった。日本と同じ味だった。

食後には緑茶がでた。袋には「KYOTO UJI」と書かれていた。ここは日本なのかなと思った。ホストファミリーの日本好きを感じた。

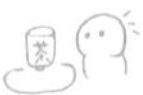

お出かけしたときは、ハンバーガーショップでハンバーガーを食べた。日本のバーガーキングと同じ店であったけど、名前がハングリージャックスという名前になっていた。

食事には野菜が少なかった。文句を言っているのではない。そういう状況であったというレポートだ。食事は肉と小麦粉原料のものが多いと

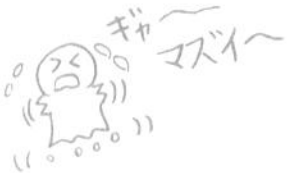

感じた。パスタやパンだ。野菜嫌いのクラスメイトさえ、野菜が食べたいと言っていた。そう思うと日本はとてもよく野菜を食べるのだと気がついた。日本を出て、日本がわかることがあるのだと知った。

野菜と言えば、ベジマイトという、ペースト状のものがある。クラスメイトは口を揃えてまずいと言っていた。ホストママは、ベジマイトを使ったパイをわたしたちにクッキングさせた。パイ生地でベジマイトを包んで焼いた。食べてみたら、濃い味噌のような味がした。野菜を発酵させたもので、パンに塗ったりするらしい。騒ぐほどまずくはなかった。しっかり食べた。

学校が終わると、ホストママが迎えに来てくれた。ホストパパのときもあった。そのまま帰りにカンガルーを見に行った。コアラも見た。日本の母にスターバックスの海外限定の水筒を買いたいと言えば、スターバックスに行ってくれた。

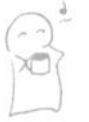

母が日本のスターバックスでコーヒーを飲んでいるときに、大阪限定のカップを見ながら言ったのだ。オーストラリアにも限定があるのかな。

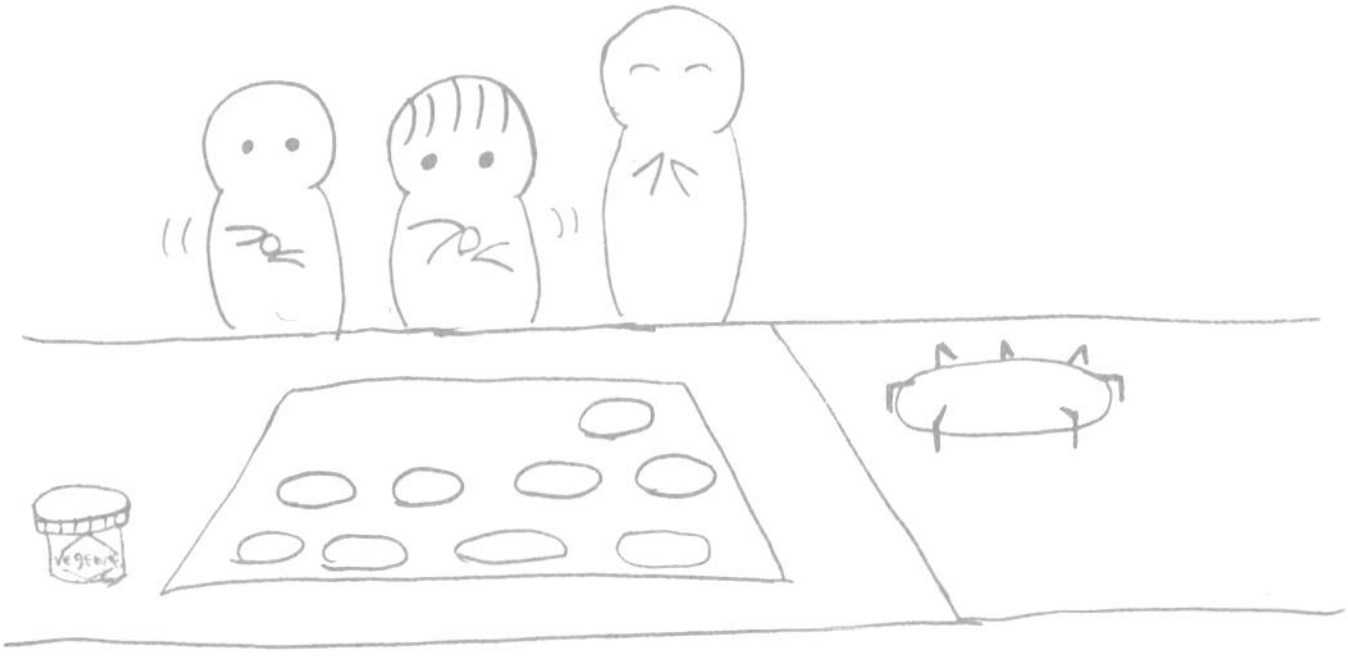

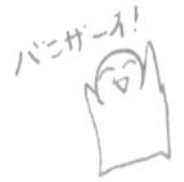

あったら買ってきて欲しいと。わたしは絶対に買ってこようと思った。一件目に行ったスターバックスにはなくて、わたしはとても落胆した。しかし再び出先でスターバックスを発見した。車を止めてくれとわたしはホストママに頼んだ。ママは快く止めてくれて、わたしはスターバックスに走った。ドキドキしながら、店に入ると、そこにはコアラとカンガルーのイラストが入ったボトルが売っていたのだ。わたしは達成感を覚えた。

あんなに心配したホストファミリーだったけど、とても優しくしてもらった。子供たちとも友達になれた。居心地がとても良かった。とてもオーティズムのことをわかっていてくれた。だからわたしとルームメイトはストレスがなくて、おとなしく礼儀正しく過ごすことができた。

ホストママは、あなた方は、とてもよく食べ、健康で、静かだった。いままでで一番良い留学生だった。オーストラリアに来たときは、ぜひまた滞在してねと言ってくれた。

この旅は、まるで夢のように楽しかった。

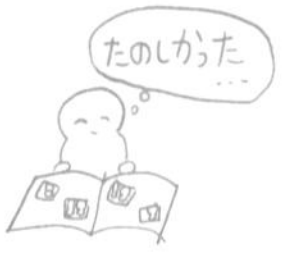

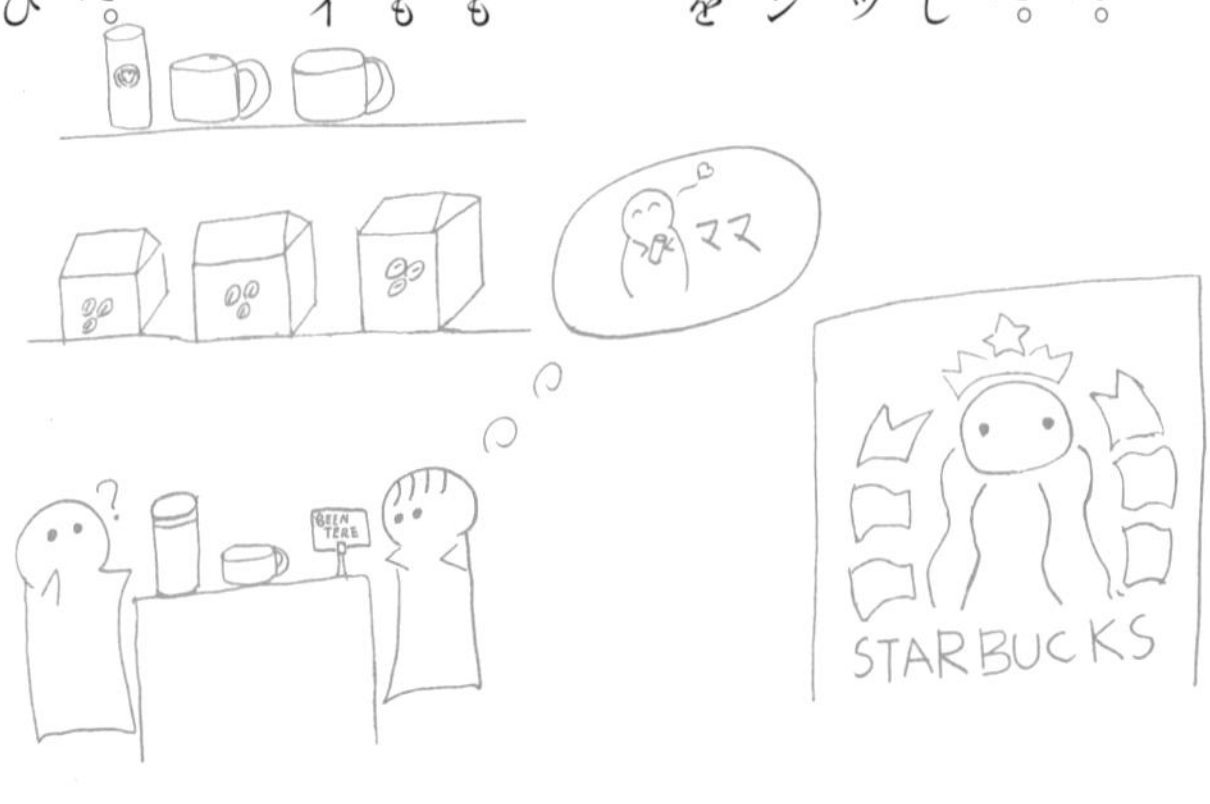

現地校での授業に参加

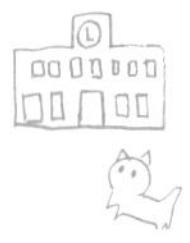

わたしたちは、アッパークーメラの現地校に通った。

わたしが思う学校のイメージと比べて、とにかく施設が全て大きかった。駐車場は、日本のショッピングモールの駐車場のように広い。通路も大きく、公園のようだと感じた。正門は、どこまでが門かわからない大きさだった。下校時にはその大きな門が、ダイナミックにガラガラと全部開き、生徒が一気に帰る。壁がひとつなくなるみたいな感じだ。はじめからなくても良いのじゃないかと突っ込みたい。しかしよく考えると、セキュリティ上、閉めてあるのだと後から気がついた。

わたしたちは、現地校の生徒とバディになった。わたしのバディは二人の女の子だった。とても丁寧に対応してくれて、ことあるごとに「ＯＫ？」と確認してくれる。優しくて親切だ。彼女たちは、ステイトカレッジの歴史を話してくれた。広場にある木や草の名前、時々現れるククバ

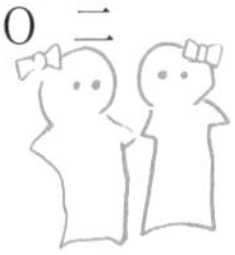

ラの色について教えてくれた。わたしたちの日本の学校はコンクリートとアスファルトで覆われている。ここでは近くの森から野生動物が現れる。

他の生徒たちは、わたしに日本について質問してくれた。わたしはポケモンやマリオの話をした。おしゃべりが下手なわたしの話でも、興味深そうに聞いてくれた。一緒に写真を撮ろうと何度も言ってもらった。その理由は、わたしが小さいかららしい。背が低くて良かったと思った。

いよいよ授業となった。最初の印象では学級崩壊しているのかと思った。

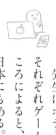

先生はポテトチップを食べながら、パソコンをいじっている。生徒はそれぞれゲームをしていた。これが授業なのかと疑問に思った。聞くところによると、その時間は遊ぶことが授業だった。確かにそんな授業は日本にもある。

次の化学の時間は、先生が前で話す見慣れた講義だった。英語で化学は難しかった。かろうじて、$H^{2}O$が水だとわかった。面白かったのは、

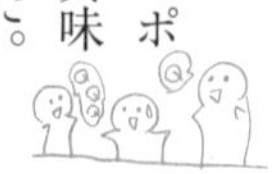

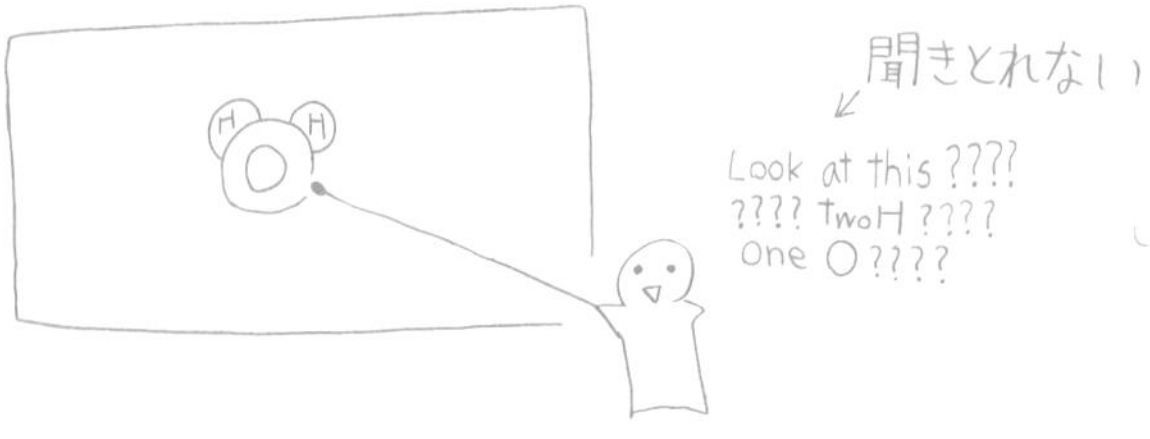

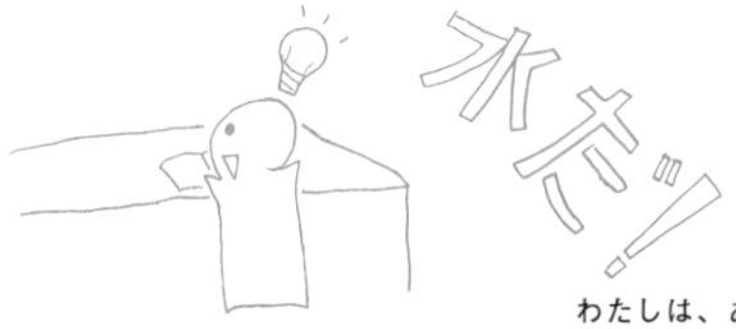

聞きとれない
Look at this ????
???? twoH ????
one O ????

授業で使った机が、そのままホワイトボードになることだ。先生が公式などを、机に直接に書いてくれた。これは日本にも取り入れたい。

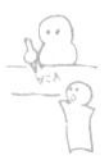

クッキングクラスでは、フェアリーブレッドを作った。誕生日などに出される、子供の健康を祈るパンだ。食パンにバターを塗り、砂糖や、色々な種類のチョコレートスプレーで飾る。チョコスプレーがきれいでたくさんかけてみたが、食べるにしては甘すぎた。しかし見た目はとても可愛い。

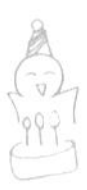

また別の日には、パンケーキを焼いた。先生がてんこ盛りにホイップクリームをかけてくれた。それも美味しかったが、日本人としてはパンケーキには、バターとメイプルシロップだけかけたい。日本流のパンケーキを作ったら、現地の生徒が真似して食べてくれた。美味しいそうだ。

カフェテリアには、ハンバーガーやチキンナゲット、ヌードルがあった。このお店は何屋さんだろうと、見ていて混乱した。マクドナルドとラーメン屋が学校にあるのは羨ましい。ここにも野菜はあまり見当たらず、サラダという存在が確認できなかった。

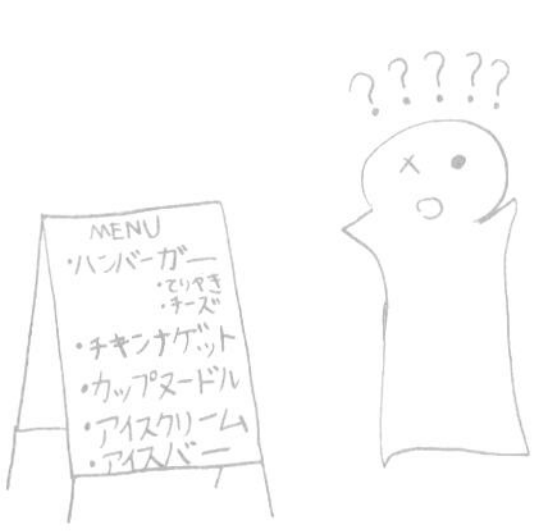

売店では、アイスクリームやアイススティックが売っていた。アイスクリームは日本のものより粘りがあった。アイススティックは硬くて歯が立たない。でもどちらもとても美味しかった。

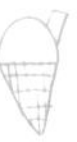

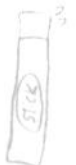

あまり良い話ではないが、印象深いので書く。トイレが廃墟のようだった。わたしは汚いトイレが苦手で、きれいなトイレを求めて、私立中学の受験をしたくらいだ。日本のわたしたちの学校のトイレは、水滴一滴も、髪の毛一本も落ちていない。臭いも全くしない。プロの清掃員さんが、休み時間が終わるごとに清掃してくれるのだ。そんな環境に慣れていたわたしたちクラスメイトは、全員、現地校のトイレに入れなかった。ステイ先に帰るまでずっと我慢だ。家に着くと、ルームメイトとじゃんけんしてトイレに入った。

どうもよく聞いたら、トイレに炭酸の缶を振ってから入れる遊びがあるらしい。天井にコーラらしき液体がついていたり、空き缶が転がっていたりした。

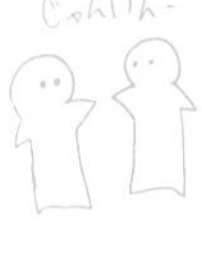

もうひとつ印象深いのは、みんなの持っているパソコンの多くが日本

製であったことだ。dynabookやVAIO、FMVがあった。クッキングクラスにあった電子レンジも、オーブンもシャープで日本製だった。ホストファミリーの車もスバルだった。オーストラリアの親日を感じた。

パソコンを興味深く眺めていたら、パソコン好きの現地生徒を呼んでくれた。同じ趣味の同志と話せて嬉しかったし、わたしの話を熱心に聞いてくれた。とにかくみんなわたしたち日本人に興味を持ってくれるので、話せる機会が多い。わたしは日本でもできないような、みんなで話す楽しさを味わった。

現地校には五日通った。

最後の日は、みんなで歌を贈った。学校の文化祭の芝居で歌ったリメンバー・ミーだ。

わたしは思い出に残したいと思って、自分のカメラの録画スイッチを押した。そして机に置いて撮影していた。後から見たら、そのカメラを誰かがしっかり手に持って、全体が入るようにきれいに撮影してくれていた。いつの間にかだ。なんて優しいのだろう。

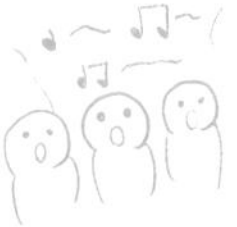

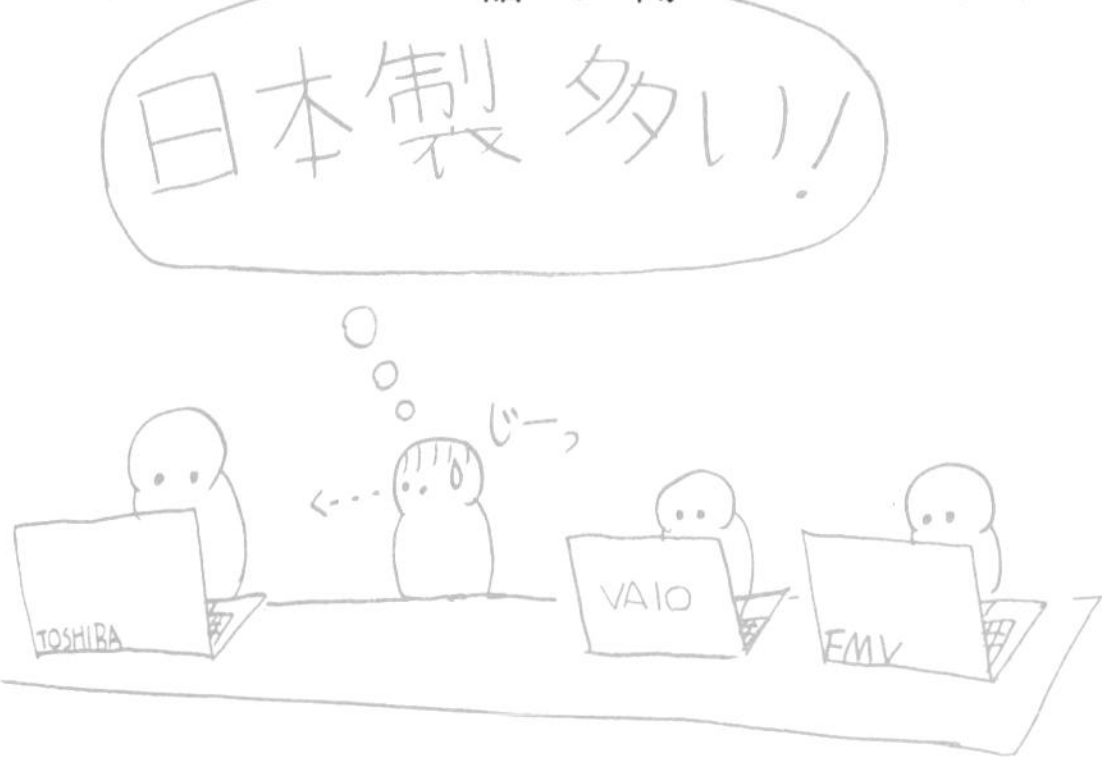

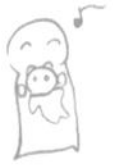

二人のバディさんは、お別れの記念にクマのぬいぐるみをくれた。とても嬉しかったけれど、反面、お別れが寂しかった。

リメンバー・ミー。わたしのことを忘れないで。思い出して。強く思いながら歌った。

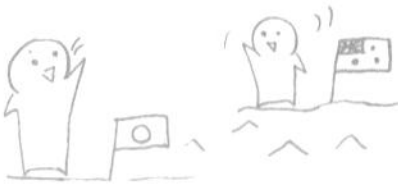

オーストラリアで得たこと

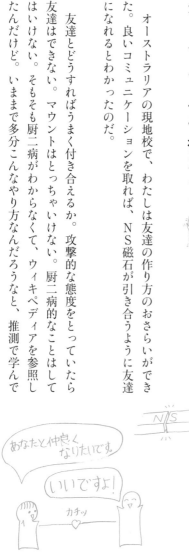

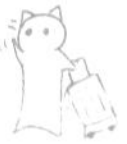

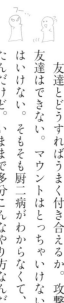

オーストラリアの現地校で、わたしは友達の作り方のおさらいができた。良いコミュニケーションを取れば、NS磁石が引き合うように友達になれるとわかったのだ。

友達とどうすればうまく付き合えるか。攻撃的な態度をとっていたら友達はできない。マウントはとっちゃいけない。厨二病的なことはしてはいけない。そもそも厨二病がわからなくて、ウィキペディアを参照したんだけど。いままで多分こんなやり方なんだろうなと、推測で学んで

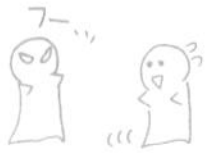

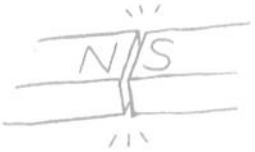

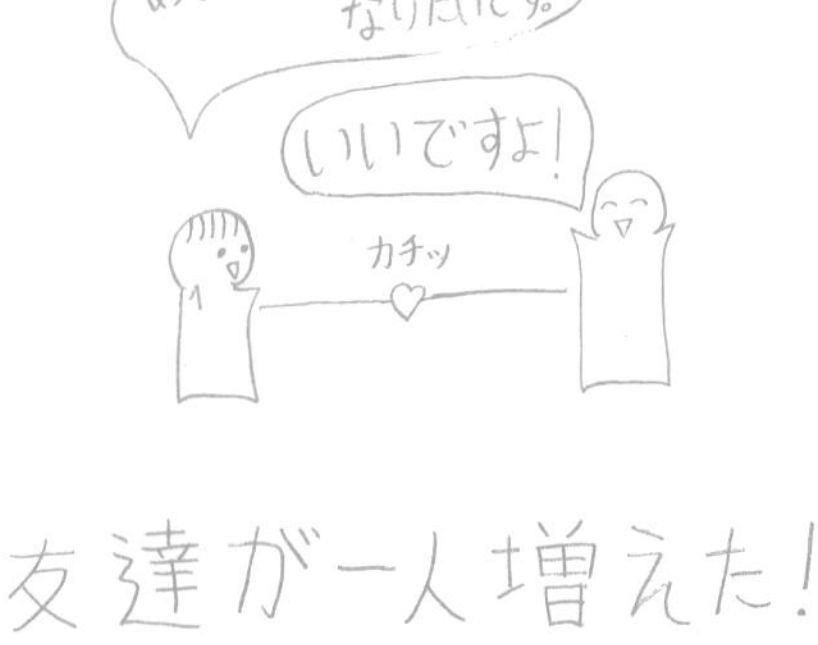

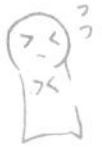

きた友達との付き合い方を、現地で再確認することができた。
あなたと仲良くなりたいのだと、言葉ではっきりと伝える。
シンプルだ。肝心なのはそれだけ。

日本にいると友達になってくださいと明らかに言うことは、ほとんどない。なんとなく近づいて、なんとなく話題を出し合って話をする。そこで気が合うか確認して、盛り上がったらまた話す。その過程で攻撃的であったりすると、離れていく。これらは何ひとつ明言されない。

普通の人でも、相手の気持ちがわからなくて不安になると聞く。あのときに言った一言を、友達がどう思っているのか、悪く思われていないか、後から考えてしまうのだそうだ。

わたしは、誰かの反応を予測して不安になる経験はあまりない。誰かが自分のことをどう思っているかを考えるのは、わたしにとってはすごく高度なことだ。わたしはこの世界に自分以外に誰かいると意識することがまず難しい。だから他人目線の自分を想像するのは、もっと難しい。

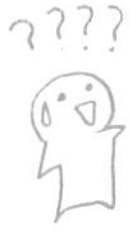

わたしは明言されないやりとりは、まったくわからない。

だから、友達になるまでの微妙なやりとりは、何が起こっているのかわからない。あなたの態度が不愉快なので、やめてくださいと言ってくれる人はなかなかいない。あなたの態度が好きなので、一緒にいましょうとも言わない。

オーストラリアでは、仲良くしましょう、友達になりましょうとはっきり言った。向こうも言ってくれた。その上で、もちろんいままで学習してきた、やってはいけないことをしないように意識した。そうしたら、たくさん友達ができた。コンピュータのようでわかりやすい。ＹＥＳならば進む、ＮＯならば止まる。

友達関係だけではない。生活面も海外ではこんなことをしてはいけないと、ガイドブックに書いてある。言葉の意味も書いてある。さらに行く前に授業でこんなときはどうするかシミュレーションもやった。言葉の意味がわからなかったら、英語の単語帳を見たらわかる。

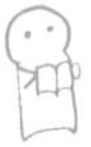

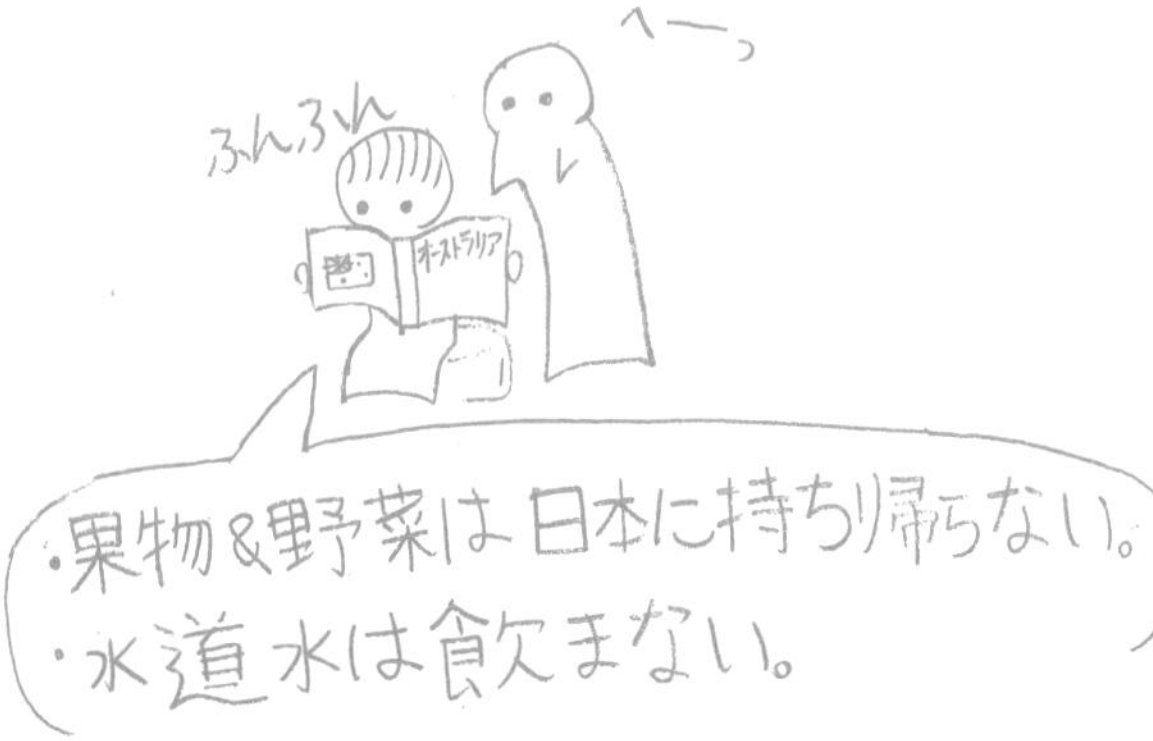
へー
ふんふん
オーストラリア
・果物&野菜は日本に持ち帰らない。
・水道水は飲まない。

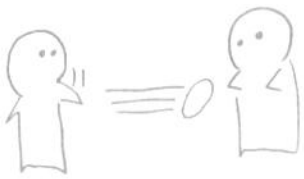

日本では行動の仕方が書いてある本がない。発達障害者向けの本に書いてはあるけど、実際の生活には全然足りない。日本語の意味は一つに対して量が多い上に、新しい言葉が日々増えていく。英語はまだ自分がしっかりと操れていない。だから使える言葉も少なく意識の上で管理ができる。日本語は生まれたときから使っているから、無限に使える。だけどその言葉の意味や用途を、わたしは正確につかめていないと感じている。

日本では、あなたの使っている言葉は間違っている。宇宙人と話しているみたいだと言われてしまう。だからきっとわたしは、日本語を習得できていないのだと思う。だけど、日本語の使い方を習う授業は学校にはない。日本語を習うには、見えないやりとりの中からしか学ぶしかないのだ。

英語の方がダイレクトでわかりやすい。遠回しに話さない。よくないことは、それはよくないと伝えてもらえる。日本語は暗黙の了解が多い。それをやってはいけないと知っていますよね。そんなルールの上で社会が回っている。これがわたしたちにはしんどい。

基礎からやってもらえない。みんな知ってるけど、それをどこで習いましたか、わたしは知らないのですと毎日思っている。知っているかと聞いてもくれない。確認する機会もない。

わたしは他の人の視線を感じないので、積極的だ。人前に出て意見を言ったり、舞台に出て何かしたりするのも得意である。でもこれはやりすぎると、調子に乗っていると言われて、責められることがある。残念ながら、わたしはその加減はわからない。

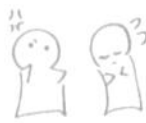

オーストラリアでは、積極的であればあるほど褒められた。英語を話すことも躊躇しないので、たくさんコミュニケーションできた。他のわたしと同じタイプの友達も、日本にいるよりもはるかに生き生きとしていた。目に光がともっていて、こいつはこんな表情をするんだなと思った。いつか本当の海外留学をしたいなと語り合った。

耳も聞こえるし、目も見えている。だけどわたしには見えない社会がある。オーストラリアではその見えない社会に出会わなかった。お互いに何も知らなくて、ゼロから始めればよかった。それは素晴らしい体験

だった。

7章

高校受験編

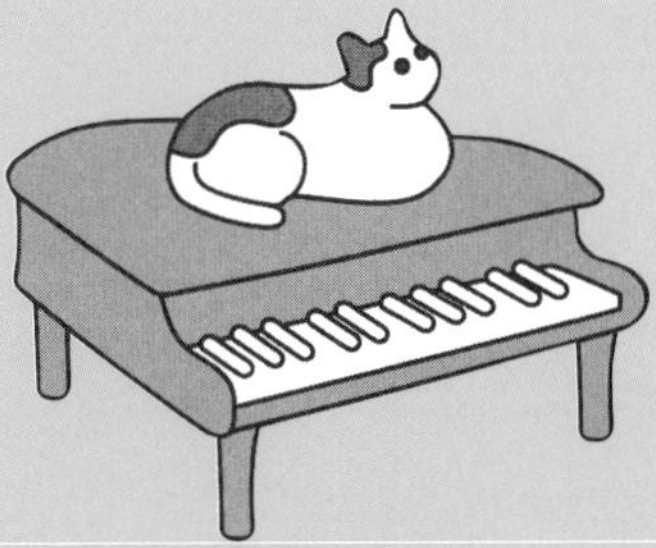

しんどい夏

わたしは中高一貫校に通っているので、受験はかたちだけでのんびり六年間の学生生活を送れるのかと思っていた。

中三になってすぐに高校内定をとるための、学力テストが行われた。先生の説明では、全部で三回のチャンスがある。一般受験よりチャンスは多い。コース決めがあるだけで、高校を落ちることはない。簡単、簡単。そんなふうにわたしは状況をなめていた。

学力テスト、中間考査、期末考査、学力テスト、中間考査、期末考査、学力テスト、中間考査、期末考査。

一つ終わったと思ったら、またすぐに次がやってくる。打ち寄せる波のようだ。延々と終わらない。これらに全て順位がつき、評価される。あなたはこんな状態ですよと突きつけられる。毎日、真面目に勉強していた。授業も必死に受けた。なのに成績はどんどん下がっていった。な

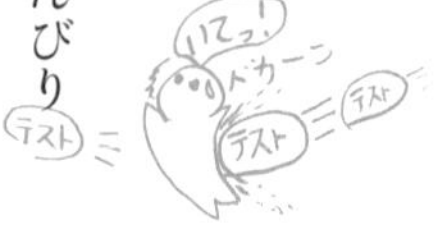

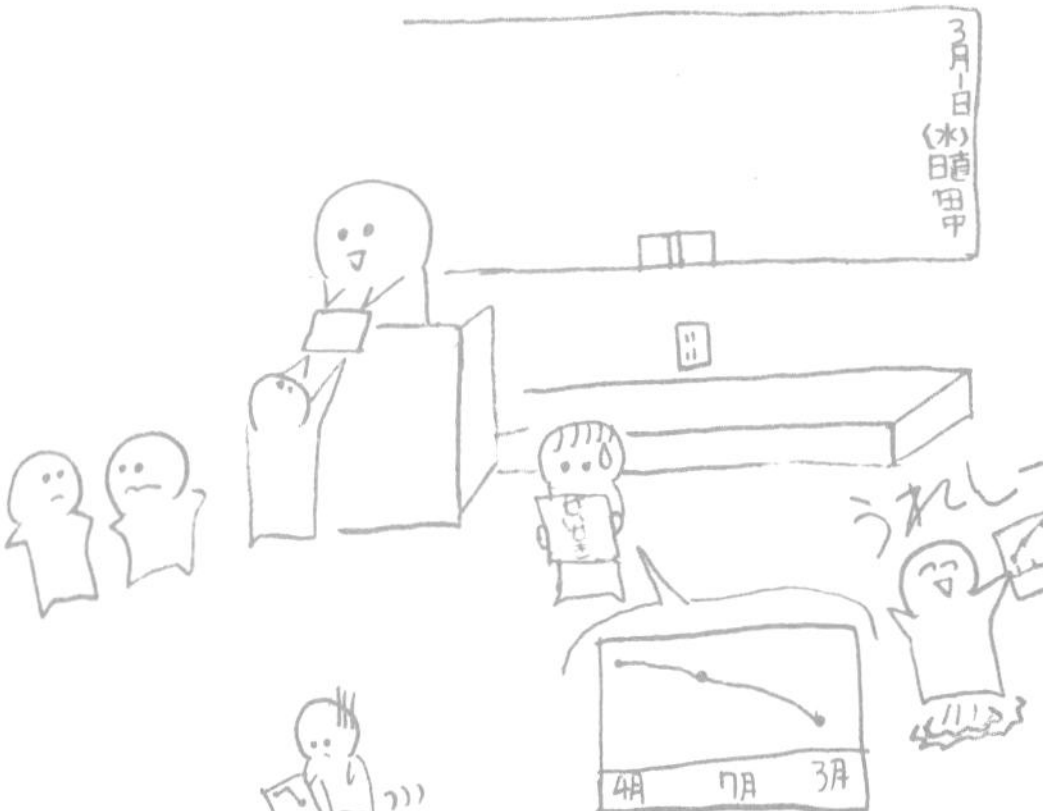

ぜなのだと焦れば焦るほど、できなくなった。

時には返却されたテストの半分が白紙であったりした。見た瞬間にわたしは、わんわん声をあげて泣いた。テストを受けたとき、半分に折って解答した。そのときわたしは、折り返した半分をやり忘れてしまったのだ。目の前から消えたものは、わたしの世界からなくなってしまう。ノートの下敷きになったペンや消しゴムはもう探せない。そういう癖を知っていたのに、折ってしまった。

中でもできない科目は数学。これは中二あたりから手に負えなくなっていた。全体的にできないが、特に図形の把握が難しい。ほぼ0点をとってしまったこともある。あれは本来は0点だったと思う。数学の先生がわたしを気の毒に思って、おまけで途中点をつけてくれたので、ゼロではなかっただけだ。

勉強していなくて、できないのなら仕方ない。

わたしは勉強していた。人よりも長い時間やっていて、勉強オタクとまで言われた。勉強オタクと呼ばれて0点をとる人を聞いたことがある

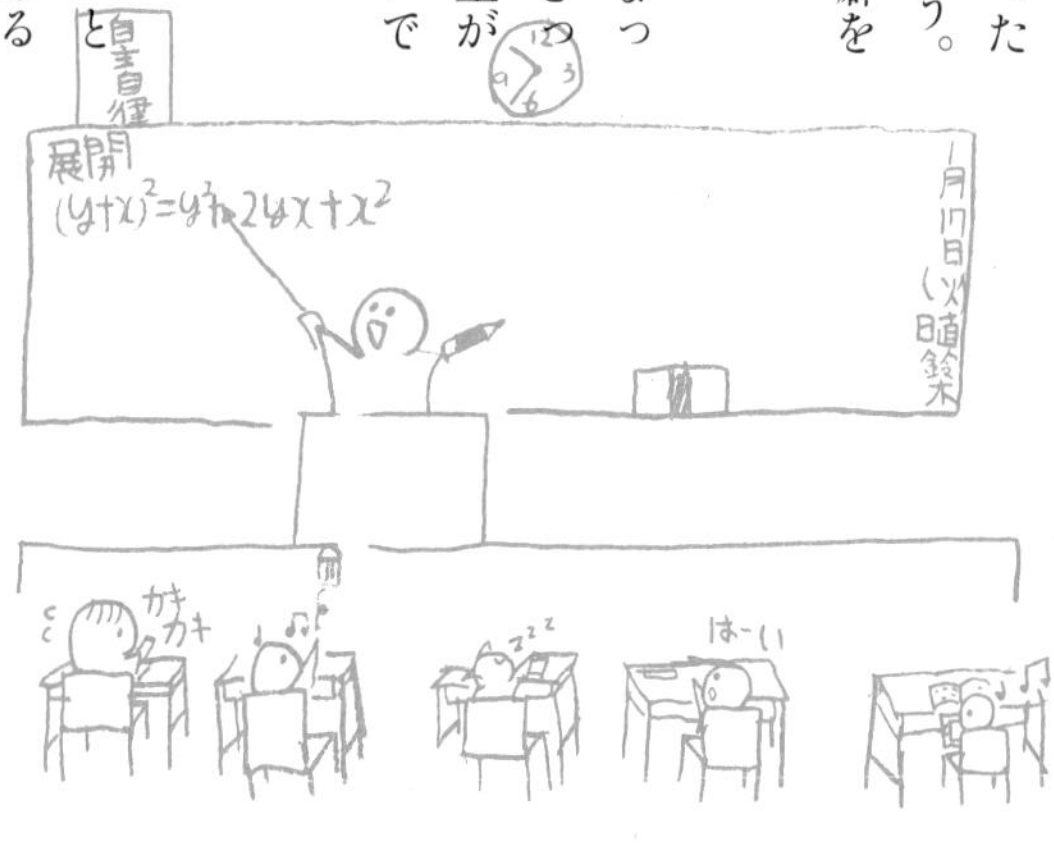

だろうか。

普通の中学生は、ゲームをしたり、遊びに行ったりする。その中に勉強の時間もあるのだろう。けれどわたしはほとんど遊ばずに勉強していた。わたしの学校は昨日どれだけ勉強したかを、書き込む制度がある。そこに本当のことを打ち込んだ。先生から、こんな数値にならないだろう。打ち込みなおしてくださいと返された。わたしにありがちなミスだと思われたのだ。

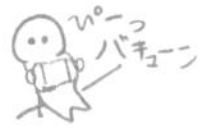
ぴーっ
バチューン

カード

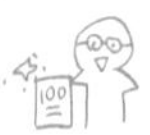

長い時間を使って勉強をしたからといって、賢くなるわけではない。長ければ長いほど、要領が悪いだけで、褒められたことではない。

わかっていた。とにかくわたしは不器用で、それを必死で量によってカバーしているつもりだった。しかし内容が複雑になるにつれ、カバーしきれなくなってきた。

わたしには学習障害の診断もおりていた。

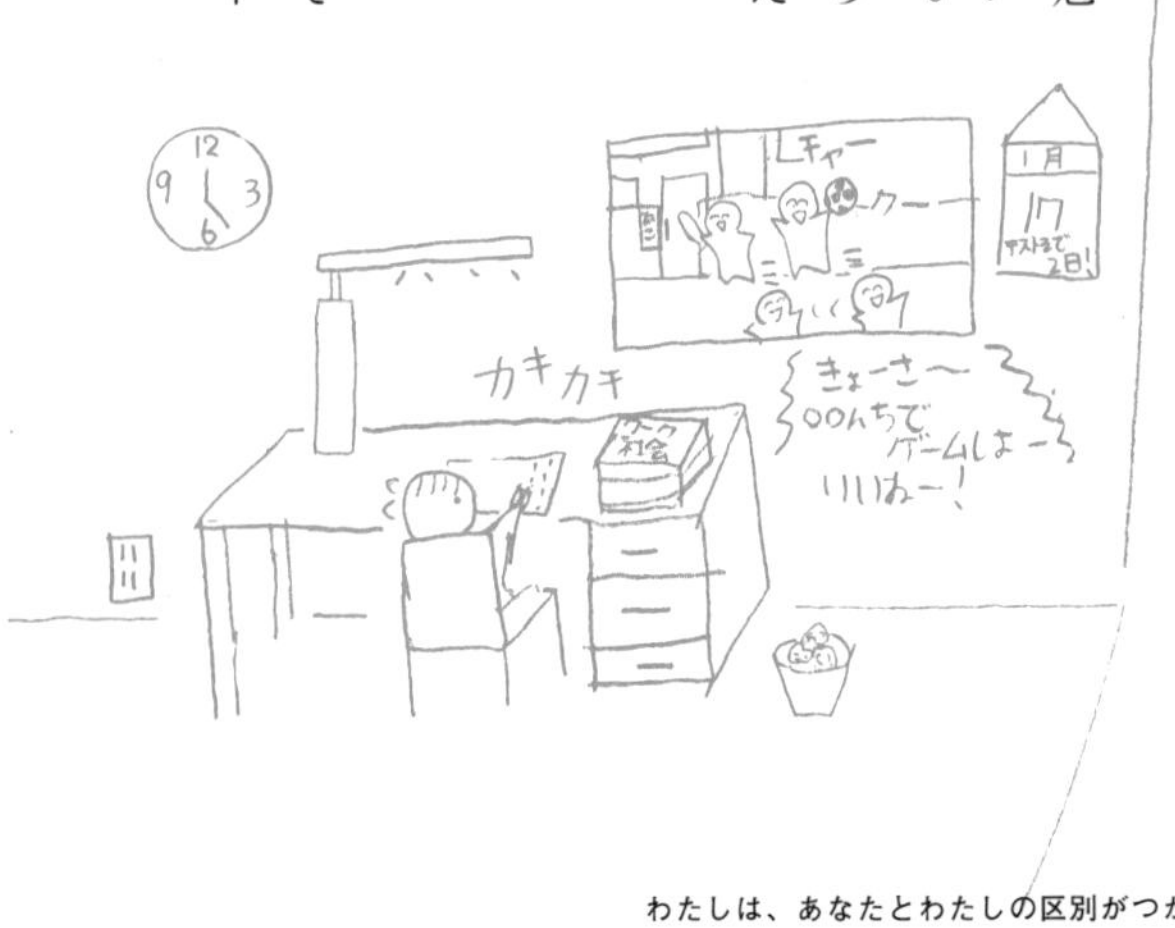
1月
17
テストまで2日!
カキカキ
きょーさー
〇〇んちでゲームはー
いいねー!

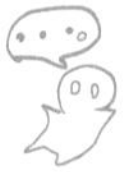

世の中には、授業をしっかり受けていれば、それだけで良い成績が取れる人もいるそうだ。わたしとはジャンルが違う生き物なのだろうと思う。わたしは授業を聞いているだけでは、うまくできない。授業も聞いているつもりで、全く頭に入っていないこともある。どこをやっているのかさえ、わからないことも多い。ノートをとっているつもりが白紙であったりもする。

母は二週に一度は学校に来て、スクールカウンセラーと対策を考えてくれる。先生は、授業中に気持ちの逸れてしまうわたしを、呼び戻してくれる。席を立ってどこかに行ってしまうわけではない。机にいるのだけど、気持ちが空っぽになって、ボーッとしてしまうのだ。提出物も声掛けしてくれるし、やらねばならないことを書き出すことも手伝ってくれる。誰もわたしを見捨てたりしていない。同じことを繰り返し質問しても、辛抱強く教えてくれる。

それなのにできない。

やる気もある。環境もある。

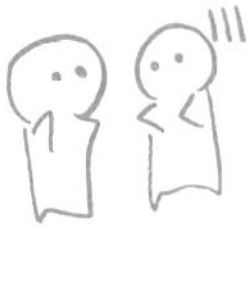

気の毒に思った母が、できることをできる分だけやるようにしよう。勉強が人生の全てではないと言い出した。

お父さんの実家には広い畑がある。なんなら晴耕雨読の生活もできる。

わたしは嫌だと叫んだ。

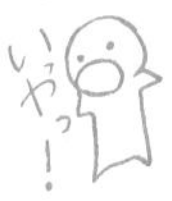

わたしの学校の席は、上のコースにあった。クラスメイトは勤勉で賢かった。仲良くしてくれている友達はみんな、高校でも上のコースを目指しているのを知っていた。置いていかれるのは嫌だった。嫉妬や悔しさではない。ただ、一緒に高校に上がりたかった。わたしはクラスメイトが大好きだった。夏休み明けに最後のチャンスである三回目の学力テストがひかえていた。このときまだ、一回も内定基準点を満たすことができていなかった。

夏休みは母についてもらって、毎日毎日基礎から復習をした。中三で母親についてもらう人は、あまりいないのだろうと思う。わたしはひと

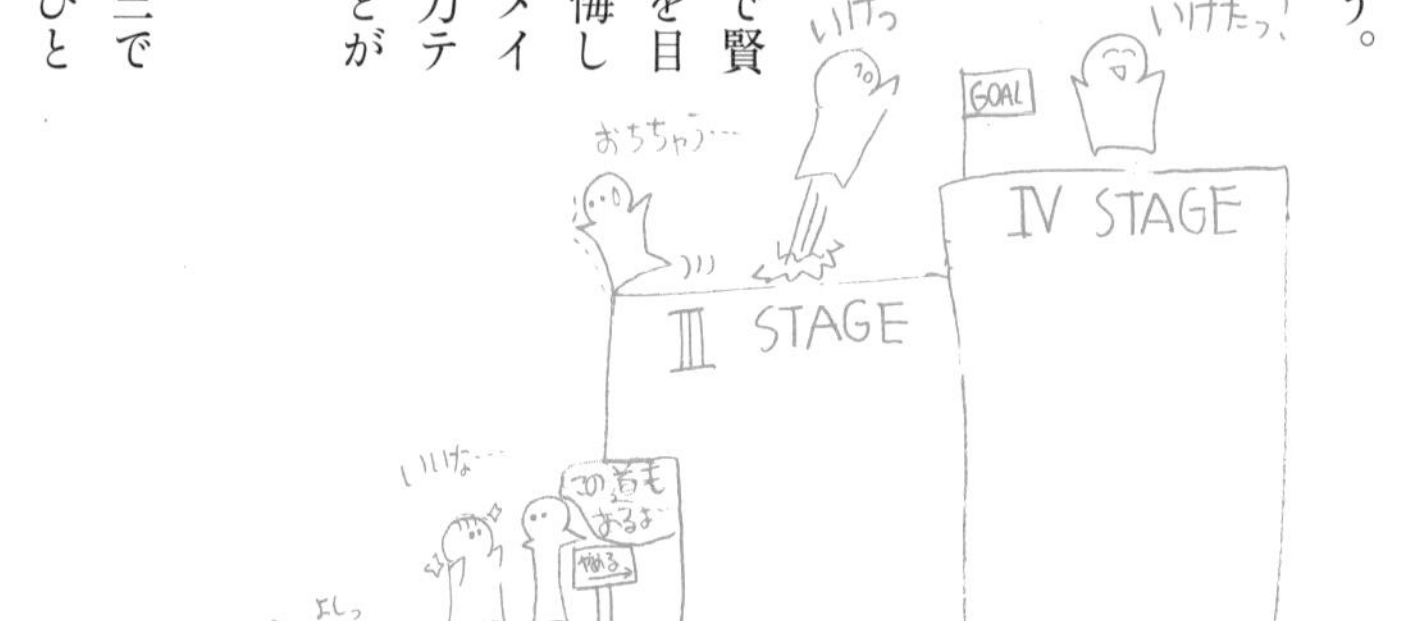

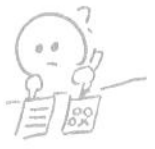

りでは完璧に勉強することができなかった。母は、教科書を全て読んで、自分でまず解いた。それをわたしがわかるやり方で教えてくれた。

　何がひとりでできないか。まず丸つけができない。わたしの解答と答えを行き来して見比べている間に、丸つけを失敗する。正しく丸つけができないのだ。次に、範囲を飛ばして勉強してしまう。気がつくと違うところをやっていたりするのだ。しっかり読んで勉強しているつもりが、ひとり合点の思い違いも多い。間違って覚えてしまうと、その考えを修正できず、何度やっても間違いのやり方をしてしまうパターンも多い。

　ＩＱが低いのであれば、あきらめるきっかけになったかもしれない。しかしわたしのＩＱは健常の範囲だった。それどころか、処理速度は表の右端で、いわゆるギフテッドの数値だ。ただ、処理速度だけが高いので、アンバランスで使いこなせてはいない。要するに、無意味に高い。他の数値は平凡である。勉強が上手にできない説明にはならない。できる可能性があるのに、空回りばかりする。

　しんどいしんどい受験の夏が始まった。

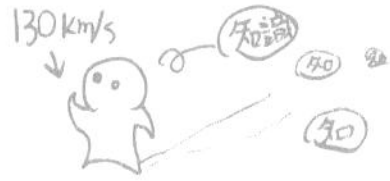

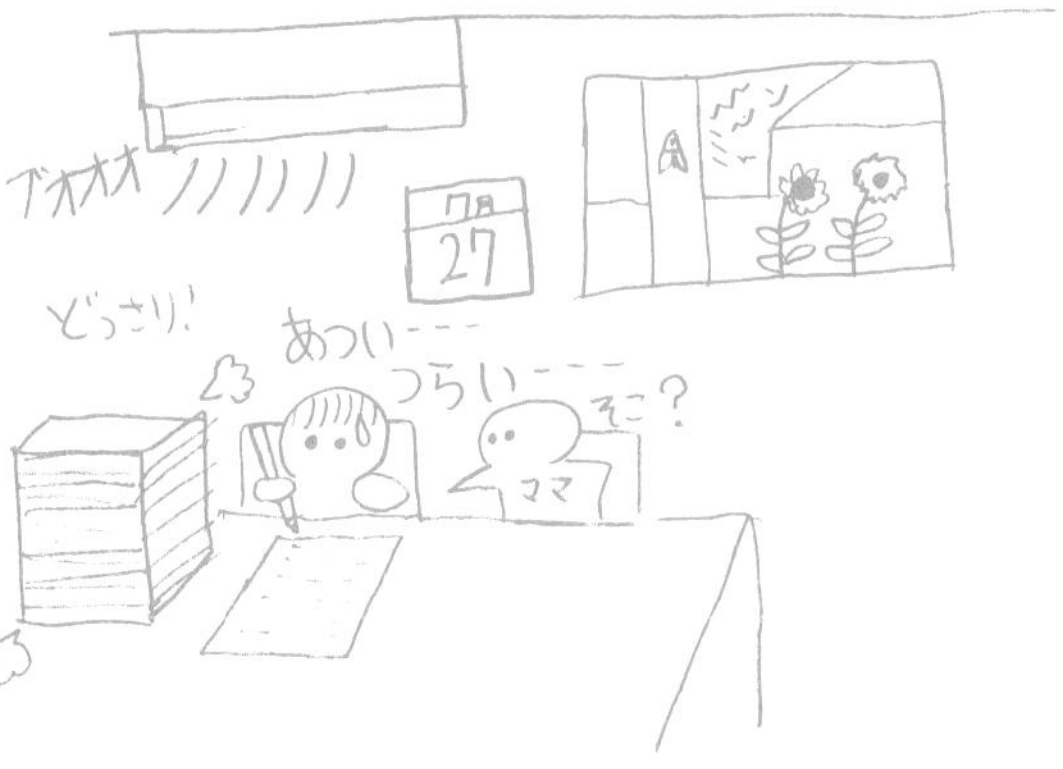

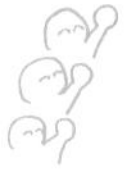

逃げるゴール

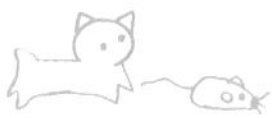

夏休みが明けて新学期、すぐに文化祭があった。夏中、文化祭の準備もしていたのだ。わたしたちの学校は、文化祭が二日間ある。一日目は大きな劇場を借りて、本格的な芝居をする。文化祭は高校と一緒にやるので、盛り上がる。脚本を書いて、演出をして。衣装も作って、セットも作って。動画を作って流したりもする。わたしは文化祭が好きだ。

去年の文化祭でわたしたちは、狙っていた賞を逃した。その理由は規定の上演時間をほんの少し、オーバーしてしまったからだ。わたしたちの学校は、クラス替えがない。だから一緒に芝居をするのも、三年目で三回目。だけど、三年生だからラストチャンスだ。力を合わせて、なんとかリベンジしたい。選んだ物語はディズニーのズートピアだった。主役は女の子のウサギ。

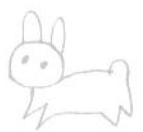

わたしは主役だった。主役は二人いて、前半と後半で分けて演じる。誰かに選んでもらったのではなく、自分でやると言ってもらった役だ。

女の子役をやることに最初は反対もあった。しかし話し合ううち、どの役も性別関係なく配役することになった。

人によっては、舞台にのって芝居をすることが、恥ずかしいという人もいる。緊張するという人もいる。わたしはそのような感情がないので、舞台向きである。むしろ舞台が大好きで、のっているとワクワクする。真っ暗になる暗転や、高い天井から吊るされたセット、役者にむけられる眩しいライト。特別な空間だ。舞台が好きだと感じる。女の子のウサギをやりたいと手を挙げてしまうくらいだ。

このように、楽しそうな文化祭であったが。わたしは高校のコース内定決めの、最後のチャンスを逃せなかった。みんなは夏休みに学校に行き、わきあいあいと思い出を作っていた。わたしはみんなのように、楽しめなかった。クラスメイトの大半はもう内定をもらっていた。わたしも文化祭に全力で参加したかった。小道具を作りながら、話をしたり笑ったりしたかった。しかしわたしは、必要なことをやったら、すぐに帰宅した。

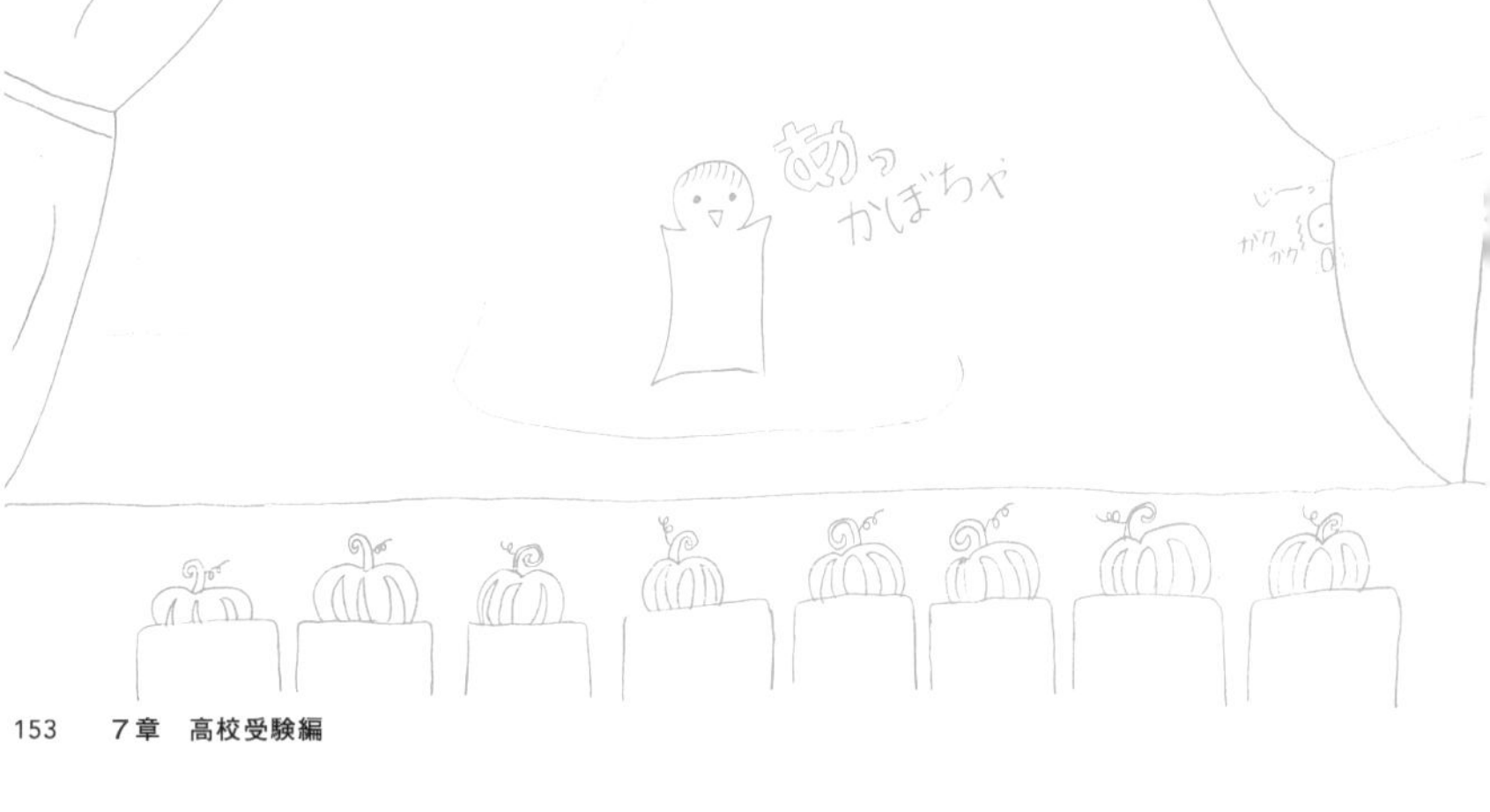

　そんな中、必死で受けた学力推移テストであったが、終わった後の自己採点はギリギリだった。内定基準点というものがある。それは毎年変わる。テストを受けた人たちが、どれだけできたかで上がったり下がったりする。結果が出てみないと落ちたか、受かったか、わからない。ちょうどボーダーラインの上にわたしの点がある。落ちたような気がする。どうしよう。

　すぐに塾を探した。結果が出るのを待っていたら間に合わない。夏中、勉強して駄目であるなら、プロに頼もう。塾に面談に行った。内定がダメなら、高校受験の本番で点を取らねばいけない。二月に向けて必死でまた勉強するのだ。

　夏休みの間、基礎から全てやりなおしたが、塾でもう一度全てチェックしてもらった。わたしはいくら教わっても、一度覚えたやり方に戻ってしまう癖がある。その癖がでて、何度教わっても、また間違えた。わたしの担当になった先生が、わたしの頑固さに悲鳴をあげた。

　わたしはごく普通くらいの頭の出来だ。それなのに、数学だけは、びっ

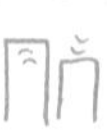

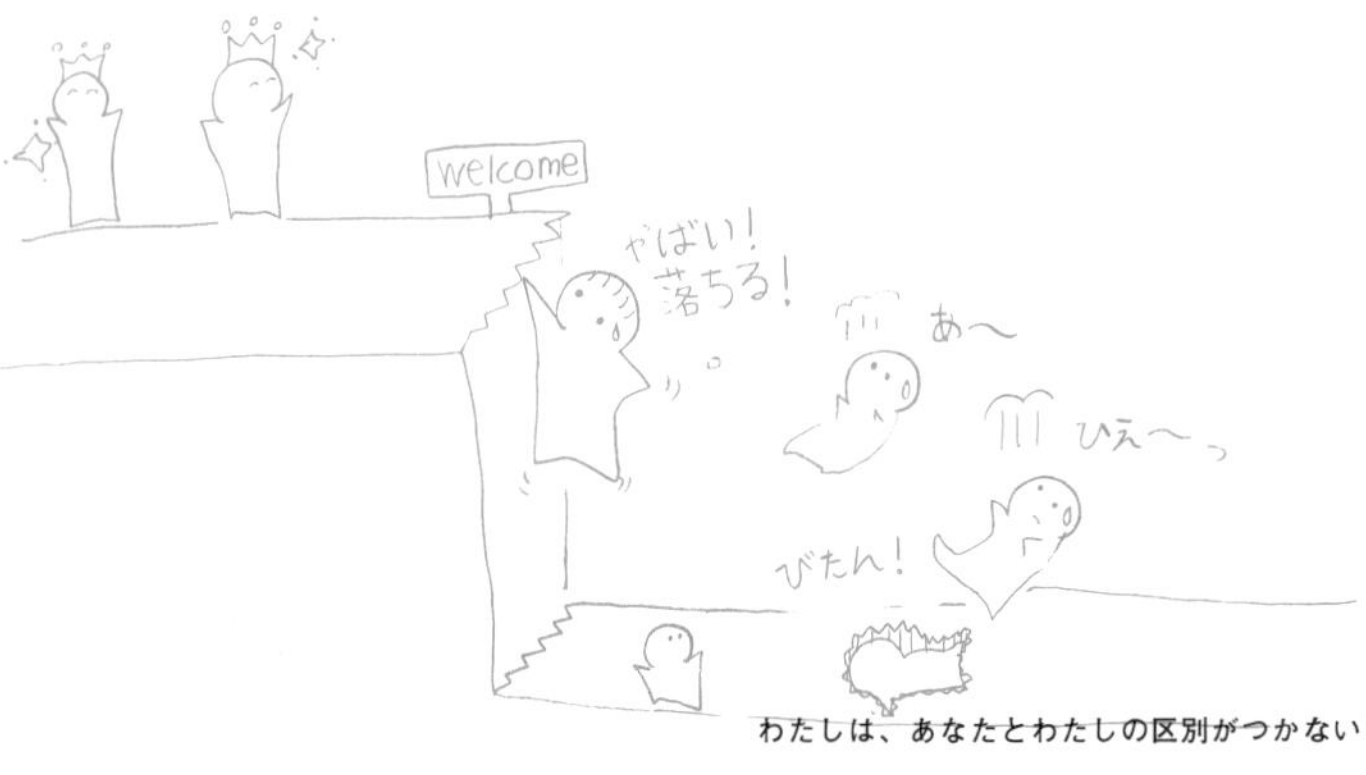

くりするほどできない。数学ができたら、内定はとうにもらっていただろう。文化祭をしっかり楽しめないのも、ここまで必死にならねばならないのも、数学ができないせいだ。

こうして文章を書いているから、国語はできるのだろうと思われることもある。できない。中学受験のときは、国語を習わないですむくらいできた。それが中学になったら、できなくなった。とにかく、意識が飛ぶのだ。どこを読んでいるのかわからなくなる。考えていることが、吹っ飛ぶ。問題を解く以前の問題がたくさんあるのだ。わたしは、わたしの気持ちを保つことができたとしたら、もっと勉強ができるのかもしれない。

わたしはこのとき、まだゆるい投薬しかしていなかった。しかし病院に相談して、本気の投薬に切り替えた。念の為に書くが、頭が良くなる魔法の薬はない。わたしは気持ちを保つことができないので、そこの薬だ。これはかなり効いた。効いたと言っても、みんなと同じようにできるようにはならなかった。数学は相変わらず強敵だった。でも授業中に何をやっているかわかるようになった。

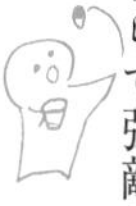

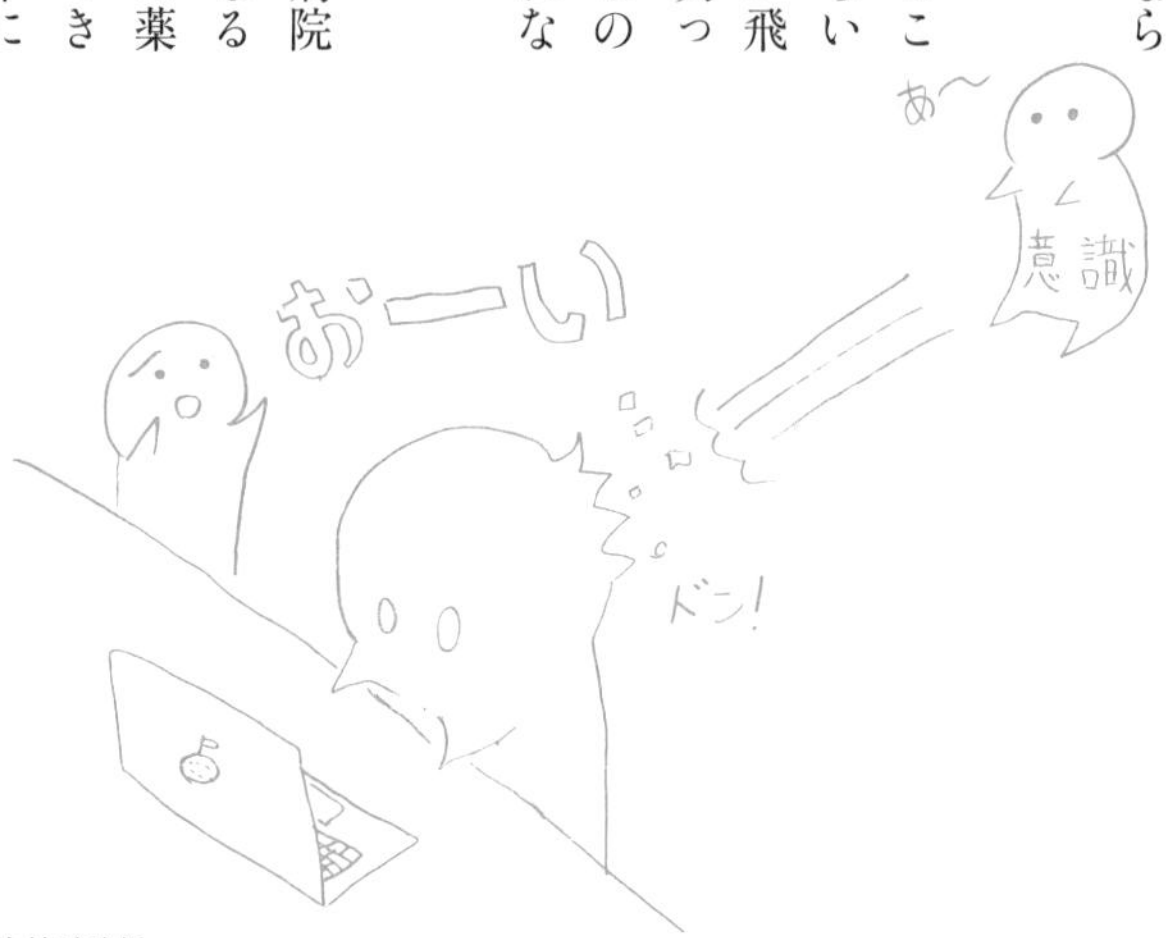

ゆるゆるの学生生活を送れる予定の中高一貫校は、どこへ行ったのだろう。内部進学なのに、なぜこんなに必死にならなければいけないのだろう。わたしはここから、一般受験生と同じように勉強した。塾の年末年始の強化スケジュールまで参加した。

実は、夏の内定は出ていた。心配して塾まで入った学力推移テストであったが、結果は内定基準点を超えていた。夏の頑張りは無駄ではなかったのだ。奨学金もついていた。文化祭はクラスで欲しかった賞も貰った。わたしも俳優賞を貰った。頑張った結果が出ていて、充実していた。ではなぜ、まだ頑張り続けているのか。

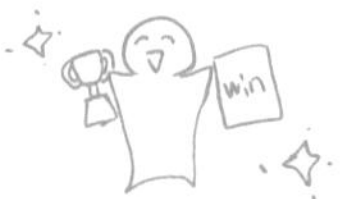

内定を貰いながら、こんなことを言われたからだ。

「内定をとっても、受験本番で点数を取れなければ、合格取り消しです」

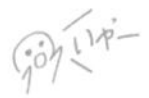

では内定とはなんなのだ。やっとゴールが見えた気がしていた。それなのにゴールがまた逃げた。終わりが見えないしんどさだ。クラスメイトもわたしも、受験本番まで必死で勉強した。

通常の中高一貫校は、受験すらないところもあると聞く。わたしの中学校は、少人数制だ。だから、高校で大量に外部生が入る。外部生と内部生の差がついてはいけないと、心配しているのかもしれない。だから内部生のお尻を先生が叩くのかなと考えている。それにしても納得はいかないが。とにかく、大変だった。それが今回の感想の主な内容だ。

わたしは最終的に、希望のコースに合格することができた。合格できたじゃないかー！と思った。

出てくるミニチュア

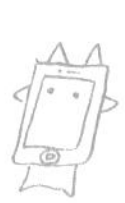

内定が出ないで頑張っていた頃のことを、書いた。頑張っていた経過だけを書いたが、それだけではなかった。わたしのストレスは、大きかった。

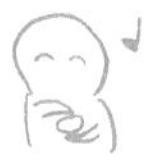

受験結果が不安で仕方ない頃。わたしはなぜだか粘土細工をしていた。

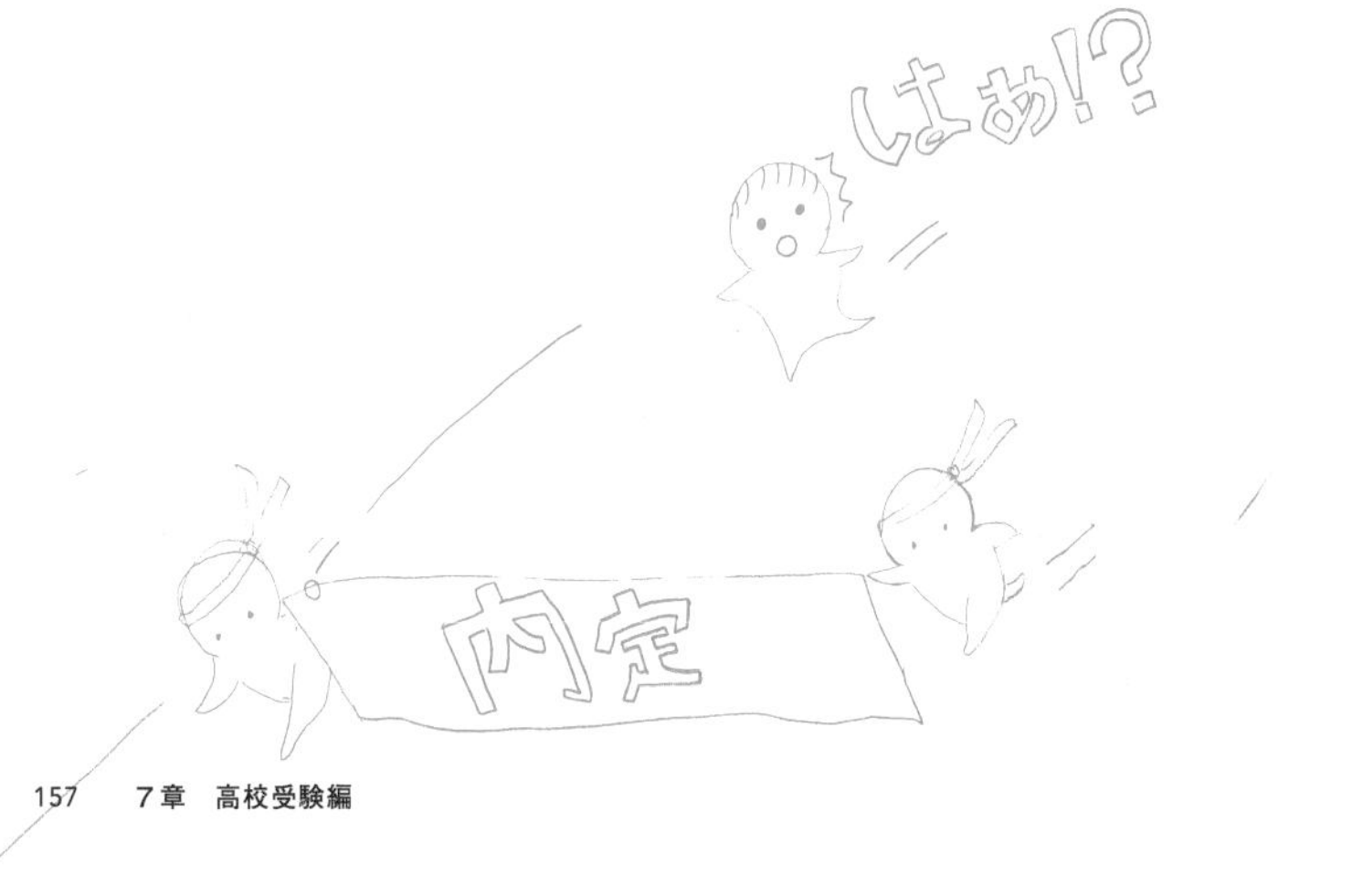

勉強をしていて飽きると、粘土をこねた。いま思えば逃避なのだと思う。後で思えば、わかる。そのときは、ぜんぜんわかっていない。最近はすっかり自分が成長してきたことを感じていた。めったに大きな問題を起こさなくなった。でもこの頃、真っ当にやっている自分が、昔のでたらめな自分を懐かしく思っていた。元に戻りたい気持ちもあった。

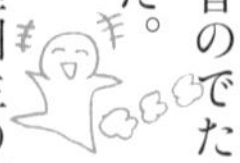

粘土で作ったのは、幼い頃から好きなミニチュアだ。幼稚園生の頃からずっと、小さな街や、小さな食卓が大好きだった。当時は、ミニチュアがついてる食玩を買ってもらっていた。きれいに並べて真横に顔を近づけて、眺める。本物のような世界が広がって見える。本物のようだけど、誰もいないわたしだけの世界だ。

いつからか、街でも食卓でもなく、パソコンのミニチュアに興味が移っていた。この頃の定番は、iPhoneのミニチュアを作ることだった。手元にある消しゴムを、長方形に切り、アルミホイルを被せる。もしくは粘土でベースを作る。背面にはリンゴのマークを描き入れる。液晶部分は紙で作る。丁寧にアイコンを描いていく。

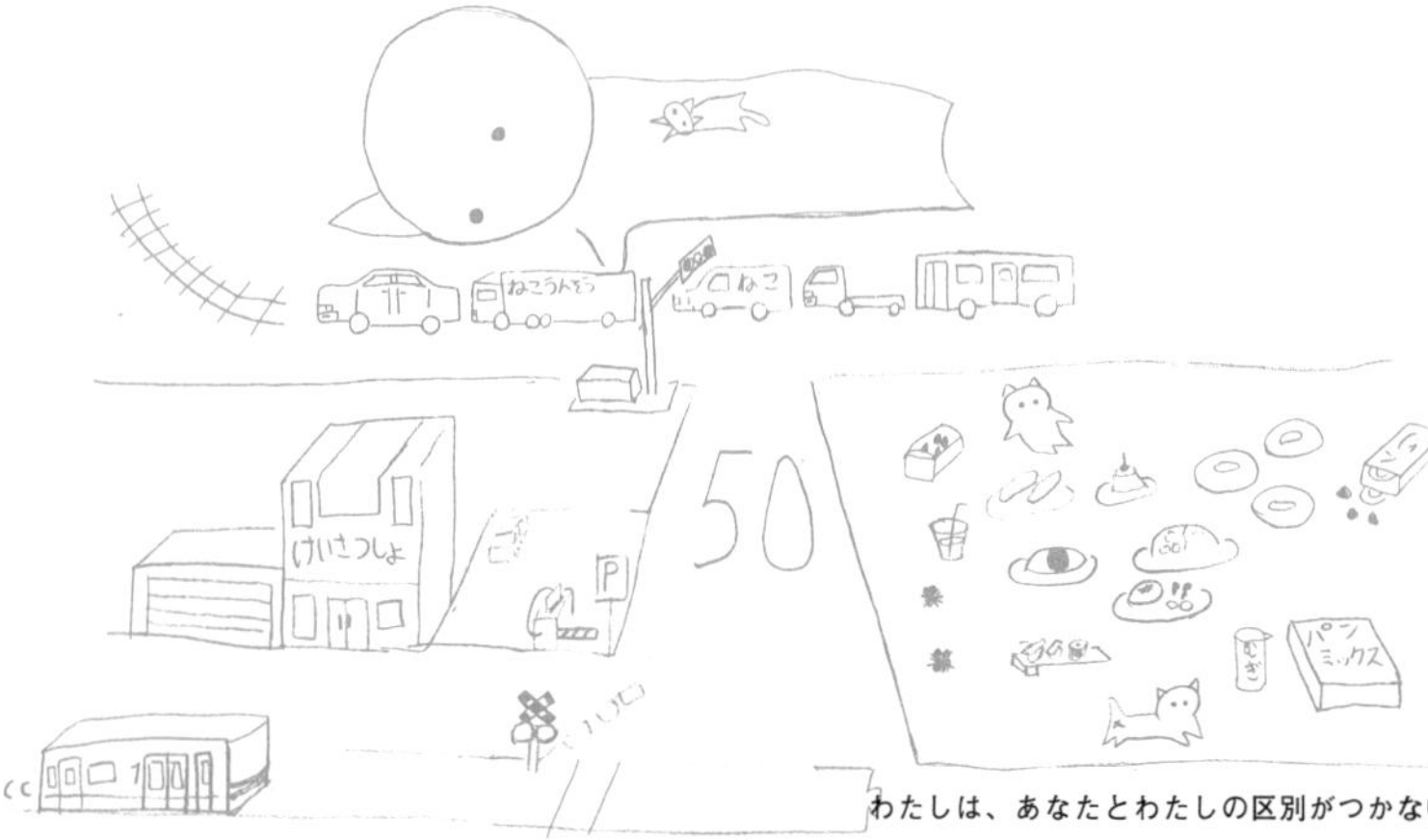

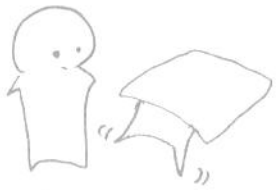

勉強の合間にやっていたつもりが、気がつくと机の下が工作の屑だらけになっていた。何時間やっていたのか、わからなかった。そんなことが繰り返され、母に説教をされた。勉強と工作の、時間と場所を分けなさい。休憩に工作をするといい。ずっと勉強し続けても、能率は下がる。勉強をする体で、工作をしていたのでは、あなたの行きたいところには行けない。はっきりさせなさい。

母の言うことは真っ当だった。わたしは、真っ当なことに、うんざりしていた。母の真っ当さが、むしろ腹立たしく感じた。嘘の言葉をあたりに張り巡らせる。言葉をなくすと、わたしがからっぽになってしまうと感じた。何を隠していたのか。何を守っていたのか。わたしは、きりなく嘘をつき始めた。しかし、わたしの隠し事のレベルは、幼稚園生と変わらない。工作をしていないと口で言う。しかし足元には工作の屑が散らばっている。わたしはそれでも母に、工作はしていないと言い切った。

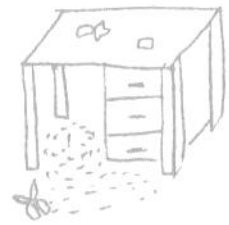

朝、母が起きると、居間のテーブルの上にミニチュアの iPhone が並んでいる。母は小さく悲鳴をあげる。わたしは満足だった。悲しかった。両方の感情に襲われていた。iPhone に驚いたのではない。嘘をつき続

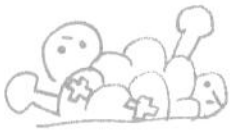

けるわたしの頭の中が怖かったと、母は言った。

不安なときは、母親にはあたっても良い。壊れないから大丈夫。なぜだかわたしは幼い頃から、そう思っていた。母に怒られたら、必ず三倍返しをした。母は、強かった。わたしたちは、何度も何度もケンカをした。

毎日、毎日、勉強をしていたのだ。自分で決めたことだ。だけど、成績は上がらず、不安だらけだった。そのストレスを、母に向けた。自分の気持ちは誰にもわからない。受験十日前、数学がまったくわからなくなり、古典の単語も忘れた。やめなさいと言われても、隠れて工作を続ける。学校、塾からも、工作をすることで辺りが汚れる苦情が、家に入っていた。

隠れて、続ける。違う。隠れていなかった。むしろやっていることを、見せていた。隠していても、隠せなかった。そんな器用なことは無理だった。だから、口だけでやっていないと言った。しんどかった。しんどいんだ。しんどいんだ。わたしはしんどいことを、見せつけていたのかもしれない。

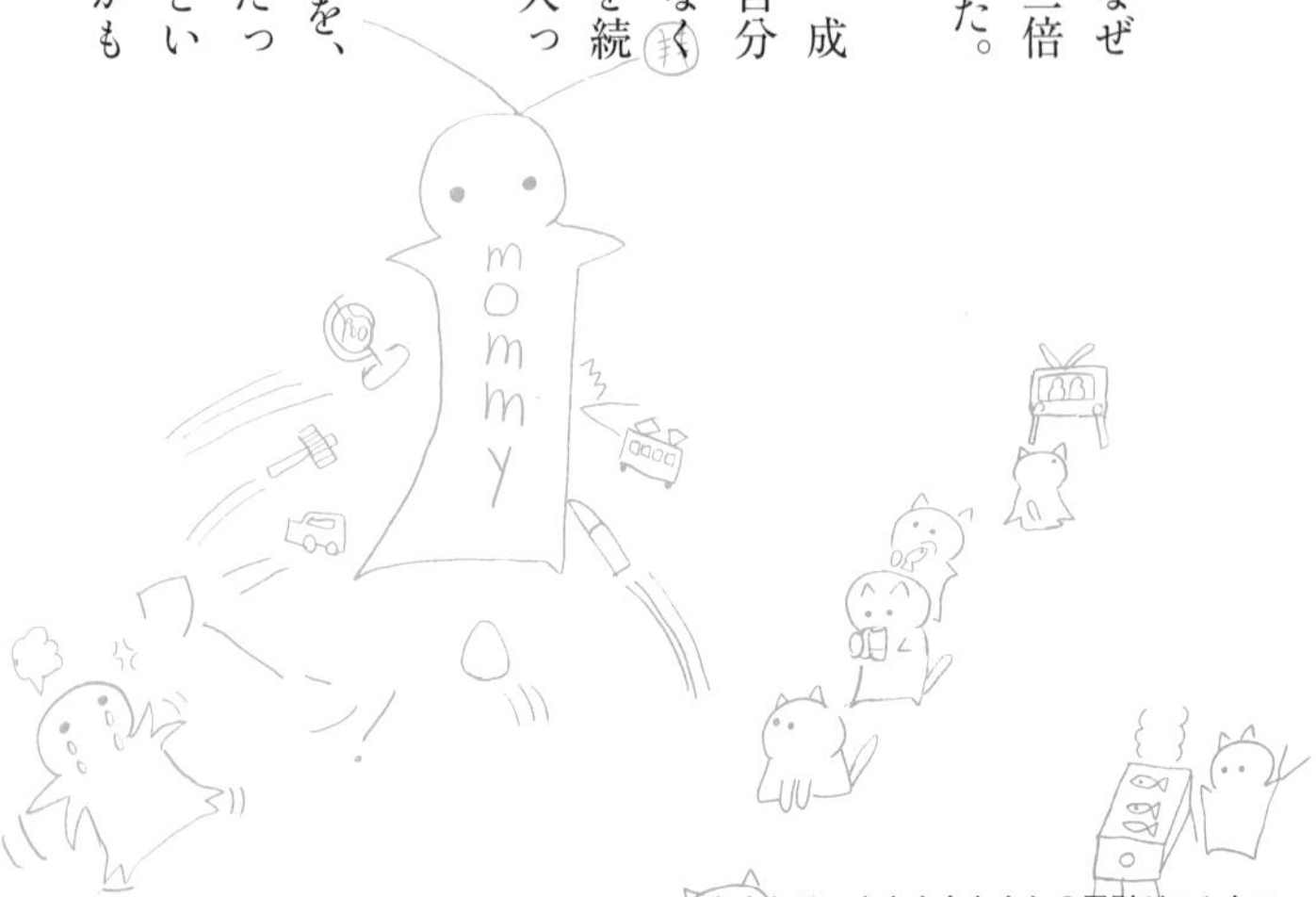

母は、もう勉強をやめろと言った。

空っぽの椅子を想像したら世界は平和になる。もう誰かにわたしの椅子に座って欲しかった。自分では好きにしたいけど、実際は何をしたらよいのかわからなかった。勉強しても、目指す点数にはならない。工作をしていても、何も解決しない。勉強をやめて、どこに行くのだ。

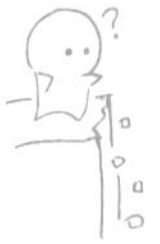

二人のわたしがいた。どうしても言うことをきかないわたし。一つ一つコマンドを打たれないと動けないわたし。結局、わたしはどうしようもなく、子供だった。やってても上手くいかない。なぜこんなに子供なのに、中学三年生になってしまったんだ。しかし代案も思いつかなかった。ただ毎日、毎日、母に不思議な形であたり続けた。

ふと。ある日、疲れ果てて、意地を張れなくなった。

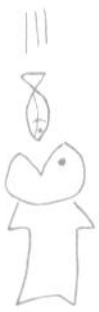

やらなければならないことは、誰かの言うことを聞いてもよいのだ。分別をつけなければいけない。鵜呑みではない。中学校の愛着のある先

生、友達。どのようにして対処したらよいのか理解できている場所や状況に、安心がある。それらを失おうとしていた。だからただ、わたしは、ひねくれていた。受験の不安と混合されてわからなくなっていた。

ヘレン・ケラーのウォーター‼の瞬間が自分には何度もくる。ドアを開けてくれと母が何度叫んでも、そのドアがどこだかわからない。反抗することが目的だった。その自分の瞬間をわたしは見た。うわー、見たぞ。もう決定的瞬間を見たぞ。前に進むための行動をしていたつもりであったのに、わたしは意味不明なことをしていた。

このとき、母はわたしに言った。やっとあなたがわたしをふりかえった。ずっとあなたはひとりだけでいて、わたしが入る隙間がなかった。わたし以外はいない。世界に存在するのはわたしだけ。お母さんはわたし。腹が立つと突如、お母さんはわたしなのに、わたしのいうことをなんできかないんだと思う。わたしは、あなたとわたしの区別がつかない。いま、それは母だけだ。

疲れているとエラーが出て、自閉症のわたしが大きな顔をしてどうも

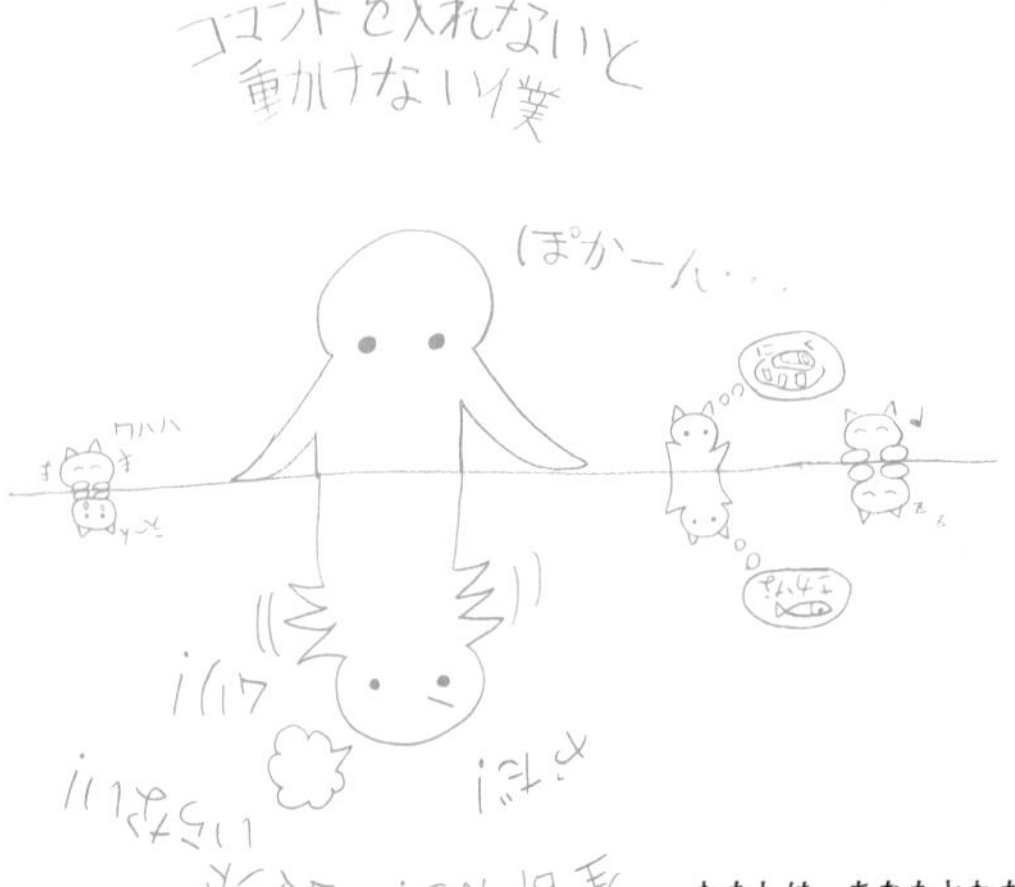

こんにちはと出てくる気がする。ミニチュアの誰もいない街で、幼いわたしが遊んでいる。母に抱っこされて、何も考えずにいた頃だ。混乱の街から抜け出して、わたしは受験した。

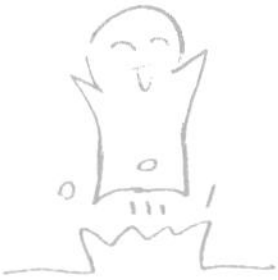

8章

高校編　現在の日々

呼んでも聞こえない

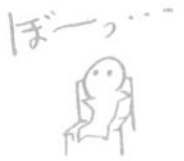

現在、高校一年、十五歳だ。

ここからの章は、いまもある特性や、困っていること、その中でのわたしの好みなどを書こうと思う。現在の考えだ。はじめに特性を書いてみる。幼い頃とは、だいぶ変化した。

授業中に立ち歩いてしまう、外に出てしまう、そのあたりのことは小学校で卒業した。いまは何事もなく、座って教室にいる。授業を聞くことができるかは、他の章で書いた。人の目を見ないのは、その人に慣れれば見ることができる。会話のキャッチボールも、上手ではないができる。食事は、ほぼなんでも食べられるようになった。パニックを起こして、自動車に突っ込んでいくのもやらない。同じく、あたりのものを全部床に落とすのもやらない。ろくなことをしてなかった。

いまもまだ続いていること。身体のコントロールがうまくできない。時に、壁にぶつかる。階段から落ちる。たまに身体が斜めになったまま

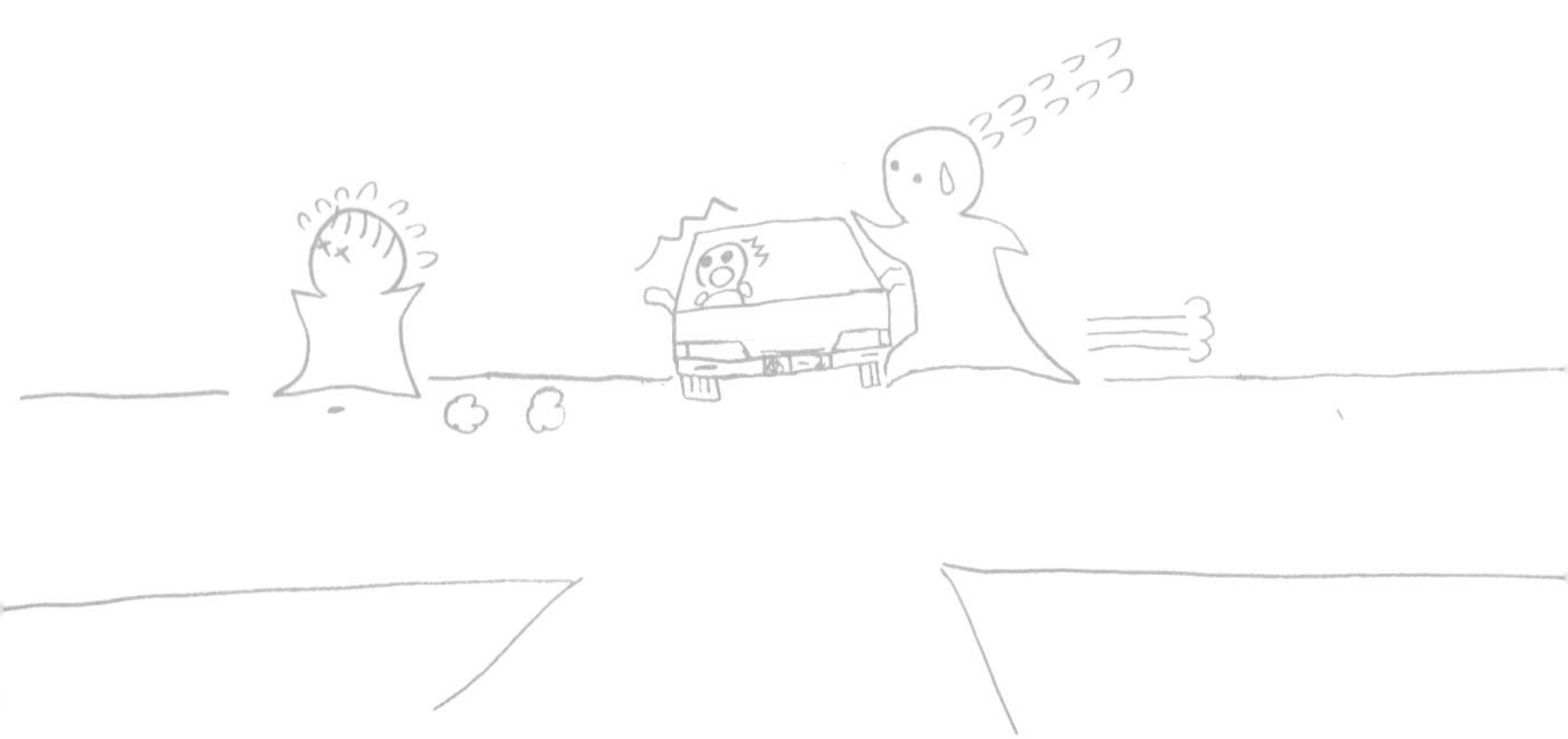

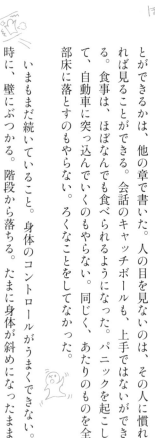

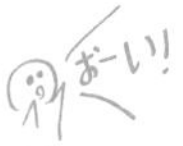

戻せない。学校には長く続く階段がある。そこを上からごろごろ落ちてしまったこともある。他には、決まった流れで、一日を過ごしたい。先の見通しが欲しい。情報の取捨選択が難しい。このあたりは、変わらなかった。

記憶について話す。時系列に記憶がならばない。過去といまが混ざっている。出来事は理由なく起こる。過去の記憶も突然に再生される。毎日起きる出来事だけではない。授業で習った情報も、並列にわたしの中に散らばっている。あれとこれが関係するから、これがこうなるというような、関係性をつなげて引っ張り出しにくい。できないわけではない。低確率でひらめくこともある。だけどそれは、母に言わせると、全く関係ないものを結びつけてしまっていることがあるそうだ。

家族と外出をすると、母は大声でなんどもわたしを呼ぶという。これは幼い頃から、変われない。わたしはそれをほとんど知らない。わたし以外の周囲がみんな振り返るのに、肝心のわたしが振り返らない。わたしはわたしが注意を向けているものからしか、情報を取り込んでいないからだ。外にいるときは、常にざわめきや自然音などが一斉になだれこ

んでいる。わたしはいまもそれに疲れている。そのなだれこむ情報をわたしが使う場合、注意を向けた情報にちょうどスポットライトが当たったようになって、そこだけを注視している。

みんなそうなのではないかと思うかもしれないけど、大きく違う。普通の人は、その情報が使える情報であるか、必要な情報であるか、まずフィルターをかけて厳選して使う。例えば、前から車が来るから危険である。この情報は重要だと判断し、自分の命を守って、車を避ける。

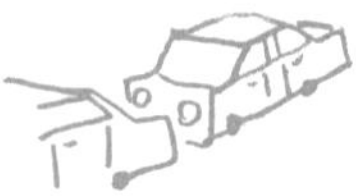

わたしは向こうから車が来ていても、可愛い蝶が目の前を飛んでいたら、向こうの車よりも目の前の蝶を追う。母はそんなわたしを見て「蝶を追って命を落とすとか、小説みたいだね」と笑う。笑っている場合ではないのだが、突っ込めない。いままでその命を守ってくれたのは、母だからだ。

幼い頃、母はわたしの手を繋いだうえで、腕の付け根をもう一方の手で掴んでいた。常になにがあっても取り押さえられる状態で一緒に歩いていた。いまでも喧騒につつまれた街中では、わたしは母に手を掴まれ

ている。

人間はいつも大量の情報につつまれている。目が覚めている間中、器用にそれを選別して使い続けている。それをみんなは意識していない。わたしはいつも大量の情報に押し流されている。目の前にたまたま流れてきた、わたしの興味をひいた何かをみつめている。だから、わたしにアクセスしたい人に大声を出させてしまう。ほんとは大声を出さなくても、肩をたたいたり、目の前に顔をだしてくれれば気づくのだけど、それはわたしとの距離を近づけてからでなくてはできない。十五歳になっても変わらず、わたしはそのときに最適な行動をすることが、とても難しい。

わたしたちはいつも情報の海で溺れかかっていると書いた。

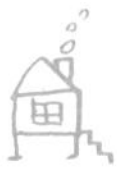

では他の人はどんな世界に住んでいるのだろう。彼らには、カクテルパーティ効果というのがあるらしい。わたしはそれを知って衝撃だった。人混みはわたしたち発達障害にとってやばい場所だ。たくさんの人が静かにしているなら、まだ大丈夫。それでも人の気配ですでにうるさい。

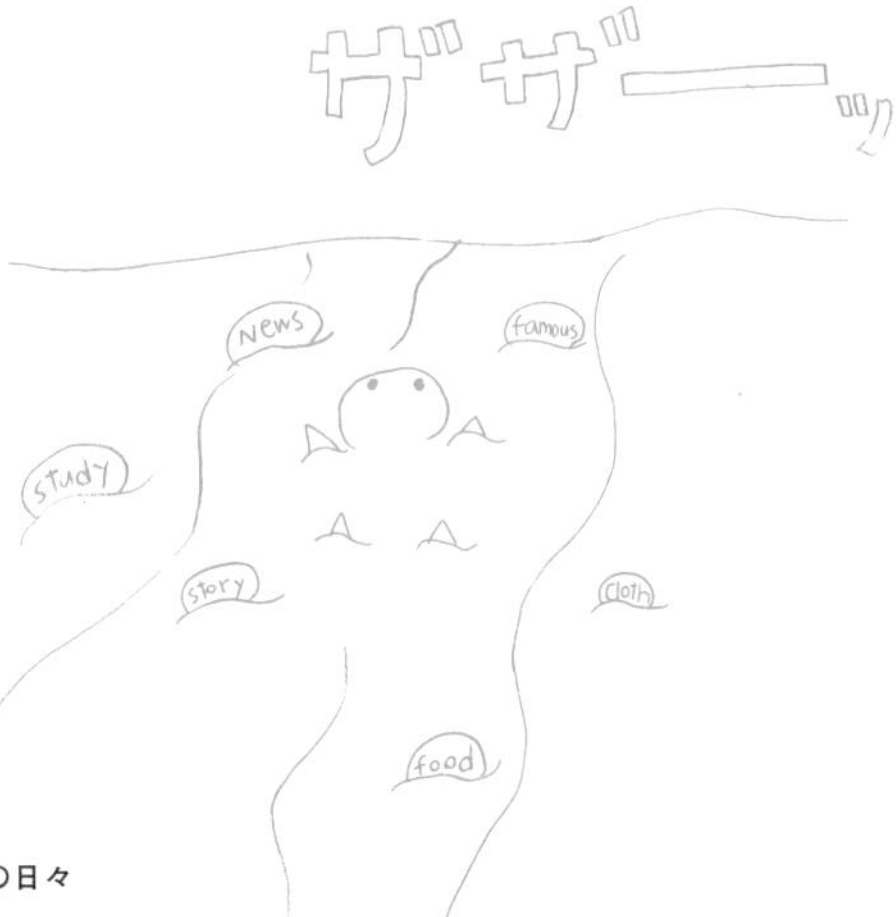

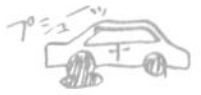

みんながおしゃべりをしているなら、そのおしゃべりが一挙にわたしの頭になだれ込んでくるので、大丈夫じゃない。そのとき、わたしにとって会話はかなり難しい。幼い頃なら逃げ出したと思う。だがしかし、みんなはカクテルパーティ効果という能力が発揮できるそうだ。人混みであるパーティにいても会話ができてしまうという。なんでもかんでも耳に入れていては、頭がパンクしてしまうから、全部取り込まないで、選んでから取り込むのだそうだ。なんだそれは裏技なのか。だからわたしの頭はいつもパンクしているのだと逆にわかった。

わたしの頭はなかなか起動しない。八割がたは眠ったままだ。Appleのコンピュータにたとえると、ファインダーしかなく、アプリケーションがひとつも立ち上がっていない状態だ。何もまともにこなせない。危機管理能力が一切ない。

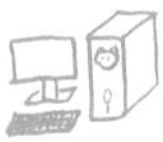

わたしは普通の行動の真似をしている。できているかどうかはわからない。できるだけ、周りが違和感を覚えない行動をしたいと思っている。それは、身だしなみを整える、呼ばれたら返事をする、奇妙な受け答えをせずに的確に返す、生き物ではないものと会話をしない、など。まだ

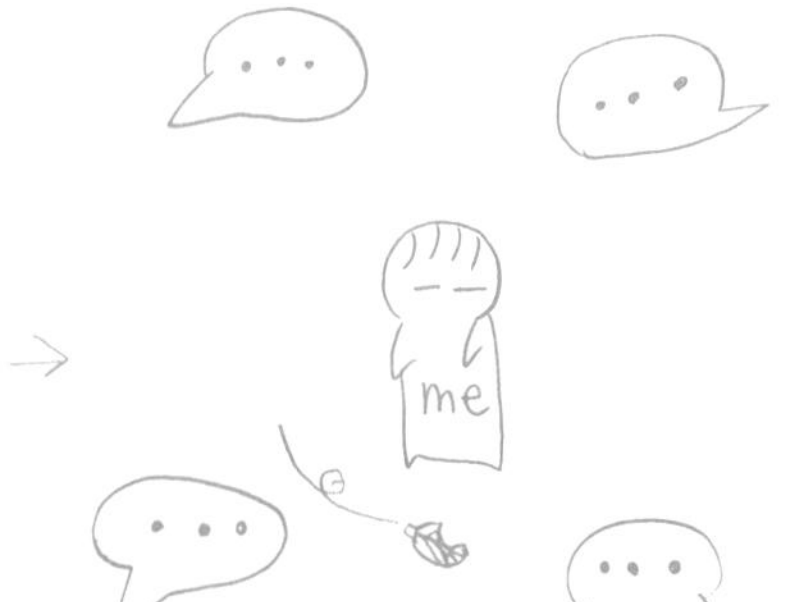

まだたくさんある。

しかし、疲れたり、眠くなったり、とてもお腹が空いたり、調子が悪いと頭が働かなくなる。頭が働かなくなると、本来のわたしが顔をだしてしまう。そうするとみんなの表情が見えなくなってくる。そうなってしまいそうなときは、わたしはできるだけ大人しくするようにしている。これが、アプリケーションが立ち上がらない状態のわたしだ。

でも、普通の人も、調子が悪ければ同じような状態になるのだと最近知った。疲れるとミスが増えるとか、身体が動かないとか、そういうことだ。わたしはかなり極端なので、周りのためにも、自分のためにも、気をつけたい。

こだわりは変えられない

自閉症者はこだわりが強いそうだ。

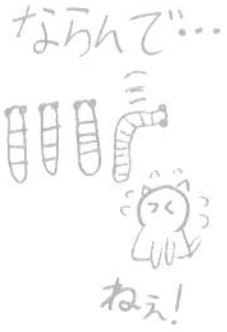

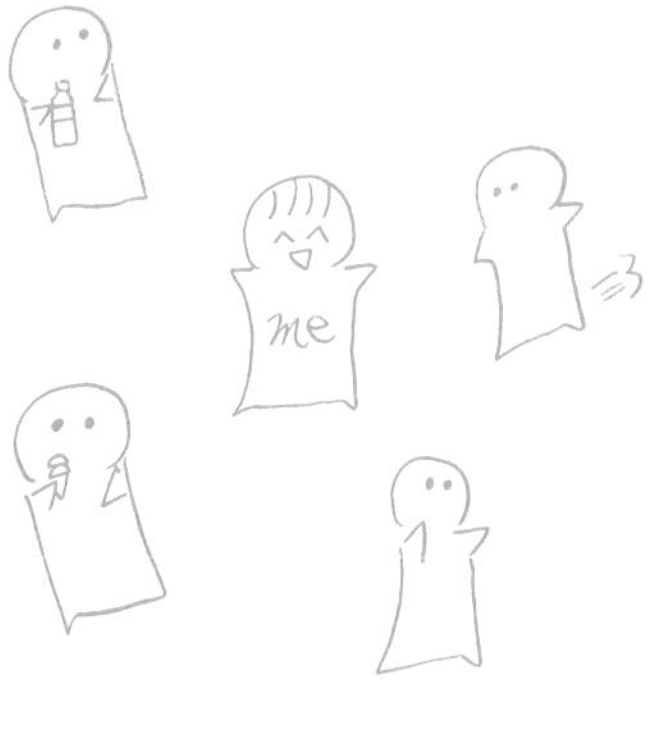

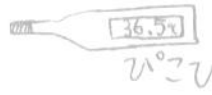

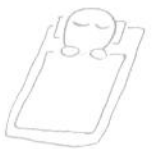

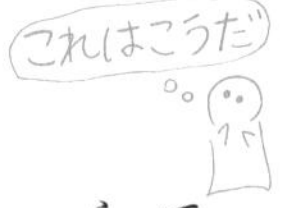

そう言われて振り返ってみると、すごく強い。

例えば、これはこうだと思ったら、間違っていてもこうなのだ。間違っているとか正しいとか、関係がない。こうだからこう。それを変更したら、地面に穴が空いてわたしは暗黒へと落ちていくのだ。

わたしは中学三年間、無遅刻無欠席の皆勤で表彰された。

毎日、同じ時間に家を出て、同じ道を通って、同じように電車に乗る。雨が降っても風が吹いても雪が降っても、学校へ行く。しかもみんなより早く誰もいない学校に行く。たまにはゆっくりしたらと言われる。いつもと違うことをしたら、ゆっくりできない。そわそわする。時間の流れがおかしくなって、次に何をしたら良いかわからなくなる。

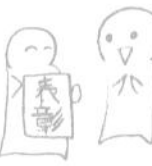

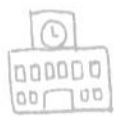

コロナ禍に、熱センサーが学校の玄関に置かれた。身体の温度が映像に出て、高温だとサイレンが鳴る。これが怖い。いつ鳴り出すかわからない。鳴ると先生が走ってくる。熱が出たら、学校に入れてもらえない。わたしは毎日、自分が熱を出してしまうことが怖かった。わたしは時々、熱を出すのだ。それは感染症で熱を出すのではなく、ストレスで出る。

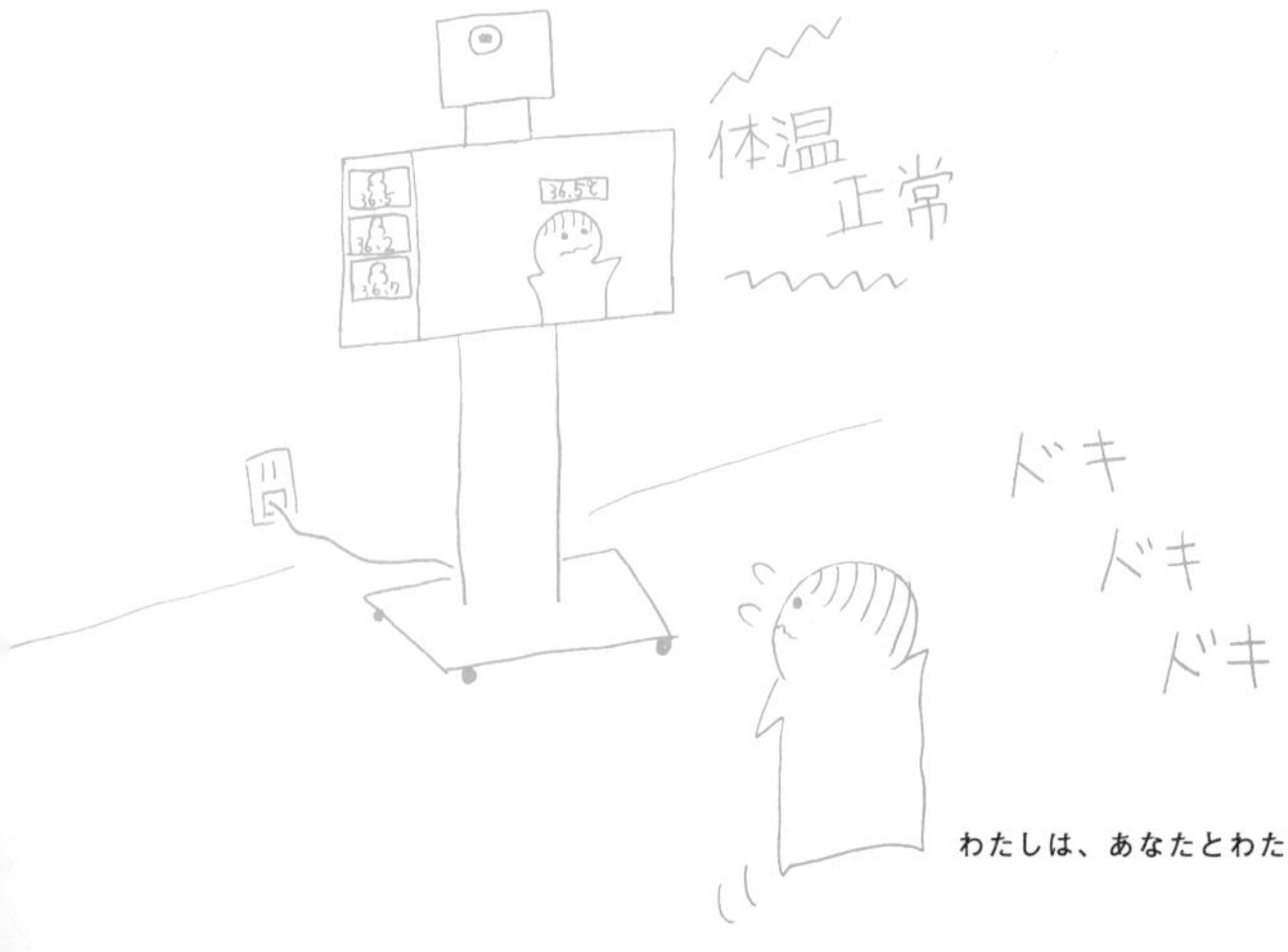

なぜわかるかと言うと、病院でそのたびに検査をしても何も出ないからだ。そして熱以外に症状が何もない。

これで鳴ったら、明らかな異常事態のサイレンそのものだ。このときはたまたまわたしの身体は、熱を出さなかった。もし鳴っていたら、わたしはどうしてしまったのだろう。鳴らなくてよかった。

しかし学校には時々、イベントがある。わたしにとってそれも異常事態である。

幼稚園、小学校ではそれは耐え難い異常事態であったが、中学校にもなれば乗り越えられる。「イベントの日用の、いつもの流れ」を使えば日常は崩壊しない。とんちである。

中学生になりたてのとき、毎日乗っている電車が、事故で止まった。わたしはパニックになって、どうして良いかわからず、怒りに震えた。それでも幼い頃のように、あらぬ方向に走って行ったりはしなかった。怒りに震えながら、母に電話をして助けを求めた。母は慣れたもので、あっという間に自転車に乗って現れた。わたしは母に連れられ、振替輸

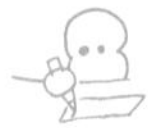

送の違う線に乗った。母は「次に電車が止まったら、いまと同じことをすれば良い。だからいまやっていることを覚えてください」と言った。そして学校まで付き添ってくれた。

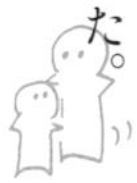

書けば簡単だが、実際は困難だ。わたしは怒っているのでとても機嫌が悪いし、真っ直ぐに歩くことさえ難しくなっている。注意力は最低レベルに落ちているので、母は自分とわたしの二人分の注意を、周囲に向けねばならない。パニックを起こしたわたしは、実に使い物にならない。

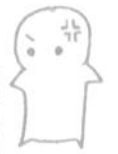

これがもっと幼い頃であったら、わたしの怒りは母に向いた。何か異常事態になったら、わたしは全力で母を殴って蹴った。幼いわたしが母を蹴っても、母は大丈夫だった。力があまりないからだ。それでもひどい話だ。なぜわたしは母を蹴ったのだろう。その様子も動画で残っている。いまは中学生になったので、耐える。中学生といっても、わたしの身体は小学四年生程度の成長だが、耐える。なのでいまはかろうじて、怒りながらも無表情で歩く。

でもこれで「電車が止まったとき用のプログラム」がわたしにインス

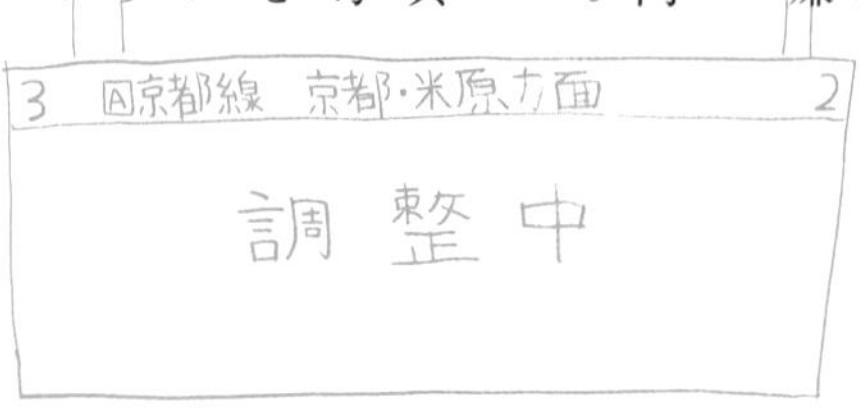
3 JR京都線 京都・米原方面 2
調整中

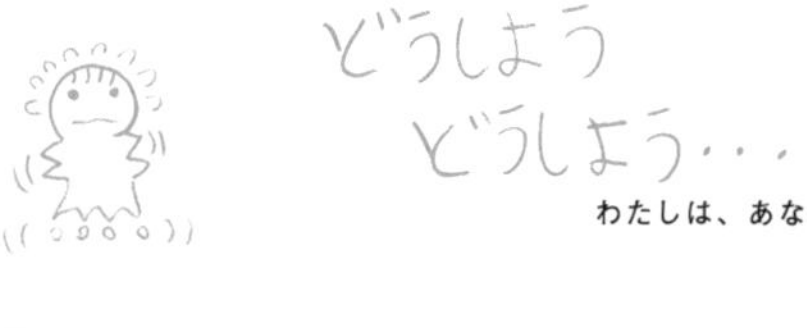
どうしよう
どうしよう
どうしよう…

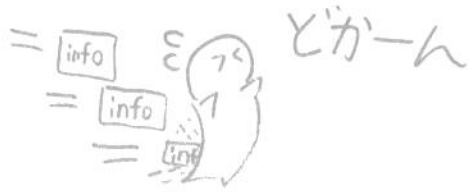

トールされたわけである。これを無理やり日常のひとつのカードにする。このような方法で、非日常を切り抜けるのだ。

常に情報の嵐に殴られているわたしは、また常に不安である。知らない場所は怖い。知らないタイムテーブルで動くのは危険だと思っている。わたしたちは常に豪雨で暴風の街を、前も見えずに歩いているような感じなのだ。何か安心できるものを抱いていなければ、耐えられない。

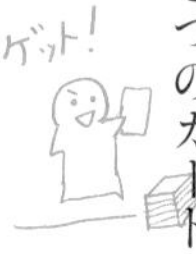

いつも同じように行動することが、安心のひとつだ。小さなぬいぐるみをキーホルダーにして、持って歩くのもいい。母に常に連絡が取れるようにしておくのも、安心のひとつだ。

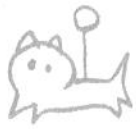

先日、学校で大きな地震があった。わたしは机の下に逃げ込むと同時に、iPadを開いた。そして母にメールをした。地震だよ！ 大丈夫？ 母からすぐに返信が来た。大丈夫。先生の指示に従ってね。そのメールを隣の机の下から覗き込んだクラスメイトが「早っ」と言った。母は多分、揺れた瞬間にiPhoneを手に持ったのだと思う。

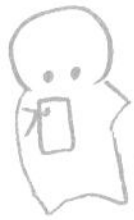

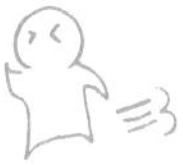

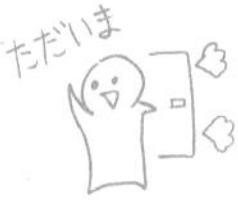

先日、母が言った。

近いうちに、会ったことがない人と待ち合わせしているの。もしもこの人が、悪い人だったらどうしようかなあって考えている。そのままさらわれちゃったら、どうしようかなぁ。わたしは目の前が真っ暗になった。わたしの中では、もうすでに母はさらわれていた。もう母はいない。もう終わりだ。わたしの世界は終わったのだ。

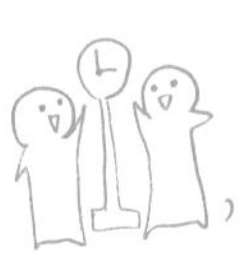

顔色を変えたわたしに気がついた母が、慌てて言った。いまのは、悪い冗談。現実に起こってません。お母さんは、ここにいます。もう言いません。無事に戻ってきます。しかし一度考えてしまったことは、すぐに頭から消えない。行っちゃあかん。絶対にだめ。でも母は行った。生きて帰ってきた。このときの会ったことがない人が、この本の編集者さんだ。

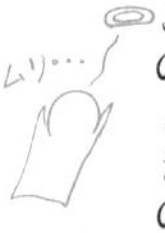

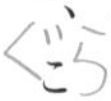

母がいなければ、わたしは生きていけないかもしれない。これにはとんちは使えないかもしれない。これに対し、母はそんなに動じていない。人はいつか死ぬもの。そして何事もなく、日常は進むもの。あなたはちゃんと生きていけるから、大丈夫。あなたの準備ができるまで、お母さん

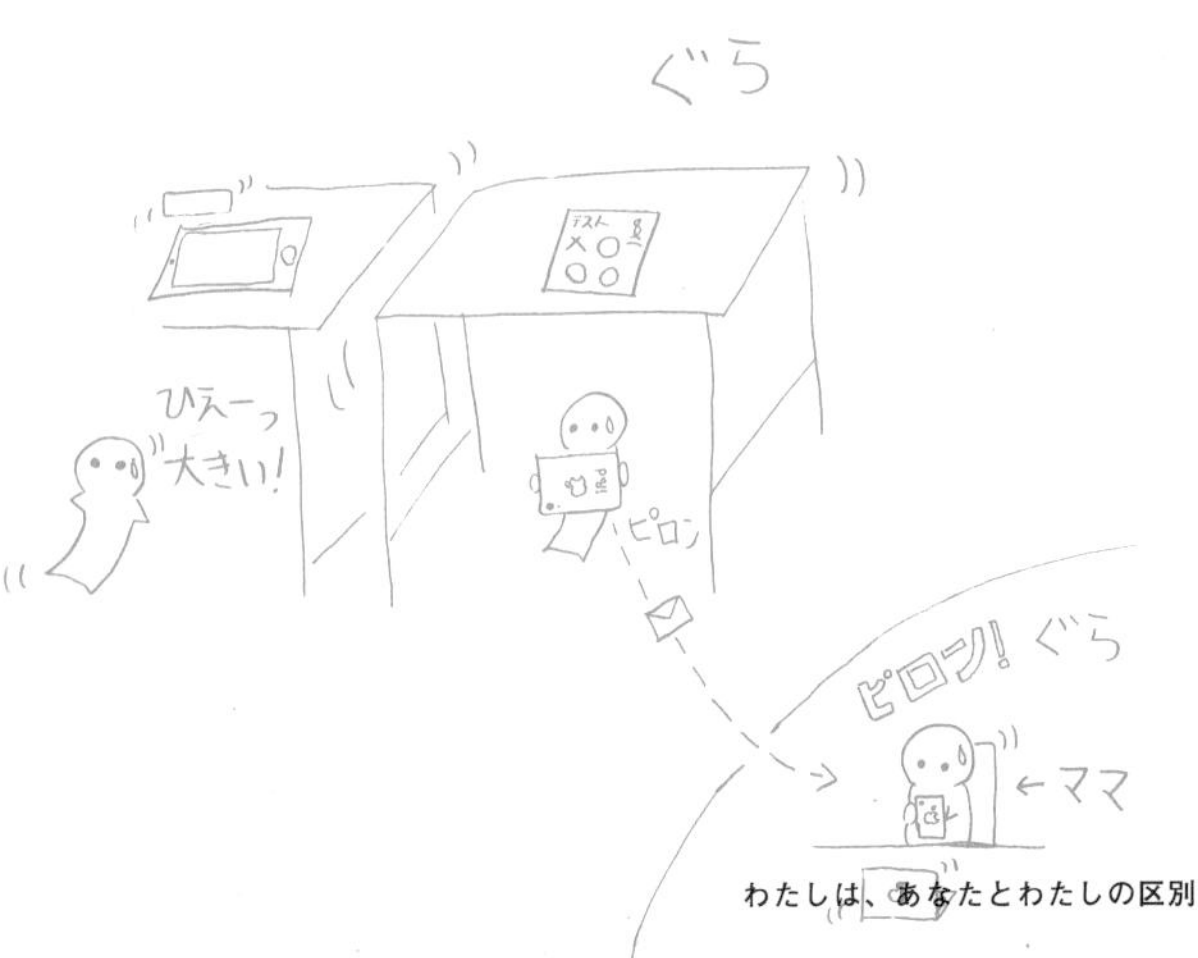

は生きてるよ。なんの根拠もなく、母は言う。
ふと思いついた不安も、うっかり口にできない母も大変だと思う。

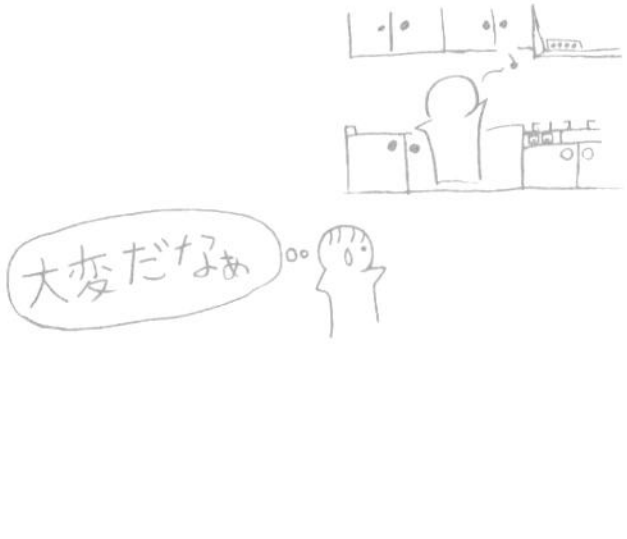

困っている人たち

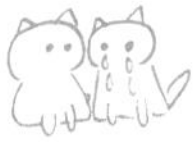

あなたは発達障害ではないか？

友達にそう言ってしまい、怒られたことが何回かある。
わたしは発達障害の人たちと十年以上一緒にいる。わたしや彼らの特性を知っている。だからしばらく一緒にいれば、わたしの仲間なのかなと思うことがある。わたし自身が「あなたは発達障害だろう」と言われたら「そうだ」と答える。怒らない。しかし他人に、それを言ってはいけないと時間をかけて学んだ。

自分のことを発達障害だと、知らない人がいる。

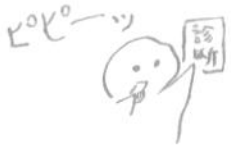

言われたくない人がいる。わたしはそれを知らなかった。

自閉スペクトラム症というくらいだから、特性はグラデーションだ。完全な定型発達から、重度の自閉症までつながっている。うっすらと特性のある人から、わたしのように濃い特性までさまざまだ。

どこから診断をくだすかは、医者が決めることだ。医者であってすら、それぞれが微妙に判断が変わる。特性があるからといって、必ず発達障害であるわけではない。

障害を扱うのは難しい。我が家のように、フルオープンの家は意外に少ない。診断がおりていても、誰にも言わないパターンもある。支援は受けるけれど、こっそり支援してもらうパターンもある。だから、支援級に所属していながら、それを言ってはいけないのだ。

外から見える障害なら、こんなに複雑ではないのではないか。

なぜ言ってはいけないのかと聞いたことがある。「こういうことは、

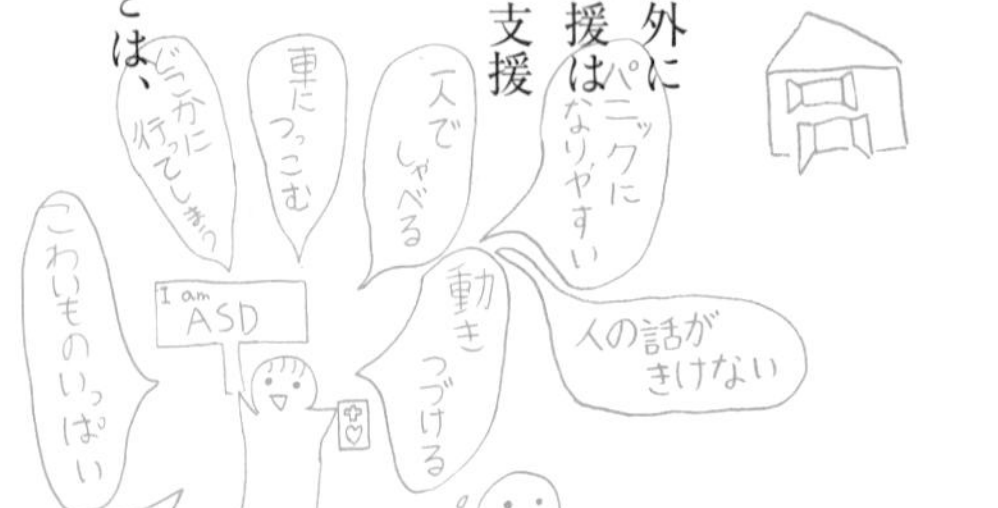

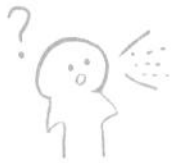

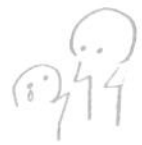

口にすることではない」と回答をもらった。十回ほど呟いて考えてみたが、わからなかった。わたしは、言ってはいけないような状態であるのだろうか。その回答をくれた同級生は、いまも内緒にしている。

逆に考えてみれば、内緒にできるレベルなのである。だから、隠そうという気にもなる。わたしは内緒にできなかったのだ。幼い頃は、コントロール不能であった。そのわたしを、隠しながら支援するのは難しいと思う。一目瞭然の発達障害であった。

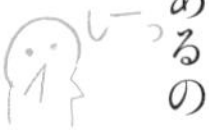

濃い特性を持っていて、困っている人を見かけることがある。同じことをしても、わたしは支援担任などに助けてもらえる。しかし、ずっと困ったままで、助けがあらわれない人を見てきた。なぜあの子は助けてあげないのだろう。そばにいる支援担任は、他の子も助けるけれど、手が足りない。だから、担当の生徒を主に見る。

特性によって、困った行動をしてしまう。困っている人は、周囲だけではない。本人もとても困っている。困ったままだと、しんどい。しんどくて病気になってしまう人もいる。行動を責められ続けて、自分に自

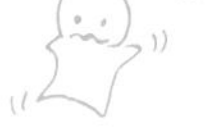

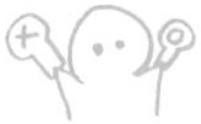

信が持てなくなってしまう。

診断がおりて、発達障害だと認定される。すると専門家が、困った行動に対して、こうすると良いよと教えてくれる。あなたは今回はこういうやり方をしました。でもそれはこうすると上手くいきます。わたしの本体部分を否定しないで、行動の変え方を教えてくれる。できたら、できましたと教えられる。上手にできたと褒められる。わたしは嬉しくなる。そうして行動が修正される。

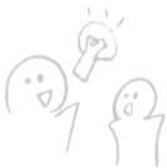

こう書くと、わたしが良い子みたいだ。違う。そんなに簡単にはならないし、わたしは困った行動をたくさんしてきた。まだ一部しか修正されていない。いまもなおしている途中だ。

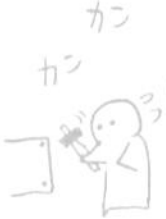

わたしは発達障害であることを、喜んではいない。普通であったら良かったと、繰り返し思う。でも母は、わたしから発達障害をとったら、別の人間になると言う。そのようなあなたが我が子であると言う。正しいとも、そのままで良いとも言わないが、ただ好きだと言う。あなたはあなたのままで、うまくいかないところを調整しながら、ゆっくり成長

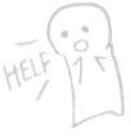

してくださいと言う。それを聞いて、わたしは発達障害と共存する。飼い慣らすことを学ぶ。

なぜパニックを起こすのか。そのタイミングは何か。普通の人と、世界の捉え方が違う。どう違うのか。わたしがうるさいと感じても、みんなはそう思わない。机の上で消しゴムが完全になくなったとわたしが感じても、クラスメイトはすぐ見つける。ズレを知らないままでいると、摩擦が起きる。理解が進めば、対処ができる。

十五歳のいまは、一日中を親とも支援者とも離れて過ごせる。発達障害は治らない。最終段階は、自分を理解して自己支援をすることだ。自己支援には、助けを求める方法の理解も含まれる。障害があってもなくても、助けを求める。追い込まれて、どうにもならなくなる前に求める。腐ってからでは、手間がかかる。

人はそれぞれ考え方が違う。だから、特性を持っていても、発達障害ではない人生を歩むと決めた家庭もあるのだろう。発達障害の特性を持つ人たちも、持たない人たちも、できるだけ平和に暮らせるようにと思

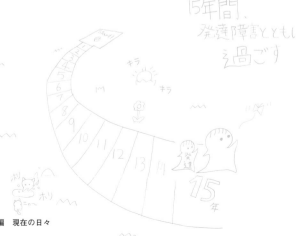

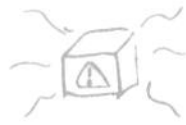

う。わたしが書いて伝えることで、理解の一端になればよいと思う。

ただ、わたしがこうであると書いても、同じである人はいない。同じ人間が二人いないように、同じ自閉症者もいないのだ。障害は、扱いも理解も難しい。難しいから、距離を置かれてしまう。すると永遠にブラックボックスだ。わたし自身も、なぜなんだー！　やだー！とただ叫んでいることもよくある。自閉症の理解は、当事者であっても難しい。むしろ中にいるから、わからないかもしれない。なぜわたしはこうであるのか、ずっと考えている。考えていたことの謎が解けると、次の一歩が少し楽になる。発達障害の人もそうでない人も、これは同じであると考える。

普通とはこうである

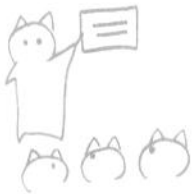

普通はこうであるが、わたしはこうである。その違いをなぜ知っているのかときかれる。自閉症なのだから、普通のことなど知らないはずだ。

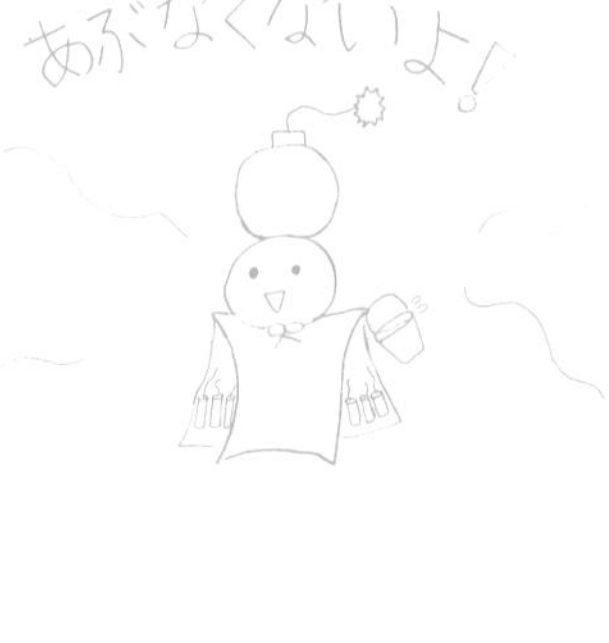

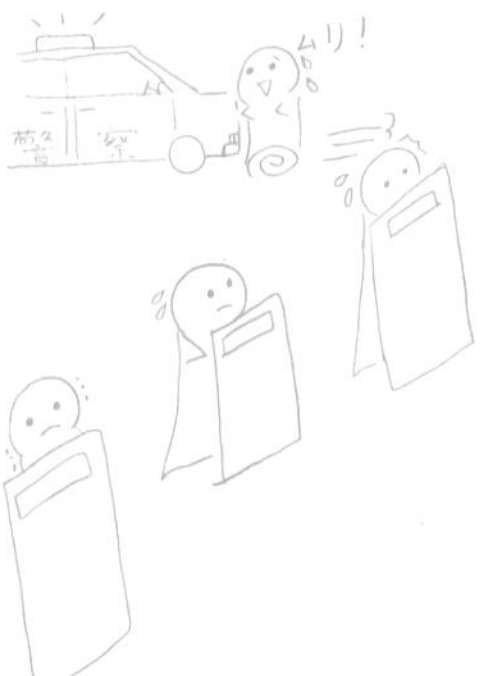

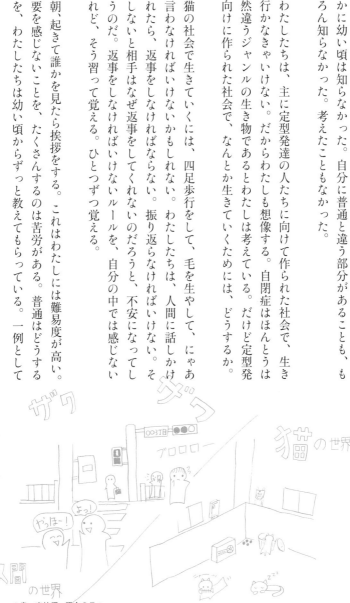

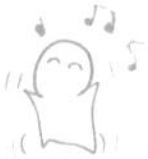

確かに幼い頃は知らなかった。自分に普通と違う部分があることも、もちろん知らなかった。考えたこともなかった。

わたしたちは、主に定型発達の人たちに向けて作られた社会で、生きて行かなきゃいけない。だからわたしも想像する。自閉症はほんとうは全然違うジャンルの生き物であるとわたしは考えている。だけど定型発達向けに作られた社会で、なんとか生きていくためには、どうするか。

猫の社会で生きていくには、四足歩行をして、毛を生やして、にゃあと言わなければいけないかもしれない。わたしたちは、人間に話しかけられたら、返事をしなければならない。振り返らなければいけない。そうしないと相手はなぜ返事をしてくれないのだろうと、不安になってしまうのだ。返事をしなければいけないルールを、自分の中では感じないけれど、そう習って覚える。ひとつずつ覚える。

朝、起きて誰かを見たら挨拶をする。これはわたしには難易度が高い。必要を感じないことを、たくさんするのは苦労がある。普通はどうするかを、わたしたちは幼い頃からずっと教えてもらっている。一例として

療育というものがある。だから、わたしたちは普通とはこうであると、とてもよく知っている。

普通の人の流行を考えてみる。流行りの歌に興味がない。否定しているわけではない。共感の力が乏しいわたしは、歌詞に共感しにくい。この人の歌っていることは、わたしの気持ちと同じと感じたことがない。それでも、うっせぇわもアイドルも知っている。知らないとクラスメイトと会話ができない。

歌には感情の言葉が詞としてついている。誰かを好きだという気持ちや、思春期に感じること、孤独に思うこと、納得いかないこと。どちらかと言うと、誰かに伝えるには恥ずかしかったりして、あまり話さないことが歌詞になっていると考えている。なぜ言いにくいことを、大きな声で歌うのか。

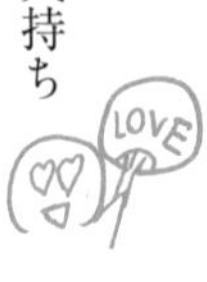

母に聞いた。

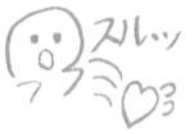

普段言わないことや、自分でも掴みにくい気持ちを誰かが歌う。それを聞いた人は共感する。共感することで、自分の気持ちを知ることもあ

る。自分と同じことを考えている人に出会うのは、嬉しいこと。普段、身近では話さないことも、歌でなら素直に聞けたりするのかもしれない。

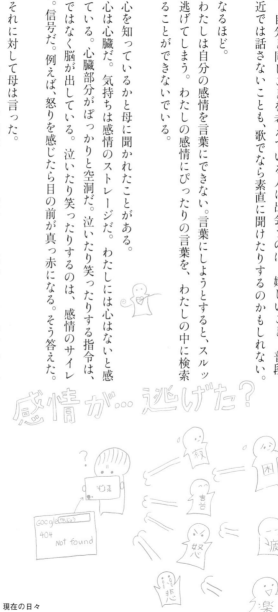

なるほど。

わたしは自分の感情を言葉にできない。言葉にしようとすると、スルッと逃げてしまう。わたしの感情にぴったりの言葉を、わたしの中に検索することができないでいる。

心を知っているかと母に聞かれたことがある。

心は心臓だ。気持ちは感情のストレージだ。わたしには心はないと感じている。心臓部分がぽっかりと空洞だ。泣いたり笑ったりする指令は、心ではなく脳が出している。泣いたり笑ったりするのは、感情のサイレン。信号だ。例えば、怒りを感じたら目の前が真っ赤になる。そう答えた。

それに対して母は言った。

あなたにも心はある。感動もするし、泣いたり笑ったりする。だから、ないのだと決めないでほしい。なぜないように感じるのかというと、その心で感じた気持ちを掴んで解析できていない。怒り、悲しみ、嬉しい、

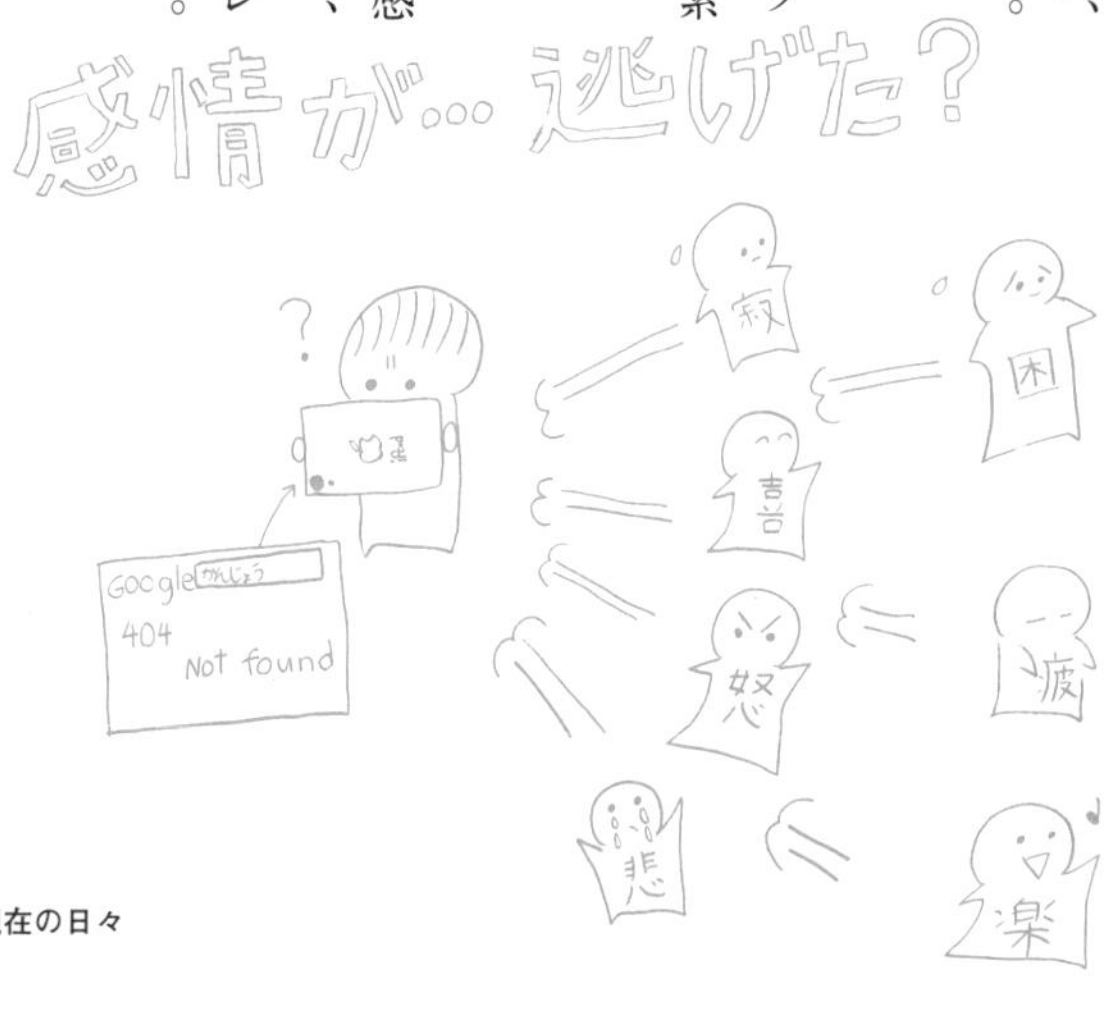

寂しい。単純なものならすでにわかっていると思う。もっと複雑な嬉しいけど悲しいとか、怒ってるけど寂しいなどの入り混じったもの。その感情がキャッチできるまで、もう少し時間がかかるのだと思う。

　こういう話を聞くたびに、普通の人は難しいことをやっているのだと思う。歌を聞いて、あれはわたしの気持ちを歌っている！とわたしは思えない。それは、わたしがわたしの気持ちをわかっていないかららしい。わたしは誰かに共感しにくい。それは誰かの気持ちがわからないだけではない。わたしがわたしの気持ちをわかっていないからだ。そう学んだ。

表情が読めない

わたしは人間の表情が読めない。顔全体が見えないように、仮面をつけている様子を想像してもらいたい。袋を頭からかぶってもいい。初めて会った人は、そんな感じだ。
　人に表情があると知ったのは、テンプル・グランディンの映画「自閉

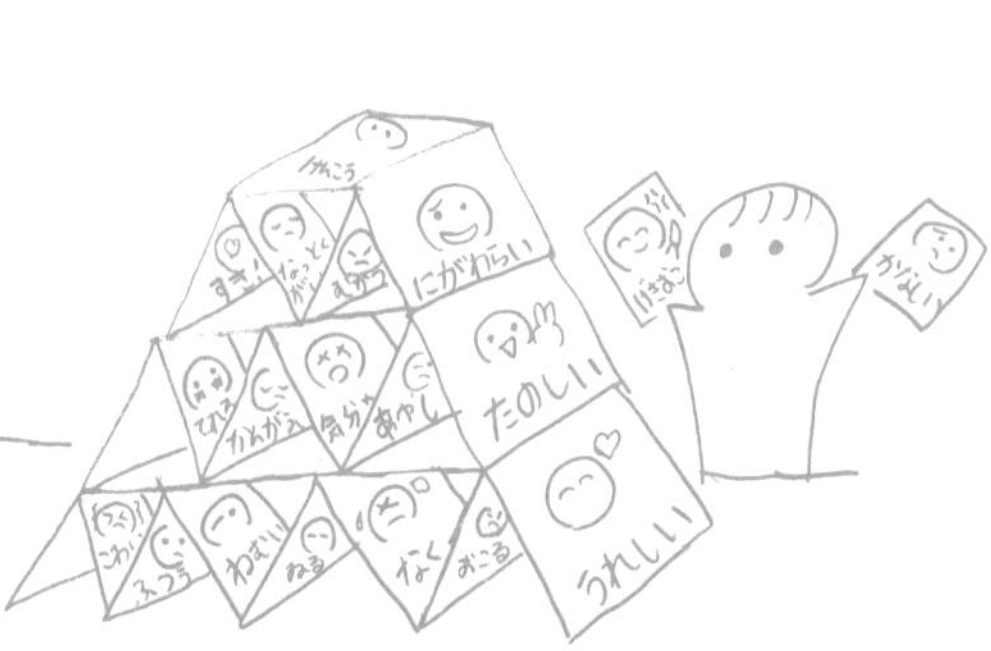

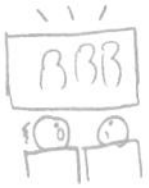

症とともに」を見たときからだ。主人公のテンプルが、表情を学ぶシーンがあった。親戚の叔母さんに教えられているシーン。一緒に、テンプルの写真に「怒り」「笑い」「楽しい」などと書き込んで行く。これを見て、支援級に『気持ちカード』がある理由を知った。この感情を表すためのものだったのだ。

そもそもにおいて、わたしは感情があることがわからなかった。そこからだ。泣いている人に、目から水が出ているよ、拭きなよ、そう言って怒らせた記憶がある。

いつもまったくわからないわけではない。長い期間を一緒にいる家族や、友達はだいぶわかる。毎日の積み重ねの中で、覚えて行くのだ。笑っている。怒っている。単純な感情はわかりやすい。嬉しいけど泣いている。怒っているけど笑っている。この辺りは、付き合いが長くても難しい。それでも、何年も一緒にいれば、だいたいはわかる。付き合いがスムーズになり、問題が起きにくくなる。

問題の一例を挙げる。

授業中だった。グループ学習をしていた。先生が片付けをしましょうと言ったので、わたしは片付けをした。しかし、グループのひとりが、まだ終わっていなかった。わたしはそのことに気が付かなかった。その子は、とても大人しい友達だった。終わっていないのに、片付けられてしまったので、その子は泣いた。でも大人しいので、静かに泣いた。わたしは静かに泣いている人に、気が付けない。終わっているか、いないかをしっかり見る配慮も足りない。

グループの他のひとりが、あの子は終わっていなかった。だから悲しくて泣いていると、わたしに知らせてくれた。わたしは謝罪したが、その子はたぶん、まだ泣いていた。謝られたからと言って、すぐに涙が止まらないのはわかる。なんとも言いようのない、後悔がわたしの中でいっぱいになった。またやってしまったと思う。

問題とはこのように起きる。

人は、表情でサインを出す。まだ終わっていないのに、片付けられたら。たぶん嫌な顔か、困った顔をしていたのだと思う。通常なら、その表情で気が付く。あ、まだ終わっていないのだと。そして片付けをやめることができる。

この話に関して、先生は相手の生徒に言った。終わってなかったら、終わってないよと伝えよう。わたしには、みんなが終わったかどうか、状況をよく見ようと言った。よく見ようと言われても、それもなかなか難しい。伝えようと言われても、その子もきっと難しいのだと思う。

わたしは、人の気持ちのサインが読み取れない。だけど、それはその人の感情を、踏みつけようとしているわけではない。自分自身の気持ちも、読み取るのが難しいが、感情がないわけではない。みんなと同じようにあるのだ。共感も難しいけど、それは感情と感情を選んで、揃えられないのだ。ごく稀に、同じ気持ちを発見して、これか！と思うこともある。

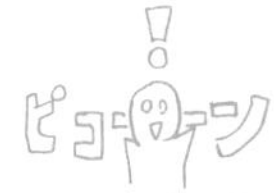

わたし自身の顔には、表情がある。人より派手なくらいに、むしろ表情豊かだと母は言う。無表情で、無反応である人が、誰かの感情のサインを無視したら、仕方ないと思われる可能性が上がると考える。表情豊かなわたしが、人の感情がわからないと言っても、説得力が下がる。

しかしわたしは悲しいときに、笑っていることがある。テンションが上がりすぎて、笑ってしまうのだ。もう疲れ果てているのに、感情のコントロールを切り替え損ねている。だから、わたしの写真は、笑っている写真が多くなる。とにかく多くのサインがバグっているのだ。

実は先生に怒られていても、わからないときがある。わからないので、先生がもっと怒って、廊下に連れ出す。廊下に連れ出される状況から、このパターンは、怒られているのだと理解に至る。ここで素直になればいいのに、わたしは応戦してしまう。怒られていることに、気付けなかった悔しさもある。その応戦の内容が、「この太っちょたぬき」「ドラえもん」などと、先生を必死で罵ることだ。子供である。

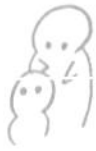

作り笑顔というものもある。これを知ってから、一度理解した笑顔がわからなくなってしまった。呆れた笑顔というものも、あるらしい。皆目わからない。言葉では「好きにしてください」という怒りの言葉がある。人は怒りに駆られると、複雑な行動をするようだ。戦いに勝つための戦術に入るのだろうか。好きにしてくださいと言われて、好きにして

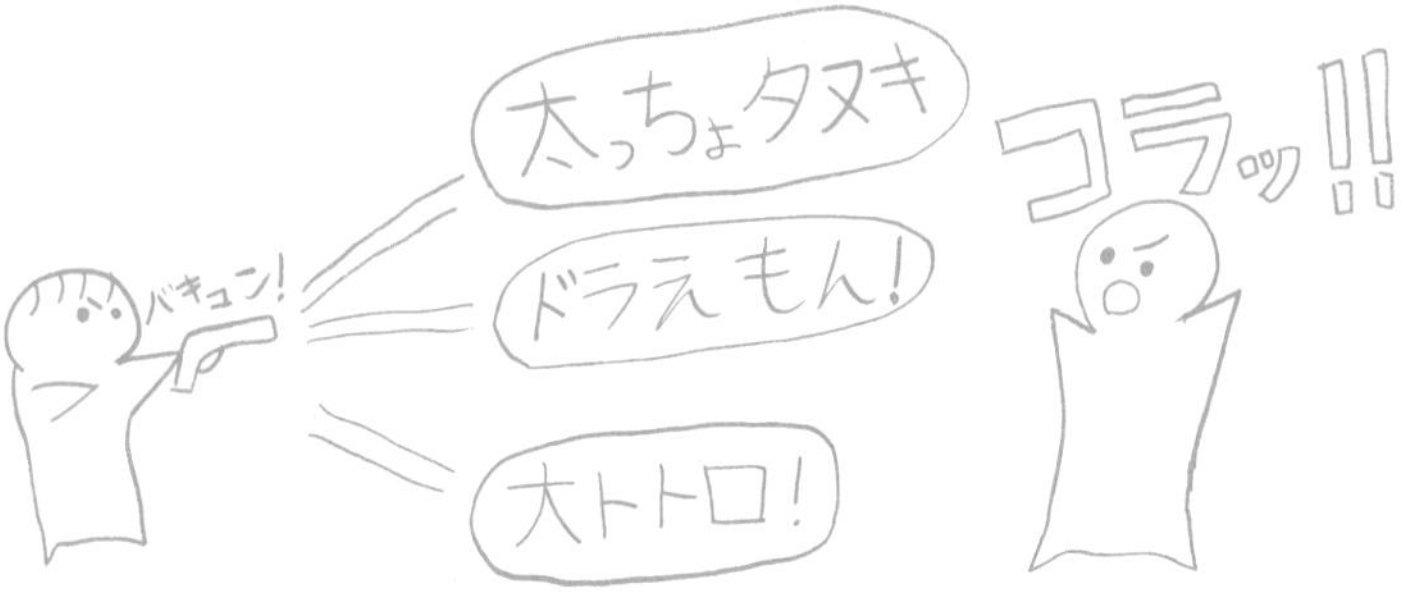

しまうのがわたしである。もう、負け確定である。

喜怒哀楽という言葉がある。みなさんは、喜びと楽しいの違いを明確に説明できますか。わたしは学校で英語を学ぶようになって、少しわかるようになった。

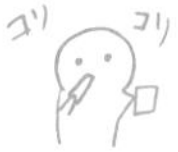

喜　Happy
怒　Angry
哀　Sad
楽　Enjoy

英語にしてみると、わかりやすく感じる。他にわたしが英語に感動した例を挙げる。フリーは自由の意味だが、禁止という意味でもある。スモーキングフリーレストランは禁煙。フリーは自由の他にはないという意味がある。自由は何もないから自由なのだ。だから、スモーキングフリーは、タバコの煙がないという意味なのだ。これを知ってから、わたしは英語が好きになった。どんどん学ぶようになった。英語でわたしは感情の意味を同時に学んでいった。

目をつぶっているときに、相手の表情がわからなかったら。それは理由がすぐわかる。わたしは目を開けていても、相手の表情がわからない。それはなかなか理解を得られない。

自閉症者には、誰かが送ったにもかかわらず、つかめない信号がある。見えない社会が存在していると感じている。

わたしの好きなもの

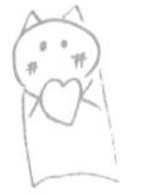

アバンギャルディという名のダンスユニットが好きだ。

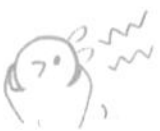

我が家はテレビを見ない。うるさいのが嫌いだからだ。興味のないコマーシャルが、飛び込んでくるのも嫌だ。わたしは何か動いていると見つめてしまうので、興味のないコマーシャルをずっと見つめてしまい、覚えてしまう。メモリの無駄である。

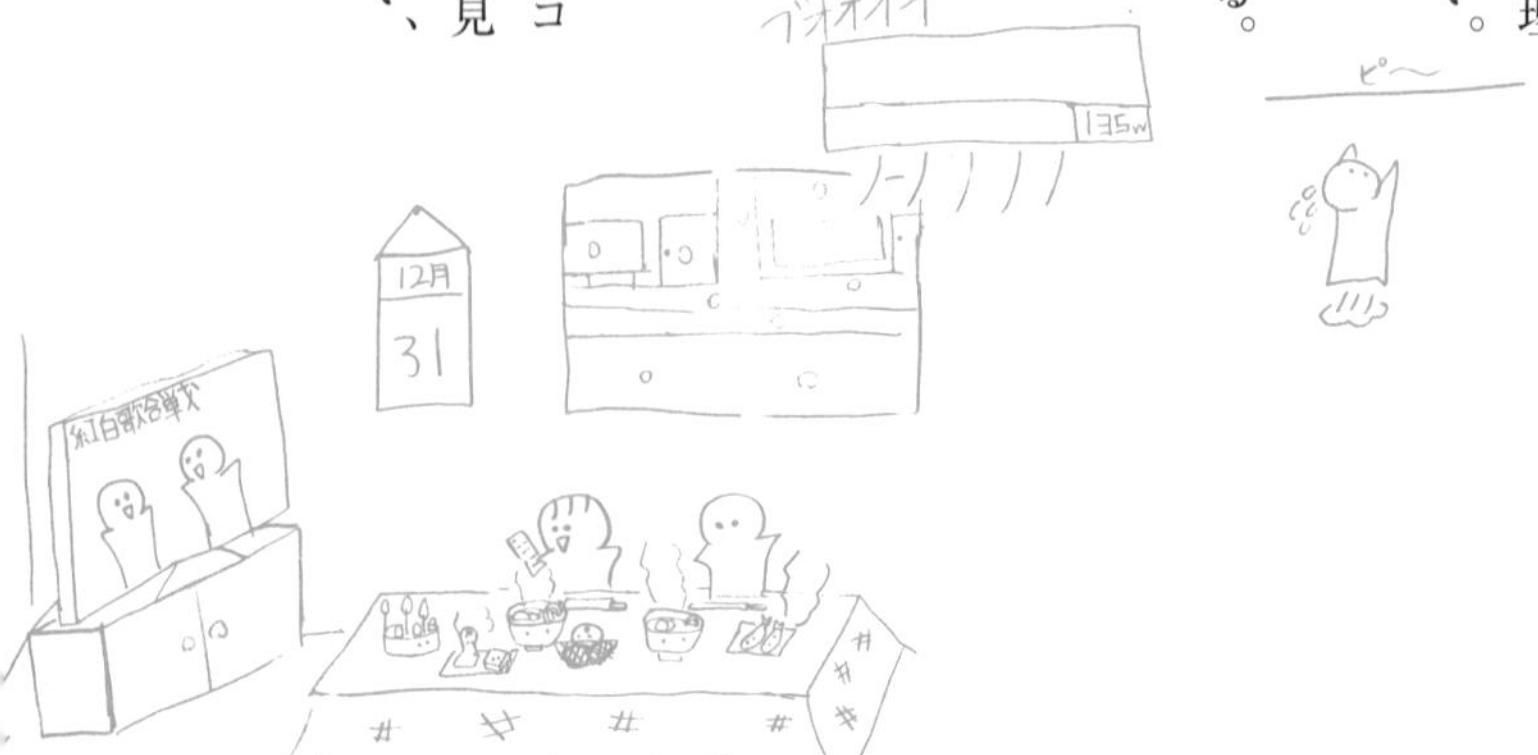

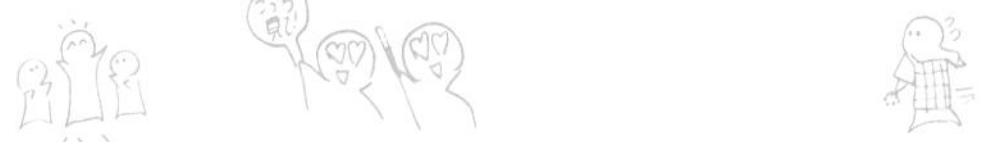

でも年末の紅白歌合戦だけは見ていた。年末年始は特別なのだ。わたしだって、お祭りの気分を味わいたい。

その紅白で、アバンギャルディは踊っていた。ＡＩの映像かと思った。全員が同じ髪型、同じ化粧、同じ衣装、一糸乱れぬ振り付け。わたしは食い入るように見つめた。ロボットだろうか、人間だろうか、見分けねばならないと思った。

「推し」という言葉がある。クラスメイトの女子はみんな推しがいる。わたしも推しというものを持ってみたいと思ったが、アバンギャルディは推しにくい。誰が好きか考えてみるが、まず見分けがつかない。

バレエでもセンターを踊るのは、スターだ。一番上手い人が踊る。みんながセンターになりたがる。センターは誰だろうと見つめてみる。しかし彼女たちの踊りを見ていると、センターが数秒で入れ替わる。はじめは入れ替わっていることも気付けなかった。

全てが揃っていて、見ているとだんだん怖くなってくる。

わたしは人と物の区別がつかなかった時代がある。

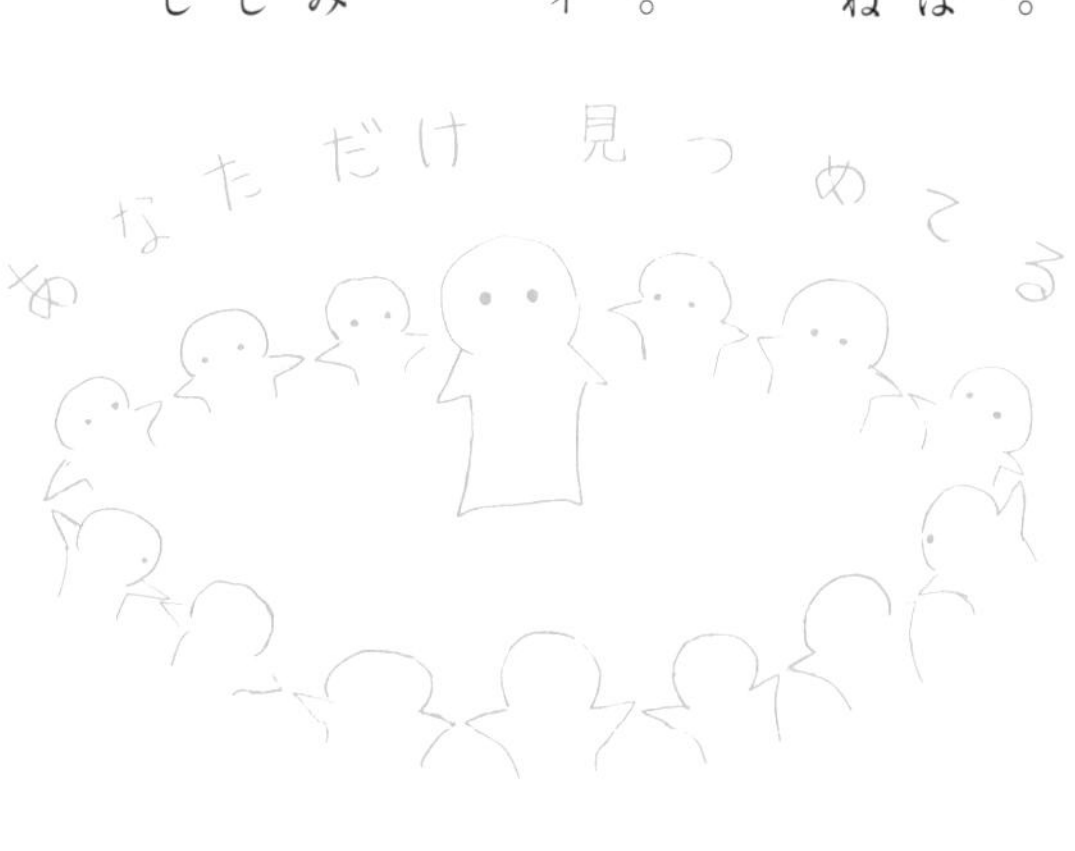

あの頃の風景のようだ。悪夢のようだ。

しかし、人間であることから目を逸らすと、ひとつのかっこいい動くオブジェクトに見えてくる。オブジェクトはさまざまな形を絶え間なく見せる。十九人がひとつになる。

わたしはすっかりはまって、色々な場所で踊るアバンギャルディの動画を見た。彼女たちは同じ曲でも、ステージの大きさや形によって、人数も踊りのフォーメーションも変えていた。

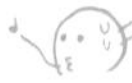

彼女たちは、固まっていない。いつもどのようにも変化に対応する。それでいながら、各個人の個性は消している。

わたしは変化に弱くて、場所が変わるとまともに考えることもできなくなってしまう。彼女たちははじめての場所でもパーフェクトに踊る。

ある動画で、彼女たちのひとりがステージ中央で見せ場の最中に転んだ。転んだ彼女は、少しも慌てずにそのままつなげた。他の十八人は、

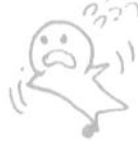

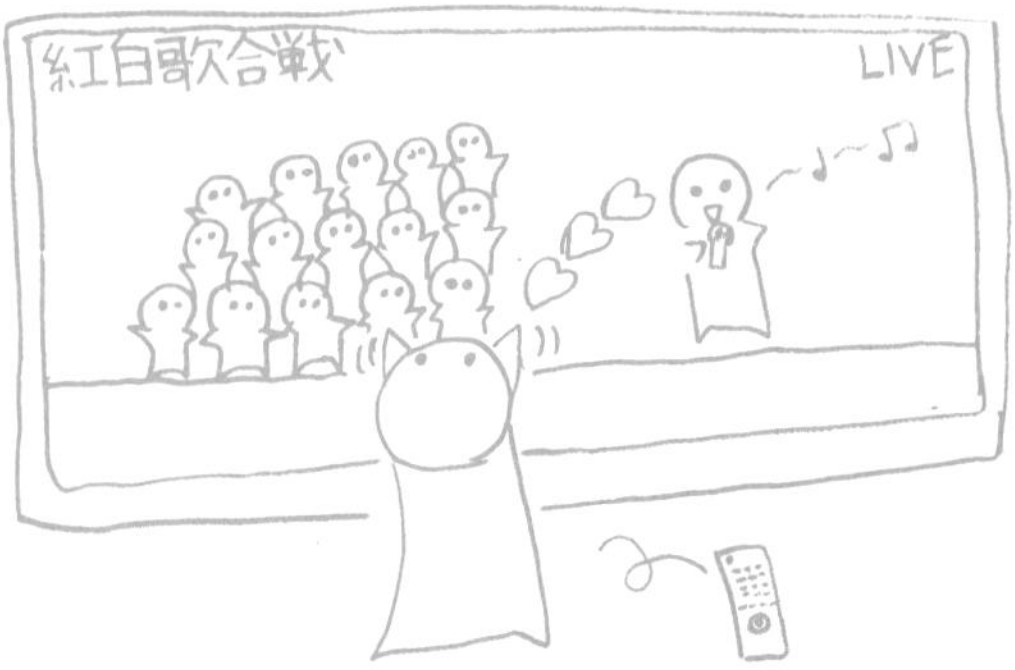

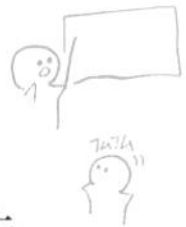

転んだ彼女に一瞬も動じなかった。転んだことに反応しなかったのだ。

わたしもバレエをやっていた頃、先生に繰り返し教わった。舞台では失敗しても、踊り続けなければいけない。泣いたりしてはいけない。何事もないみたいに、踊り続ければ、それはミスではない。舞台の上に生まれた世界を壊してはいけない。舞台の上ではひとりぼっちでも、小さな子供でも、習い始めたばかりでも同じ。舞台に乗ったら、責任を持って舞台を作る。

あの頃に習ったことが、見事に再現されていた。

先日、大阪駅のイベントに彼女たちが踊りにきた。わたしの家から近かったので、母と見に行った。彼女たちは、動画で見るのと一切変わりなくロボットのようにショーを再生した。きれいなプログラムのようだ。

曲と曲の合間に、ファンの人たちがメンバーの名前を呼んで、手を振っていた。母があなたも名前を呼んでごらんと言ったけど、わたしは誰を呼んで良いのかわからなかった。わたしは急に何かをするのが難しい。

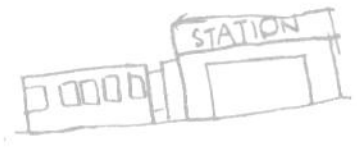

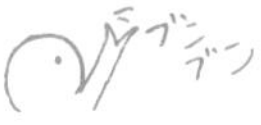

母がひとりの名前を呼んで手を振った。呼ばれた人は、こちらを向いてくれて手を振ってくれた。そのとき、彼女はロボットではなかった。一人の女の子だった。

彼女たちは人間なのに、汗を見せない。努力のかたまりみたいな人たちだなと思った。

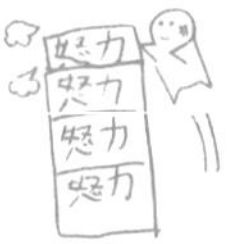

原始的なものは怖い

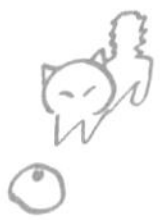

わたしは原始的なものが怖い。火、水、天変地異。

冬になると、学校のオープンスペースに石油ストーブが置かれる。あ、火だ！と思う。怖い。石油ストーブの近くに行くと、自分が焼かれているような気持ちになってしまう。実際にそんなことはないことは知っている。しかし廊下に火がある状況はおかしいと思う。

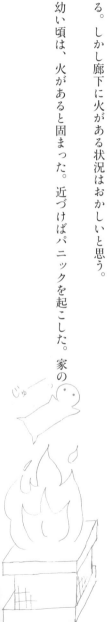

幼い頃は、火があると固まった。近づけばパニックを起こした。家の

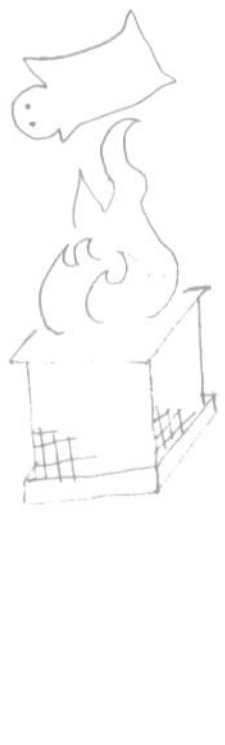

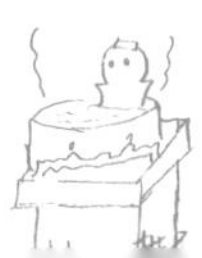

台所のコンロの火は見慣れているからパニックにはならないが、近づくことは全力で拒否した。でも学校のストーブは怖いなあと思うだけで、そこにあることを受け入れる。

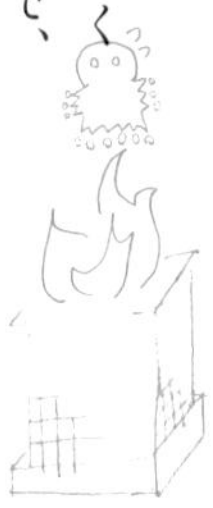

幼い頃はプールも怖かった。入る前のシャワーももちろん怖いし、下半身だけを浸ける消毒槽も怖い。同じように怖い友達と、手を繋いで泣きながら浸かった。そんなだから、プールはただチャプチャプしていた。泳ぐのは無理だと思った。

中学生になってから、母と温水プールがあるホテルに泊まった。そんなに混んでいなくて、時間によっては静かなプールだった。どれくらい空いているかというと、一番少ないときは、わたしと母だけだった。母がわたしに泳いでみたらと言った。やり方は知っていた。支援の先生がわたしに繰り返し教えてくれていた。だけどあまりやっていなかった。学校のプールはいつもうるさかった。夏になると行楽地のプールも行ったけど、何も考えられないくらいにうるさい。

誰もいない広いプールは初めての体験だった。わたしは水を眺めてみ

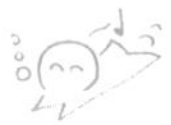

た。ゆっくり沈んでみた。静かな水とゆっくり向き合うと怖くなかった。顔は浸けられる。潜ることもできる。進んでみた。もっと進みたいと思って、かいてみた。進む。試しに学校で習ったクロールを再現してみる。できている気がする。泳ぐことは気持ちが良かった。誰もいないので、水から顔を上げた瞬間に、誰かの水飛沫がかかったりもしなかった。

息継ぎのやり方を再現しながら、泳いでみた。プールの端から端まで泳げた。あれ？　泳げちゃった！と思った。母がプールの端から端まで一往復できたら、その回数ごとに五百円のご褒美をあげようと言った。ちょうどわたしはお土産屋さんに売っていたぬいぐるみが欲しくて、でもお小遣いが足りなくて我慢していたところだった。

やってみたらできた。でき始めたら、いくらでもできた。わたしは没頭して、往復した。今度はどこでやめていいかわからなくなった。そろそろ夕飯の時間だよと母が言った。わたしはぬいぐるみが買えるだけのお小遣いをもらった。

中学生のとき、わたしにはいろんな変化があった。いままでできなかっ

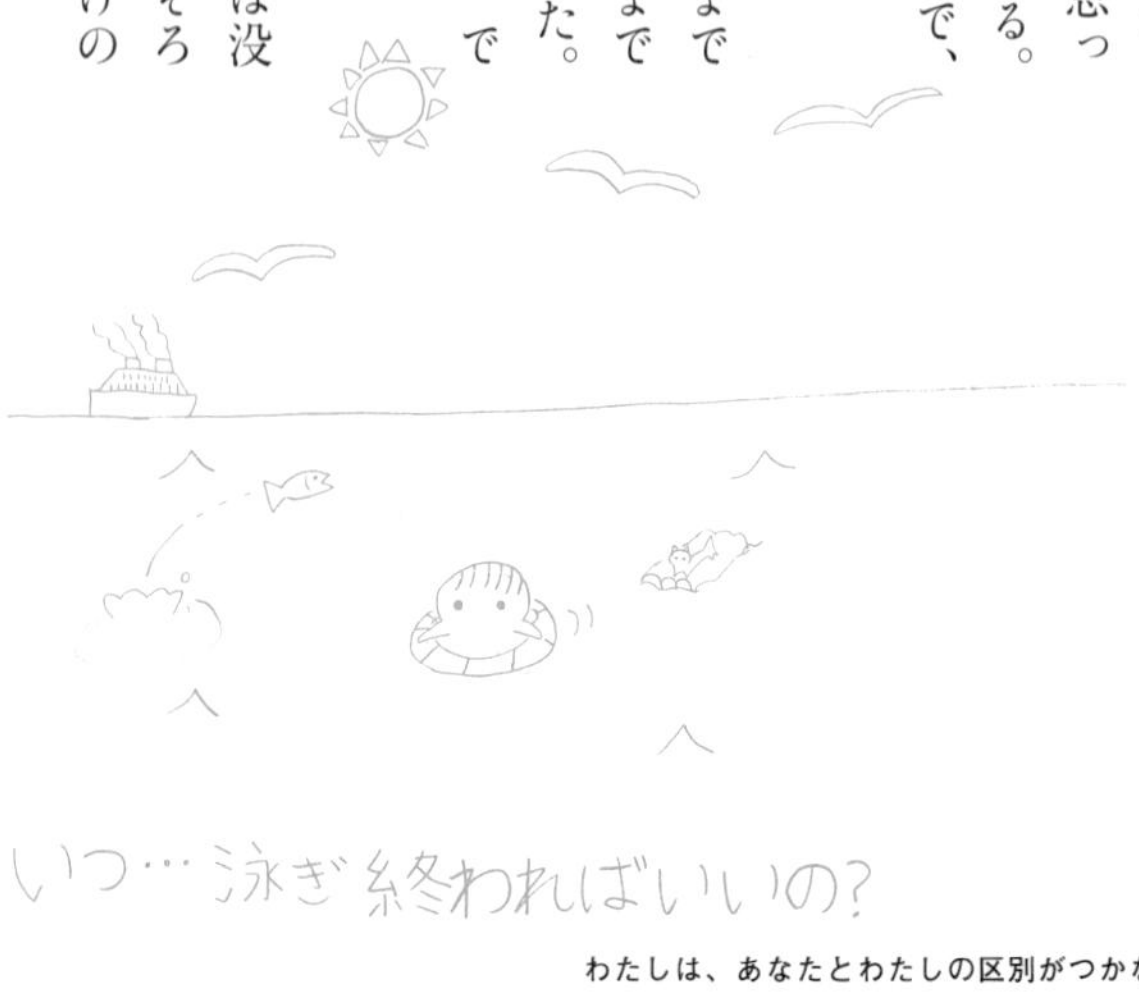

たことが、たくさんできるようになった。それは完璧ではないし、平均的なレベルにも到達していないものが大半だ。でもわたしは、過去のわたしと比較してできるようになったのだ。怖かったものも、たくさん見つめられるようになった。

ないものが見える

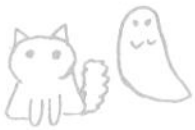

ある日、わたしは三階の自室にいた。振り返ると、屋根の上から自室の窓を覗いてくる男の人が見えた。わたしはその人と目が合った。わたしは腰を抜かして、声も出なかった。そんなところに人がいたことはない。わたしは這いずって、母のいる階下に向かった。

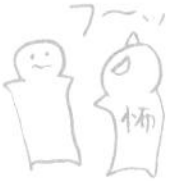

真っ青になって話すわたしの話を聞いて、母はすぐ三階に見に行った。だが誰もいなかった。近くで屋根の修理をしていたので、その作業員が何らかのいたずらをしたのだろうか。母は外に出て様子を見てくると言った。ひとりで部屋にいるのが怖くてついていった。家の周りを一

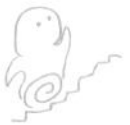

周したけど、誰もいない。母はしばらく屋根と窓を眺めていた。

部屋に戻って、母はわたしに言った。屋根から窓まで距離があった。屋根に乗って上から覗こうとしても、窓には届かない。だから、あなたが見た男の人はいないと思う。だから怖がらなくていい。そして絵を描きながら、どうして無理なのかを説明してくれた。

そうか、いなかったのだ。わたしは納得した。

実際はいなくて、見えてしまっただけの方がいい。そんな怖いことをする男の人はいたら困るのだ。

わたしは実際にはないものがたまに見える。母は、ないものが見えてしまっても、別にかまわないと言う。人の目や、記憶や、それらをつかさどる脳は曖昧なものだ。怯えなくてもいいし、気にする必要はない。

母がそう言うと安心する。見えたのに、信じてくれないとは思わない。いないであろうことの理由を説明されると、屋根から逆さまに覗いていた男の人の映像が、だんだんあやふやになっていくのだ。煙に手を突っ

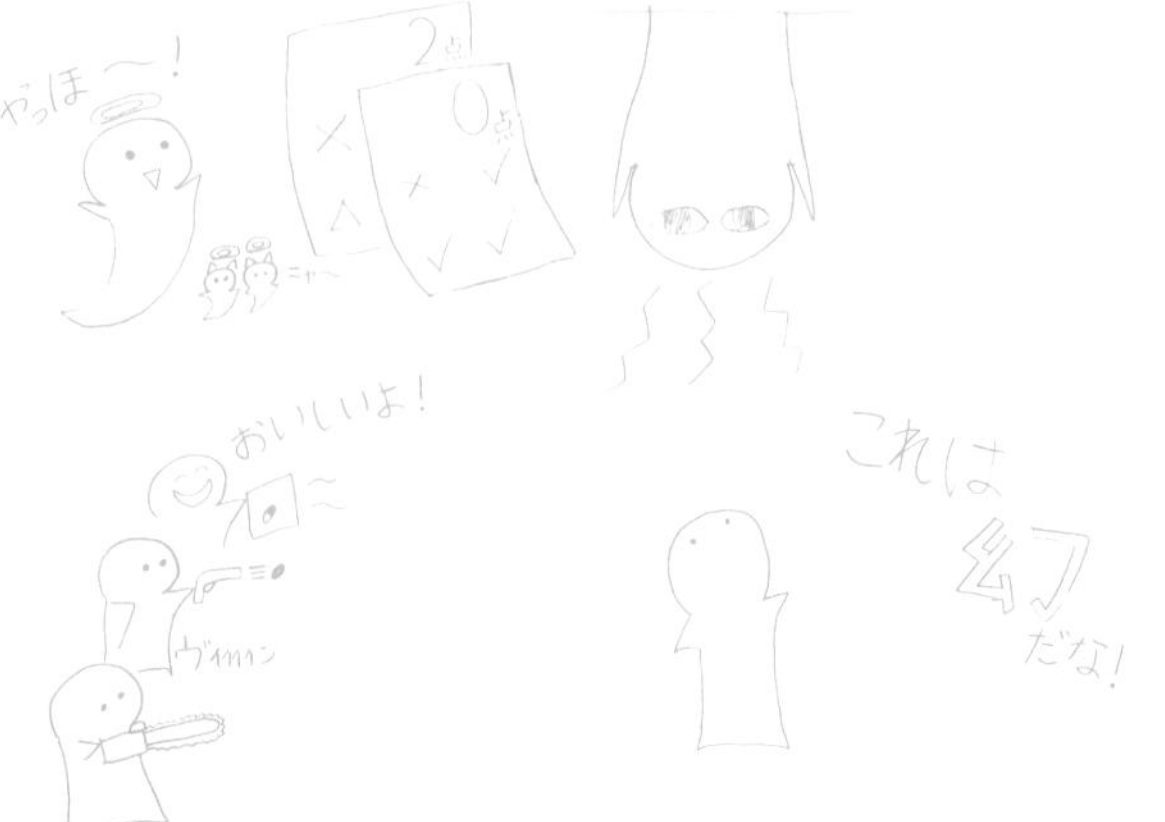

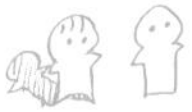

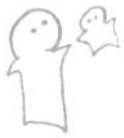

込んで、かき混ぜたように消える。実際にあったことの記憶は、誰かが何か言っても変わることはない。

このときは、あまりにもびっくりしてしまったので、よく見ていなかった。普段は、あるものと、ないものの見分けがつく。全部ではないが、気をつけて見ると、影がない。もしくは薄いことがある。だからこれは光を受けた反射体ではないのだなと思う。わたしの頭の中にあるイメージが、実際にあるものに紛れているのだ。

わたしの頭の中のイメージは時々こぼれ出す。ピアノを弾いているときは、音がイメージとなって周囲をめぐっている。いるはずのない猫が、足元をすり抜ける。ぬいぐるみは、いつもわたしに話しかけてくる。それは怖いことではない。ぬいぐるみは友達である。

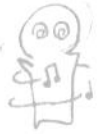

幼い頃は、わたしのそばにいつも友達がいた。それはぬいぐるみではなく、小さな人だった。わたしはいつもその子と遊んでいた。当時はあまりにも普通のことだった。そしてそのような友達がいることを、誰かに伝える術を持たなかった。だから、この友達の話を誰かに話したのは、

中学生になってからだ。話せた頃には、友達はいなくなっていた。これらの出来事が、他の人にはあまり起こらないのだと知らなかった。

夜眠っているときに、夢を見る。目が覚めても、夢が残っていることがある。これはわたしではなくても、あるのではないだろうか。例えば怖い夢を見て、なかなかはっきりと目が覚めない。夢だとわかっているけど、怖い気持ちはしっかり残っている。わたしの感覚はそれにかなり近い。

あなたの目の前にあるものを一つ記憶してみてほしい。例えばシャープペンシル。細くて長い形状で何色で、質感はこんなで……できるだけしっかり写真を撮るように覚えてほしい。そしたら、目を閉じて、それを頭に浮かべてみて。浮かばなかったら、もう一度、目を開けて覚えてみて。細かいところまでよく見て覚えると良い。繰り返すうちに、目を閉じてもそれを頭の中で出現させることができると思う。できたら、それを実際と違う場所に移動させてみて。例えば、いままでは机の上にあったとしたら、手の上に。

なんの列?
ワー
ワー
いるはずのない猫がすり抜ける

たぶん、これくらいなら誰でもできると思う。手の上にシャープペンシルを想像の中で置くことができたのではないだろうか。

幼い頃は、手持ち無沙汰になると、想像で街を作って遊んでいた。シムシティみたいな感じだ。その街に信号をつけたり、車を走らせたりする。これは積極的に空想を広げている。

わたしはいつも物のディテールをしつこく見ている。どんな形であるかよく見ている。だからきっと、頭の中で再現できるのだと思う。わたしの強い想像の力で、それらを使って遊ぶ。これはわたしの意思でやっている。頭の中で街を作ったり、天井に電車を走らせたりして遊ぶことは無害だ。でも知らない男の人が、いきなり現れてしまうのはびっくりする。いきなり向こうから飛び込んでくる。わたしの意識下ではない架空の動きには、困っているのだ。

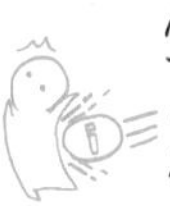

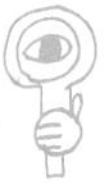

頭の中で作っていること、起こっていること。実際に起こっていること。これらがわたしの中であいまいだ。これはこうなのだなと一度思ってしまったら、勘違いであってもずっとそのまま思い込んでしまう。こ

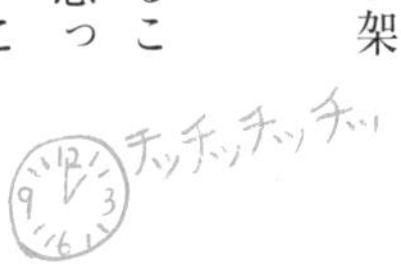

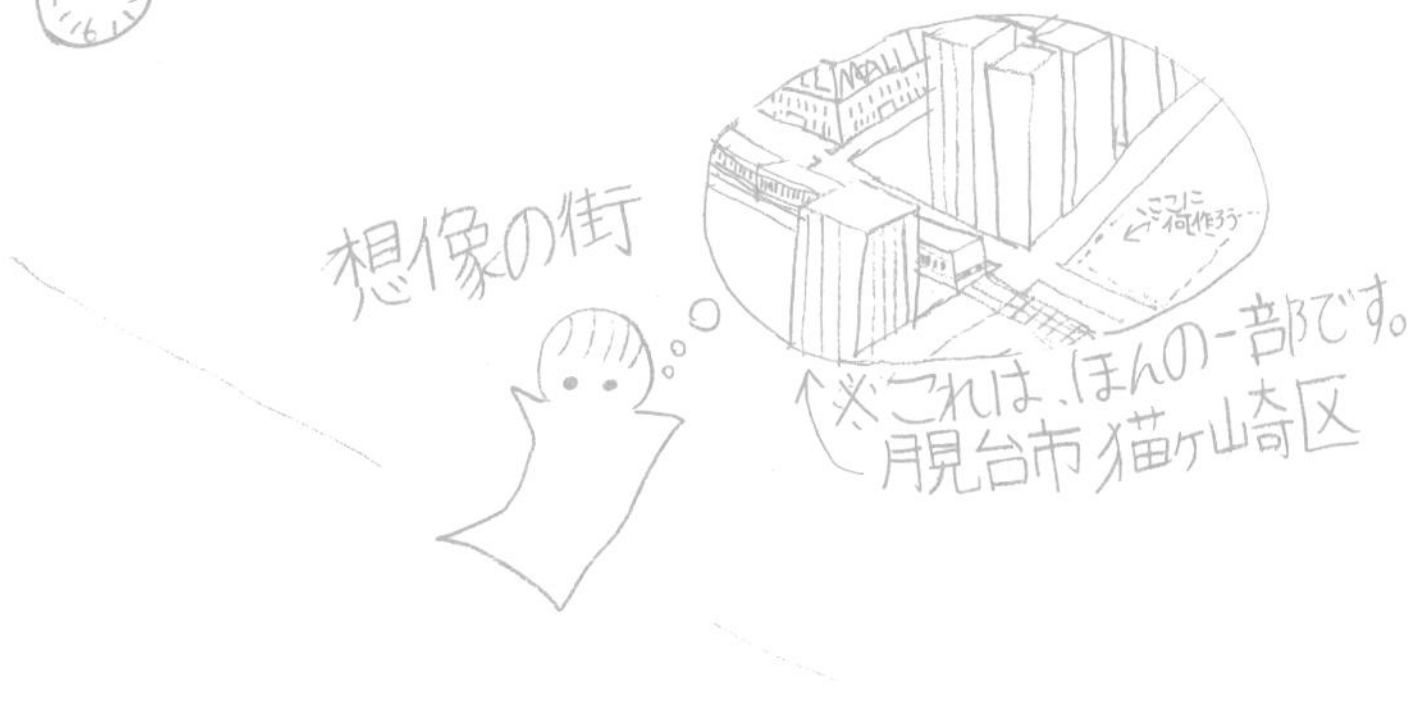
想像の街
※これは、ほんの一部です。
月見台市 猫ヶ崎区

れもあいまいさの仲間なのだと考えている。事実と比較して確認することがいつも難しいのだ。

ない物の話は、主に母にしかしない。話したら、びっくりされると知っているからだ。頭は大丈夫かと疑われる可能性がある。世の中には見えないものが見えてしまう人が、たくさんいる。その中には病気の方もいる。わたしはその病気の方の仲間に近いが違う。自閉症である。自閉症もわたしのようにないものが見えることがある。病気は治るが、自閉症は治らない。そのような違いだ。この二つはとても良く似ているらしい。わたしは区別して考えたい。

わたしはないものを、あると信じてしまっても、考えなおすことができる。最近では、見えているリアルタイムに「これはない」と判断できる。でもそれが怖いものであった場合、ないとわかっていてもすごく怖い。恐怖感と、事実の間でわたしはひとりで戦わなければならない。

それでも時々、わたしにしか見えないものを友達に話してしまうことがある。長いことわたしを知っている友達は、それはないよと優しく教

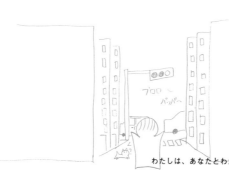

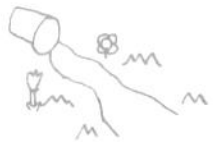

えてくれる。あ、ないんだなと思う。ないと言われると、それらはやはりモヤとなって、消えていく。そしてわたしは安心するのだ。

異変はこの世の終わり

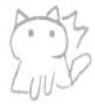

先日、自宅で勉強をしていたら、突如、電球が切れた。わたしは飛び上がった。母はわたしに元の椅子に座るように言った。そして、顔色を変えずに踏み台を持ってきて、電球を換えた。

わたしはこのとき、世界がひっくり返るような驚きと焦りを感じていた。どうしていいかわからなかった。何が起こったかわかってみれば、電球のフィラメントが寿命を迎えて切れただけだ。

幼い頃は、コップが倒れて水が流れ出すとパニックを起こした。わたしは叫んでどこへともなく全力で走り出した。あたりの手に触れるものを全部床に落としたりもした。プラレールが倒れたらパニックを起こし

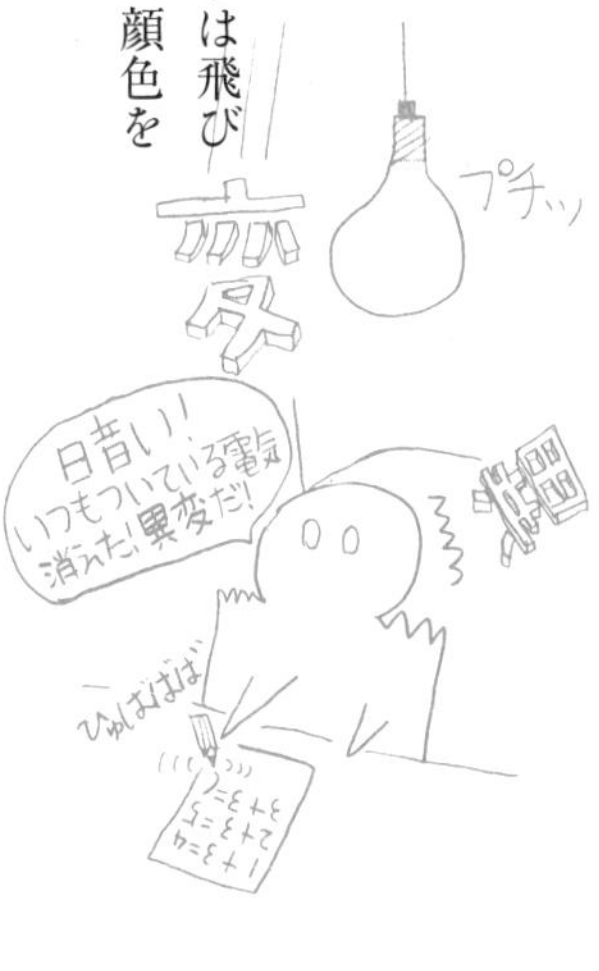
異変
プチッ
暗い!!
いつもついている電気
消えた!異変だ!
ひゅばばば
1+3=4
2+3=5
3+3=

た。本来あるべきものが、その形を崩すことが耐えられなかった。どうせ崩れてしまうなら、はなから崩してしまいたかった。

小四のときの給食で異変が起きた。麦ご飯に虫が混入して、全員のご飯がなくなってしまった。わたしは暴走した。異変はイコールで死に繋がる。地面が割れて落ちる。そのような感覚に毎回襲われる。ほんの少しのことで、わたしはわざわざ危険に飛び込んでいくのだ。行動が間違っている。火が怖いのに、飛び込んでいく夏の虫のようだ。

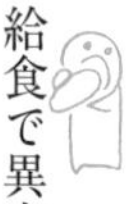

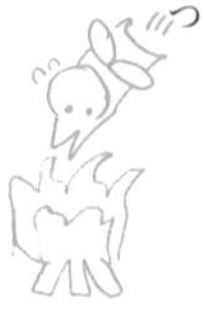

成長するにつれ、内心でびっくりしても叫ばなくなった。走り出さないし、周りのものをひっくり返したりもしない。それでもやはりとても驚く。わたしは毎日、同じことをしていたい。同じことをしていると、安心する。同じことを同じ場所でしていれば、異変が起きたときにすぐに対処することができる。

また別の日、わたしの通学路の途中で、三角コーンが倒れていた。わたしは異変だと思った。わたしの頭の中でエリアメールが鳴り出す。いや、違う。これは危険ではない。そう唱えてやり過ごす。

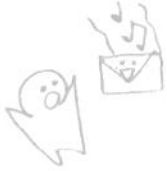

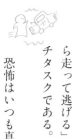

このように、わたしの日常では頻繁にこの世が終わるほどの異変が起きている。実際は何も終わらなくて、ほんの少し、いつもと違うことが起きているだけだ。それをずっと確認して、大丈夫なのだと思う。実際に、地震が起きると、エリアメールが鳴る。これはかなり怖い。だけどこの場合は、みんなが怖がっているので、逆にいくらか大丈夫だ。みんなで机の下に避難したりして対処する。

投薬は、このような異変にも役に立つ。異変に対して強い恐怖を持つことは、薬があっても変えられない。しかし危機回避ができる。幼い頃はパニックになると、闇雲に走った。車にも突っ込んで行くから、周りはとても困っていた。いまは、たとえ走ってしまっても、信号で止まることができる。常識内の行動ができるのだ。投薬することで、「怖いから走って逃げる」と「危ないから止まる」の二つの判断ができる。マルチタスクである。

恐怖はいつも真っ黒で、真っ暗だ。入ると長いこと出てこられない。

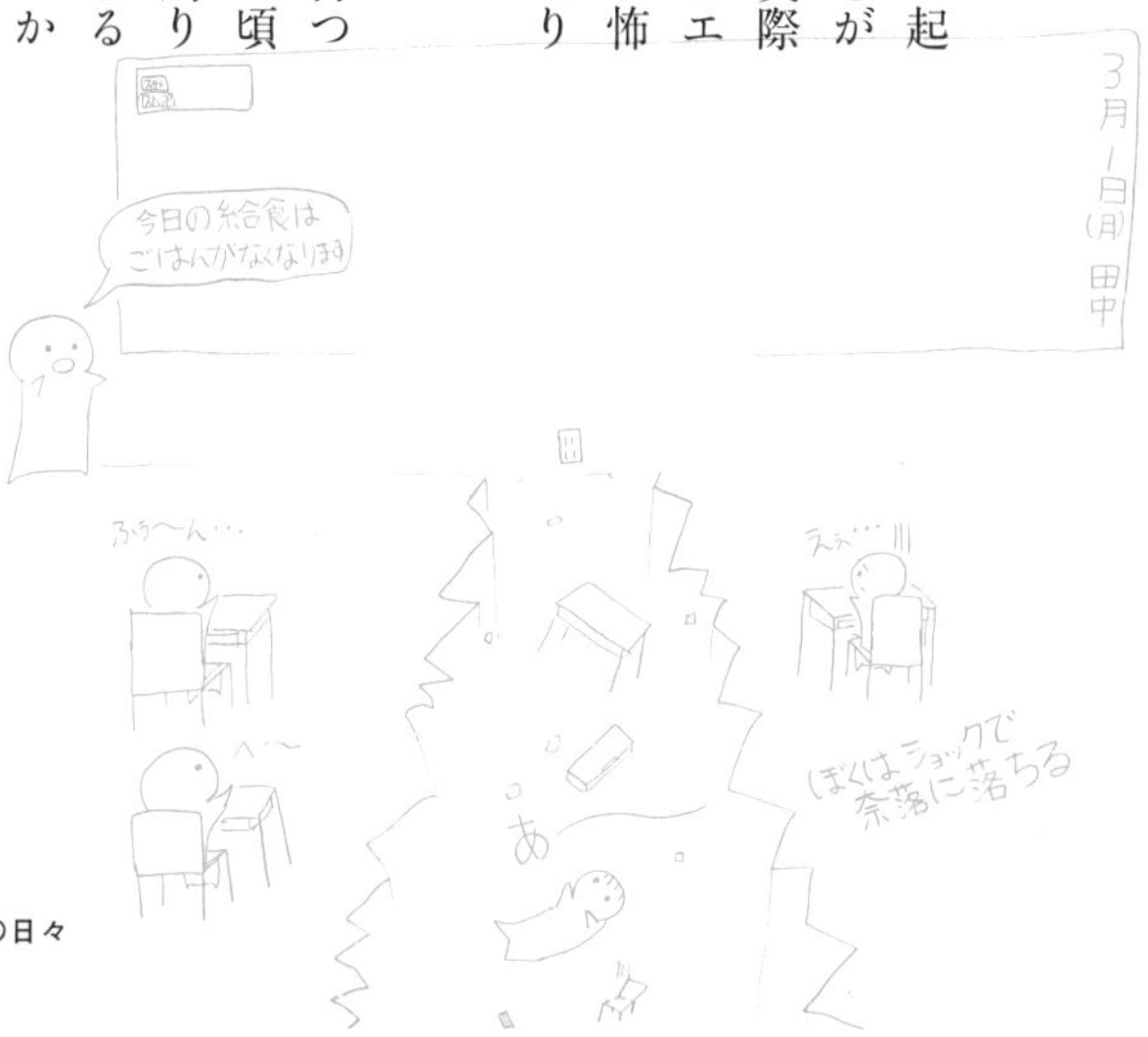

3月1日(月) 田中
今日の給食は
ごはんがなくなります
ふう〜ん…
へ〜
ぼくはショックで
奈落に落ちる

スイッチが入るタイミングはいまも正確に掴めていない。きっと身を守るわたしなりの機能なのだろうと思う。しかしとても過剰で、むしろわたしを壊してしまいそうだ。

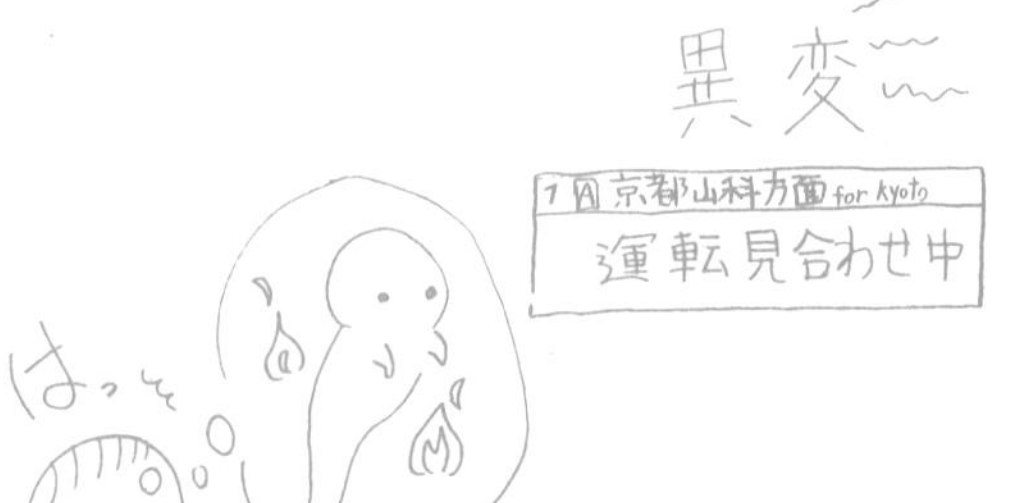

9章 これからのことについて

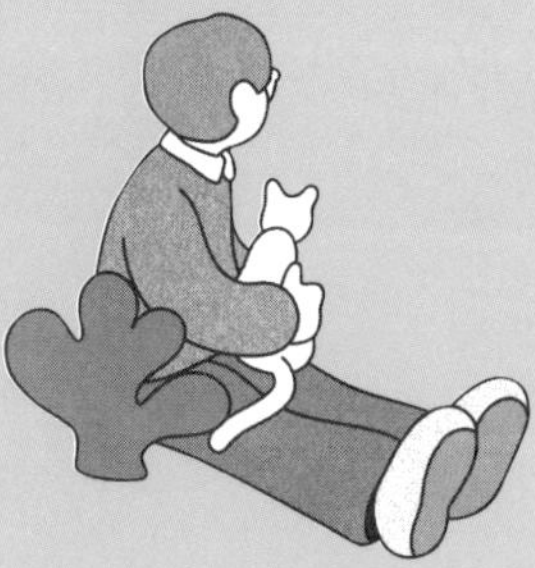

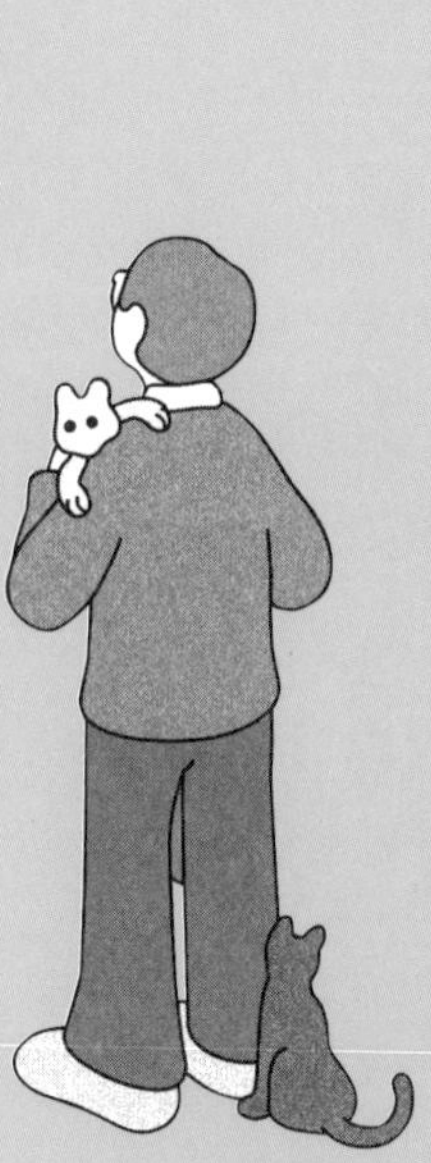

逃げていいから、生きなさい

中学校の卒業式の日に、担任の先生がわたしたちに言った。

逃げていいから、生きなさい。

物語の主人公は、窮地にあっても立ち向かわなければいけない。物心つく前から、そう学んできた。世の中にある物語から、そのようにあおられてきた。特に、男の子は立ち向かっていく。そうでないと、恥ずかしい。

それは例えば小児科の待合室で流れている、ヒーローアニメである。学校で学んだ歴史であっても、戦に勝てば良い物を手に入れられる。領地を広げられる。勝てば官軍、負ければ賊軍とまで言う。わたしは、幼い頃から戦いの物語は苦手だった。それなのに、この立ち向かい、勝つ、このルールだけは外せなかった。

発達障害の子は、負けると世界が終わる。ほんとうには終わらないが、心の中が崩壊する。すごい衝撃だ。だから死に物狂いで、勝とうとする。運動会でも死に物狂いで走るので、一等がとれたりする。引き時がわからない。あやふやなことも苦手だ。いつも必死でなんでも取りに行っていた。これからも、ちょうど良い加減が理解できるとは思えない。

逃げていいんだ。

幼稚園の頃は、毎日楽しかった。小学校は、朝になると登校するかしないかを選択しながら、行っていた。中学校は、ただ行くものだと思って卒業まで辿り着いた。高校はどうなるだろう。義務教育ではない。いつでもやめていい。さらに、わたしがいるコースは、わたしにとっては努力なしでは継続できない場所である。ここに居続けるには、実行する意思を持っていなければならない。持つだけではなく、目的を持って前に進む行動が必要だ。

こうして書いてみると、わたしの立ち位置はだいぶ変わってきたことがわかる。これまで、一緒に過ごした友達が、分岐点で違う道を選ぶのを見てきた。わたし自身も過去に、私立中学を選んだ。いま、思えばあれは分岐点であった。公立中学に進んだ友達と別れてきたのだ。分岐点は、通り過ぎてからじゃないと、見えないのか。

わたしは大きくなったら、イルカになろうと思っていた。イルカになれば、世界中に泳いで旅行に行けると思った。猫になろうと思っていた時期もある。わたしが猫に近づけば、よその猫は逃げてしまう。わたしが猫であれば、逃げないと考えた。猫と一緒に遊びたかったのだ。

幼い頃の夢を思い出して、馬鹿らしいとあまり思わない。わたしはいま、ぼんやりと将来の夢をもってはいるが、たいして明確ではない。人生のエレベーターは途中で降りられると言われる。しかし、どうしても降りたくないとしかいまは思えない。それでいながら、楽をしたいわたしと、上へ行きたいと思うわたしが常に綱引きをしている。ただ普通に、わたしは子供である。

学校は辞められる。
でも人生は続く。

わたしは、わたしの中の発達障害の子を飼い慣らす。発達障害の子の泣き声を聞き続ける。そうしながら、彼をたしなめてサポートしながら生きていかなければならない。

結局、逃げられないじゃないか。

時々、絶望する。ほんの少しの異変でも、わたしは絶望できる。異変が来なくても、落ち着いて考えても、わたしの毎日には絶望が落ちている。絶望を千切っては投げながら、前に進むのか。逃げるのは、完全撤退ではない。完全ではないなら、どこまで逃げていいのか。発達障害も、人生もやめられない。ではどうしようか。全力で走り抜けてきたこの数年間は、周りの景色も見えなかった。立ち止まるのか。

一番、逃げたいのは、発達障害からだ。

工夫すれば、みんなと同じようにもできる。だけどその工夫は簡単ではない。できたとしても、その後の努力はとてつもなくエネルギーを使う。使った先にあるものは、わりと簡単に普通の子よりも下の結果だ。わたしたちは負けたら世界が終わるのだ。どれだけの苦労と敗北感を抱えて来ただろう。やっと辿り着いても、あなたには無理だから、そこから降りろと言われたりもする。

まぁ、いいや。人生はなるようになる。

わたしは低くてどす黒い声で、自分にそう言う。鏡を見ると、知らない子が焦点の合い切らない目でこっちを見ている。その子は、ミニチュアのiPhoneをポケット一杯に詰めている。両手の爪は噛みすぎて、小さい。わたしは、その子に柔らかいぬいぐるみを渡す。大丈夫だから。俺が君を守るから。知らない子は、わたしが屈んで覗き込んでも、目が合わない。ぬいぐるみを抱きしめて、大丈夫、大丈夫と唱えている。

わたしの世界は常に孤独であった。孤独と書いてしまえば、寂しそうである。幼稚園に行っても、小学校に行っても、どれだけ人混みに行っても、世界にわたしはひとりぼっちである。そして、わたしはちっとも寂しくなかった。寂しくないことが、問題であった。

周りの人間に怖いと言われたことが、何度もある。例を挙げる。顔が赤い人に向かって、どうしたん？　熱でもあるんじゃないか？とわたしが言ったとき、「黙れ！」と怒鳴られた。これに関する周りに教えられた正解は、彼は怒っていたから顔が赤かったということだ。もう一つ例を挙げる。母親と喧嘩して、家出がしたいと相談をされた。家出がしたいなら、そうしたら良いと思うと答えた。そんな答えをしたのに、彼は親切で、わたしの間違いを教えてくれた。いや、違うんだ。本当は家出がしたいのではない。母親とどうやったら上手くやっていけるかが、本来の相談だ。

人の心が見えない。彼らの心が揺れているとき、わたしは寄り添えない。わたしの心も見えない。だから逃げることも判断できない。逃げる前に、わたしはすでに爆発している。

ちょうど良い加減。やはり分岐点は、通り過ぎてからじゃないと分からない。わたしには、逃げ時が分からない。いつか、わたしもいまよりもっと世界を掴める日が来るだろうか。中学生活は激動であった。側から見たら、特になんと言うこともない中学生活だったのかもしれない。それでもわたしの毎日は、常に波乱に満ちている。通学路ですら、大冒険だ。それでいて、毎日は、ハムスターの回し車のようにルーチンだ。その回転を頭の中で、回していると、朝昼晩が高速で過ぎ去る。なんのための日々だろうと思う。ヘレン・ケラーのウォーター‼の瞬間が何度来ても、日常に事件はない。

わたしの事件は、常にわたしの頭の中で起きている。

時に、未来が見えなくなる。見えたことなど、ないのかもしれない。見えたつもりの未来は、わたしが本で読んだものかもしれない。もしくは、誰かがどこかですでに行って、語った未来だ。それを見て、わたしは一つの選択肢として知っているだけなのかもしれない。

わたしは時々、ニャアと言ってしまう。周囲とうまくやって行こうとするけど、どうして良いか分からなくなる。そういうときに、気がついたら「ニャア」と言っている。猫だったら、こんなことで悩まないのに。わたしは将来は、やはり猫になりたい。日向で眠り、誰かの膝に乗る。

今回、たくさん過去を振り返った。自分の話を、家族とたくさんした。
写真の中のわたしは、普通の子供のようだった。
いつも笑っていた。

もう少し、あとしばらく子供でいい。

暦の年齢は高校一年生だから、相応の勉強はする。だけど、社会的にはもう少しゆっくりしていようと思う。これが、わたしの逃げで、立ち止まるやり方にする。みんなを横並びに並べて、よーいドンするのは、つらすぎる。わたしはそれではビリだ。多様性、共存と言う。学校はそこからは遠い場所だ。まず年齢で揃えているから、その時点でもうわたしはつらい。わたしの中には、幾つもの年齢がある。

逃げるのは、理想と違う自分を許すこと。
たぶん、そういう意味だ。

あとがき

十五歳で本を出すなんて考えたこともなかった。
書いてる間中、これはまたいつもの幻なのかもしれないと考えた。打ち合わせで編集者の方と会ったとき、影があるか確認してみた。あった。生きた人のようだった。
もう全部の原稿は終わっていて渡してある。あと数日で、Amazonのカートが開いてわたしの本の予約ができるようになるんだそう。そう言われても、まだ信じられない。遠い世界の関係のない話のような気がする。いつもこうだ。買い物をしていても、友達と話をしていても、現実感は薄い。

みなさんのもとに、この本は届いていますか。

本を出せたのは、わたしが自閉症だからだ。自閉症とずっと一緒に歩いてきた。インターネットで他の自閉症の子供を育ててるしんどさを読んだ。子供が自閉症だと告げられて、泣いてる人もいた。わたしの記憶の中にも、母に当たり散らす自分の姿がある。

そっか。そんなにつらいのか。そんなに悲しいのか。
そんなに自閉症は不幸なのだろうか。嫌だな。

それなら、自分は自分をどう思うのか。

いや、大丈夫。
自閉症の世界もそんなに悪くないよ。
わたしは特別に不幸ではない。

あるとき自閉症のわたしが見る世界と、定型発達の人が見ている世界が違うと知った。確かに世界の軸がずれてしまっている感覚はある。だけど、みんなが思うほど大幅にはずれていないのだ。この絶妙に奇妙な風景を伝えたい。旅行に出掛けたら、その風景を誰かに見せたくなるように。見たことのない柄の猫に出会ったら、思わず写真を撮ってＳＮＳに投稿してしまうみたいに。わたしの話は、そんな気持ちで公表している。

涙と関係のないところで、自閉症の話がしたい。
つらい話も書いたけれど、それはわたしに起こったことだ。自閉症は、イコールで不幸ではない。つらいことも、そうでないこともある。

わたしはこの本に書いたように、幼い頃は周りが見えなかった。いまは見えている。わたしたちは、ゆっくり成長するのだ。いつまでもずっと同じ自閉症ではない。

家族がいつも言っていることは、けんかしてもいいけど、敵にしないこと。誰もが良い心と、そうでない心を持っている。わざわざ相手の悪い気持ちを引き出しても、良いことはない。憎まない。ものごとの悪い面ばかり見ない。必ず良い面もある。泣いてもいいけど、立ち上がれ。

わたしの文章を読んで、自閉症を知ってくれたら嬉しい。百人にひとり、自閉症者がいるとも聞く。すごい数だ。わたしは別にめずらしい存在ではないのだ。わたし、イコール自閉症でもない。自閉症者も全員違う。ただきっと似ている部分もあるだろうと考える。自閉症の診断を受けて、戸惑っている人のヒントになったら嬉しい。

以前は、進級するたびに、親と学校が支援の打ち合わせをしてくれた。いまもそれは変わらないけれど、中学三年の夏休みに作文を書いてからは説明が簡単になった。作文は、わたしの取扱説明書となったのだ。初対面の人でも、たまに読んでくれている人がいる。そうなるともう、説明がいらない。すごく話が早い。取扱説明書が日本中に、新聞とインターネットにのって散らばった。

作文が賞をもらったとき、ほんとうにこれを発表していいのかと、何度も周囲から確認がきた。内容が内容だから、よく考えましょう。言われれば言われるほど、腹が立った。わたしは、わたしのことを書いたのだ。じゃあ、この本はもっと危険かもしれない。なんで危険かというと、もっと詳しくて、量が多いからだ。わたしの文章は爆発物ではない。

でもわかっている。心配してくれているだけだ。

どこかに、自閉症の人たちが住む街を作ろうか。その街は自閉症に最適化されている。誰も泣いていない。自閉症が標準だ。チャイナタウンみたいに、街の中に街がある。そんな想像をして遊んでみる。でも考えてみると、そんな場所はすでにあった。わたしは行ったことがある。家族も行ったことがあると言う。支援級でも療育でも病院でもない。必要なものを求めて行ったら、そんな場所だった。そういうことがある。

わたしやみなさんが想像するよりも多くの、自閉症の特性を持った人がいる。彼らの大半は泣いてなくて、普通に生活している。だから、目立たない。悲しい声は助けてのサイレンだから、よく聞こえる。幸せな声は響かない。インターネットは過激に映えた幸せと、サイレンだらけだ。

勉強をしていると、母がアイスをたくさん買ってくる。空を見上げたら月がくっきりと大きい。聞いたことのない鳥の鳴き声が聞こえる。夕飯が美味しかった。数学の小テストがやばかった。わたしは、ごく普通の高校生だ。

ここまで、たくさんの人の助けを得て、成長してきた。しんどさや、上手くできないことに対して、守ってもらった。過去を思い出すと、暗い気持ちも襲ってくる。でも、一つ一つを思い出すと、いつも味方になってくれる人がいた。理解してくれる人がいた。とても熱心にわたしを見ていてくれた。それは、幼稚園の先生、療育の先生、小学校の先生、中学校の先生、高校の先生、臨床心理士、医師、クラスメイト、ご近所さん、そして家族、わたしに関わるすべてのみなさん。インターネットや、作文を介したみなさんも含めて。感謝を伝えたいです。

そして最後に、わたしを見つけてくれた編集者さん。
わたしの居場所をありがとうございます。

この本を手に取ってくださった皆さまにお礼申し上げます。壮眞の母です。

本来、息子の本に母親である私が何かを書くべきかどうか迷いましたが、編集さんの勧めもあって、これまでの日々とこの本の作成にあたっての経緯を記録しておくために、少しだけ私からも書き残すことにしました。

彼は自閉症であるけれども、定型発達の人と変わらない一般的な生活を過ごすことができる学生で、だけれど努力しても浮いてしまうこともあり、平均的なボーダーラインを行ったり来たりしながら苦労して日々を過ごしています。臨床心理士の方も「難しいタイプ」で「わかりにくいタイプ」であると評しています。そのようなことからも、この本の内容は、すべての自閉症の方にあてはまることではないと伝えねばなりません。これはあくまでも、壮眞という人間の視点で見えた世界の話です。

そしてここからは、母親である私から見た壮眞の話をいたします。

四歳のときにＡＤＨＤ優勢の自閉スペクトラム症と診断され、十三歳の発達検査では、「自閉度がこれだけ高いと発語がないパターンがほとんどで、めずらしいタイプだ。何か私たちにわからない方法で補填をして話をしているのかもしれない。母親と自分が別の人間であると、まだわかっていない。処理速度ＩＱが１５０と出たので、多動傾向はこの数値のせいであるかもしれない」と指摘されました。

現在の彼は、高校にひとりで通って授業を受け、それなりの成績をおさめてきています。苦手な科目は数学で、得意な科目は英語、好きな科目は生物と地理。苦手な科目は頑張ってもなかなかできませんが、それでも食らいついていく強さを持っていて、逆に得意な科目の勉強をすっかり忘れ、成績を下げることがあります。授業は、いまも聞き逃しが多く、教科書も揃わず、プリントもなくしてしまいます。それでもまわりに置いていかれないために、先生の助けを受けながら、繰り返しの勉強をし、書き留められなかったノートを後になって埋めています。やってもやっただけの成果がなかなか上がらず、勉強はかなりしんどそうに見えますが、この頑張ることができる能力は、将来に役立つのではないかと感じています。

授業のデータ管理が難しいので、先生や私がフォローしていますが、そのような場面の家庭での会話を紹介します。「生物基礎の新しいデータが来てるけど、見た？」「うん」「印刷する？」「してー」「全部？」「あ！　お母さん！　生物基礎の新しいデータ来てるよ！」「いま、言ったやんかー！」というような感じで、返事はしているのですが聞いていないようで、噛み合わない流れの会話がたびたびあります。

お喋りが大好きで、会話も進んでしますが、お友達からは「宇宙人と話しているようだ」と評されるそうです。中学生後半になってから、友達との会話が格段に上手になっているのを、見たことがあります。会話の中で相手に何かを聞かれ、それに答えた後、「あなたはどうなの？」と返し、その答えをしっかり聞いて笑っていました。後から、「あれはすごいね」と彼に聞いてみたら、「聞かれたら、聞き返すし、友達の話はしっかり聞くことを意識している。無理をしなくても、友達の話は面白い」と言っていました。中学校は三年間同じクラスで、みんながとても仲良くしている様子も見られ、息子がたとえちょっとズレた宇宙人のようだとしても、お友達も息子の話をしっかり聞いてくれていました。

人の表情や感情の読み取りは、幼い頃と比較すればかなり上達しています。私が怒っていても、泣いていても、「怒っている」「悲しい」と言葉で伝えなければ、伝わらない時期が長くありました。相手が涙を流していても、彼はまったく動揺せず、「水が垂れているとしか思えない」とずっと言っていましたが、高校一年になって祖父が亡くなったとき、「僕は初めて悲しい」と言って泣いていました。

学校の行き帰り、車道へ飛び出したりはしないのですが、車が来ていることに気がつけないようで、「轢かれそうになって怒鳴られる」と言っています。荷物は二つ持つと見失ってしまうので、必ず一つにまとめ、定期券や鍵は鞄にくくりつけています。偏食だった食事は何でも食べ過ぎなくらいに、食べるようになりました。以前は、家の中にゴミが落ちていても、それが「自分が落としたものでなければ拾う意味がわからない」と言っていましたが、誰が落としたものでも自然に拾うようになりました。

人混みの喧騒の中では、魂が抜けたようになり、腕を引いて歩くことが多いです。ゲームセンターのような光と騒音のある場所、匂いの強い場所、燃え盛る火、突然鳴り出す音、誰かの怒鳴り声、そのようなものが特に苦手です。

すごく不器用で、わかっているように見えて、まったくわかっていなかったりするのですが、一方で、びっくりするほど私たちを観察していたり、大人びたことを言ったりすることもありますし、赤ん坊のような態度を取ることもあり、様々な彼が見えます。ずっと見ている親の私も、彼の心の中はなかなかつかめず、幼い頃はもう少し理解できていたような気がしますが、成長するにつれ、彼の中の複雑さは増しているように感じています。

彼は、特に手伝いがなくても単独で文章を書くことができます。学校の授業では、他の生徒さんと同様に、その場で書いています。中学受験時の作文に対しては、テーマにそって連想ゲームのように思いつく単語を書き出し、それを素材として文章を書く練習をしました（その結果、無事に受験を乗り切ることができました）。

今回、この本の刊行にあたっては、五万字の文章が必要でした。これは、単独で文章を書くことが可能な彼にとっても、容易なことではありませんでした。その中にはすでに書いてあった、だいぶ前の文章を書き直して収録しているものもありますし、インターネット上で発表していた文章もあります。

さらに、幼児期からの振り返りが必要だったため、彼自身が記憶を引き出せるように当時の写真や映像を見せるなどのサポートをしています。これは、彼をすぐそばで見てきた親である私にとっても、改めて彼を知る機会になりました。

「幼稚園編」は、写真や映像を見ながら当時を思い出して、本人が素材をパソコン上に書き出していきました。そうする中で、「何も見ないで思い出せる当時のことはある？」と聞くと、「先生は車だと思っていた、友達はうるさいおもちゃだった、なんでここにいなければいけないのかわからなくて、帰りたかった」と言いました。この言葉は当時はまったく聞けなかったもので、今回の本がきっかけで、たくさんの彼の気持ちを知ることができました。「帰りたかった」などまったく知らず、楽しそうにしていたので、いまになって切ない気持ちになります。

「小学校編」は、まだ記憶にたくさん残っているようで、とめどなく当時の話が出てきました。ここでも私が知らない話、当時はわからなかった出来事がたくさんありました。思い出した記憶を素材として、組み立てて文章にしていますが、嫌な思い出を濃く覚えてしまう癖があるので、それらが彼の中で再生されると、文章が刺々しくなり、書いているうちにどんどん怒りが増してしまうことがたびたびあり、そのせいで小学校編は、あまり量がありません。怒ったままだと文章が進まず、彼自身も苦しくなってしまうので、「気持ちを書くのがしんどいなら出来事だけを書いたら？」と心配になって声をかけてもみましたが、そんなに簡単にはいきませんでした。小学校はそれほどまでにつらい出来事がたくさんあったとは思っていなかったのですが、ただ社会にいるだけでしんどかったのだと、改めて知りました。

一番楽しそうに書いていたのは「中学オーストラリア研修編」で、嫌な記憶はほとんどない上に、語りたいことが山ほどあったようです。楽しすぎるせいか、何の話をしているのか、何が楽しかったのか、書かねば伝わらない主題が抜けていたりするので、「理科の実験レポートの手順で、聞いた人が同じ実験をできるように書くやり方を使うと良いと言っていたよ！」と、落ち着くように伝えました。

オーストラリア現地校のお話は、中学校の先生からも報告があり様子を知っていましたが、ホームステイ先の思い出はこの章を書くまで詳細はわかりませんでした。知らない土地であるのに不安感なく過ごしたばかりか、キラキラと目を輝かせてオーストラリアを楽しんでいる彼が浮かんでくるようで、ホストファミリーのあたたかさに改めて感謝と、私の知らなかった彼の強さを感じました。

「これからのことについて」を書くのは、「小学校編」と同じくらいに難しいようでした。卒業式のときに先生が未来に向けて話してくださった「逃げていいから、生きなさい」をテーマにすると彼自身が決めたのですが、特に逃げることに関しては、考えれば考えるほど、何かに追われている状態で、逃げなければと思うことすべてを思い出しているようでした。

本人曰く、経験を書き出すのは、頭の中で再生されるものを「蛇口を捻るようにジャーッと書く」そうで、書きやすいようです。しかし、抽象的な未来は掴みにくく、さらに気持ちを書くのも難しくて、怒りに変わってしまいやすい様子でした。わからないと困ってしまうのではなく、怒ってしまうのは彼の癖だと思います。

本を作成するにあたり、校正作業というものが発生します。主語述語のねじれや、てにをはの使い間違いの修正など、一般的な調整を編集さんとともに行いました。

改善の提案に対しては、彼の意向にそぐわなければ、「うん、いいよ」と言いながらも、眉間に皺を寄せて膨れっ面となり、まったく進まなくなるのですぐにわかります。普段の生活でも彼は「嫌だ」とはあまり言いませんが、そんなときは口とは逆に、行動が頑として拒否の態勢となっています。

追い詰められたとき、どうしようもなく機嫌が悪くなったとき、幼い頃から我が家では猫が出てきました。実際に猫は飼っていませんが、彼自身が時々猫になり、人間の重圧から解放される、彼なりの処世術のようです。彼は何かやろうとして、うまくできないとき、どこにも行けない出口のないような感じになって、何も考えられない様子になります。そういうときは、「柔らかい猫を抱いてください」と目に見えない猫を渡すと、硬くなった身体と表情がほぐれて、優しい彼が帰ってくるので、この本にはあちこちに猫がいます。

この本は、親である私も、彼の知らなかった気持ちを読むことができる一冊となりましたが、障害について書いてしまうことや、広く読まれること、理解されにくい特性などから、彼の幼い心が痛むようなことを懸念しております。どうぞそのようなことが起きませんよう、あたたかい目でそっと見守っていただけますことを、強くお願い申し上げます。

ここまでの彼の成長に関わってくださったすべての皆さま、おひとりずつのお顔を思い出して、当時の様子を思い出しながら、いつも支えてくださった方がいたことに心より感謝の気持ちでいっぱいです。そして、彼の作文に対して、あたたかいお声をくださった皆さまに感謝を申し上げます。皆さまのお声がけのおかげで、いまの彼があります。彼が経験を書くことで、うちもそうだったよ！などと言っていただけることを、彼はとても喜んでおります。そして、この本を手にとり、ここまで読んでくださった読者の皆さまへ、彼に関心を持ち読んでいただけることも、彼の日々の力になると思います。この先に続く未来も、彼を支えてくださる皆さまの存在を感じ、感謝を申し上げます。ありがとうございます。

最後に、壮眞くんへ。

あなたはこの本を執筆したことで、普段見つけにくいことが、たくさん見えて、大きく成長した気がしています。あなたの成長は、いつも眩しく幸せなことですが、何があっても変わらず一番大切なことは、あなたが笑顔で元気でいることだけです。それをどうぞいつも思い出してください。

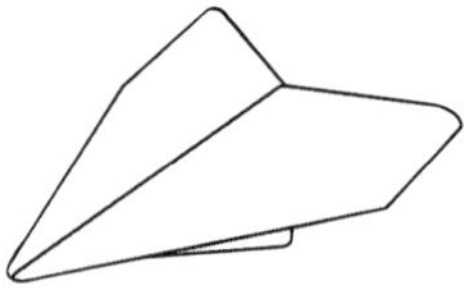

藤田壮眞

４歳の時に自閉スペクトラム症の診断を受け、小学校では支援級に在籍。中学受験を経て現在は私立高校に通う。中学３年時に夏休みの課題の作文「自閉症を持つ私から見た日常」が文部科学大臣賞を受賞。自身が経験した、外見や行動が相手に与える誤解、コミュニケーションに生じる不調や、脳の特性による世界の見え方などを綴り、SNSでも大きな話題となった。

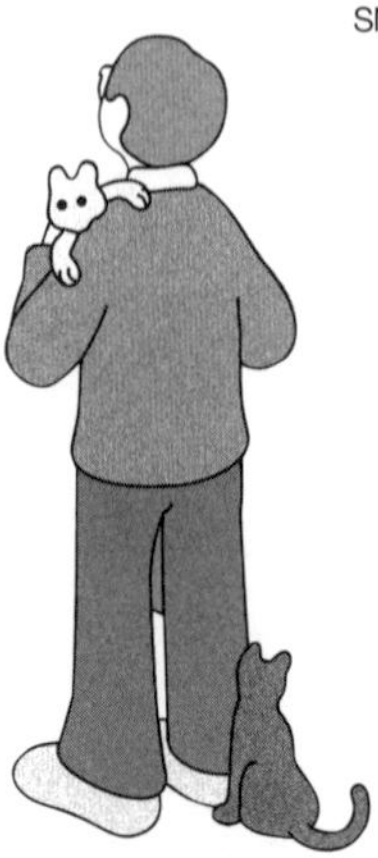

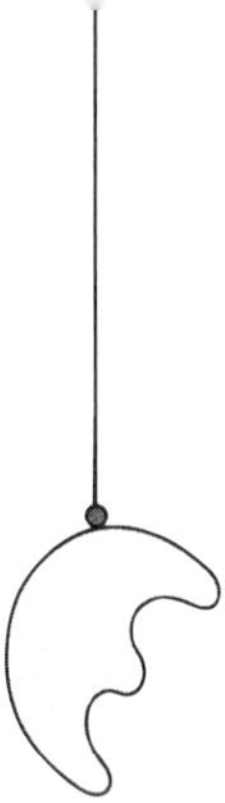

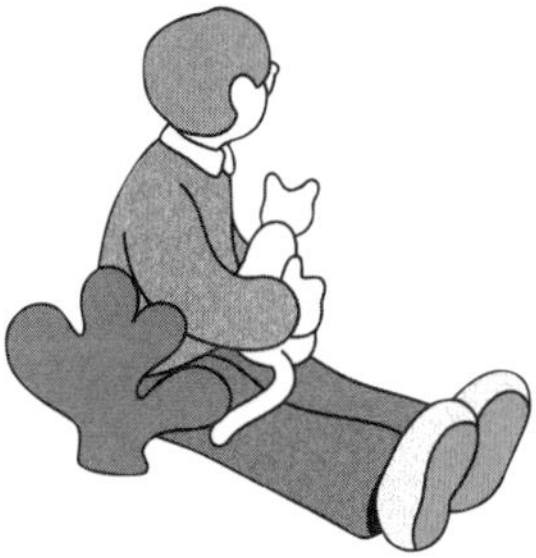

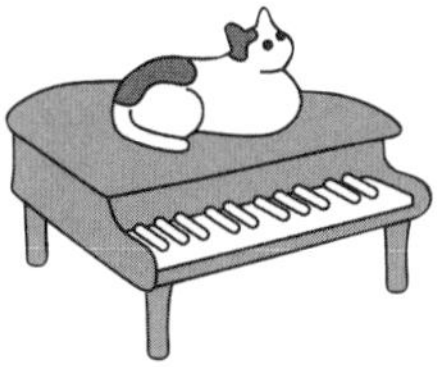

STAFF

デザイン　吉田健人（bank to LLC.）
カバーイラスト　髙橋あゆみ
本文イラスト　藤田壮眞
校閲　鷗来堂

わたしは、あなたとわたしの
区別がつかない

2024年7月31日　初版発行

著者　藤田壮眞
発行者　山下直久
発行　株式会社KADOKAWA
〒102-8177
東京都千代田区富士見2-13-3
電話 0570-002-301（ナビダイヤル）
印刷・製本　株式会社リーブルテック

お問い合わせ
https://www.kadokawa.co.jp/
（「お問い合わせ」へお進みください）
※内容によっては、お答えできない場合があります。
※サポートは日本国内のみとさせていただきます。
※ Japanese text only

定価はカバーに表示してあります。

ISBN 978-4-04-683661-8　C0095